U0218914

Gonstead Chiropractic Science & Art

The Chiropractic Methodology of Clarence S.Gonstead, D.C.

by Roger W. Herbst, D.C.

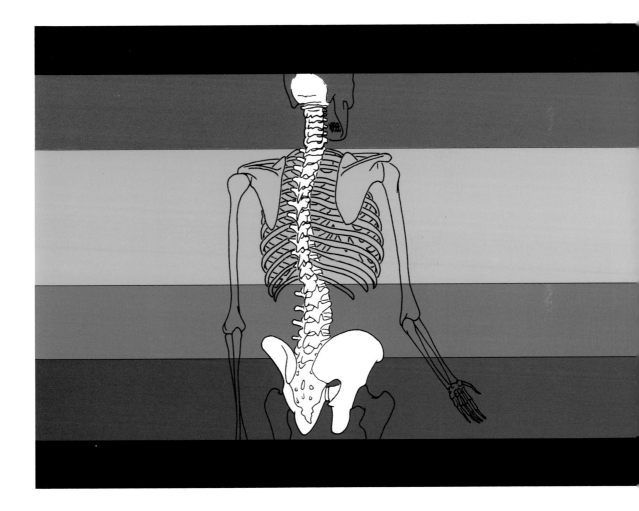

SCI-CHI PUBLICATIONS

"SCIENCE IS KNOWLEDGE REDUCED TO LAW

AND EMBODIED IN A SYSTEM.

ART RELATES TO SOMETHING TO BE DONE.

SCIENCE TEACHES US TO KNOW, AND ART TO DO."

D.D.PALMER

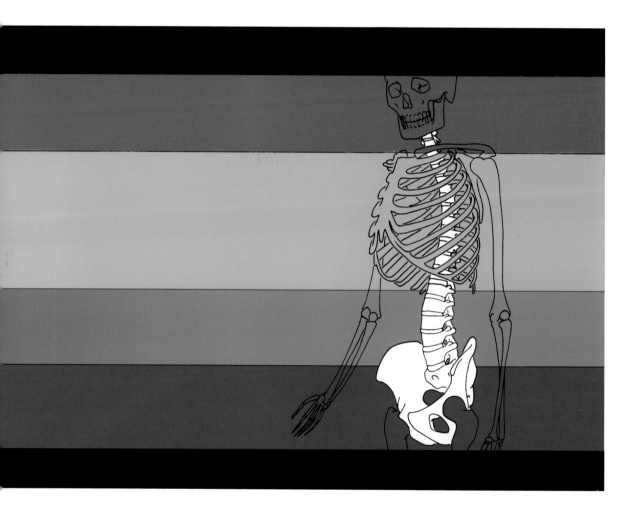

The contents contained herein are completely authenticated
by their originator, Clarence S.Gonstead, D.C.

科学 & 艺术的脊椎矫正

曹修悌 编 译

中国协和医科大学出版社

图书在版编目（CIP）数据

科学 & 艺术的脊椎矫正 / 曹修悌编译 . —北京：中国协和医科大学出版社，2018.1

ISBN 978 - 7 - 5679 - 0879 - 6

Ⅰ . ①科… Ⅱ . ①曹… Ⅲ . ①脊椎病 - 矫正 Ⅳ . ①R681.5

中国版本图书馆 CIP 数据核字（2017）第 167620 号

著作权合同登记图字：01 - 2017 - 4734 号

科学 & 艺术的脊椎矫正

编　　译：曹修悌
责任编辑：许进力　高淑英

出版发行：中国协和医科大学出版社
（北京市东城区东单三条 9 号　邮编 100730　电话 010 - 65260431）
网　　址：www. pumcp. com
经　　销：新华书店总店北京发行所
印　　刷：中煤（北京）印务有限公司

开　　本：889 × 1194　1/16
印　　张：21
字　　数：460 千字
版　　次：2018 年 1 月第 1 版
印　　次：2021 年 1 月第 2 次印刷
定　　价：380.00 元

ISBN 978 - 7 - 5679 - 0879 - 6

序言

　　这是一本脊椎矫正的专业教科书，在很多国家，如美国、加拿大、英国、澳大利亚等都是以这本《科学 & 艺术的脊椎矫正》课本作为最正统的教材，培养出很多专业医师，进而改善更多患者的健康。

　　特别感谢曹修悌教授将这么好的脊椎矫正技巧带进大陆，也让很多想学好这门技术的医师多一种选择来减轻患者的病痛。"能在最短的时间内，恢复患者的健康"就是最好的方法。

北京协和医学院原教务长、病理生理学教授

郑超强

2017 年 7 月

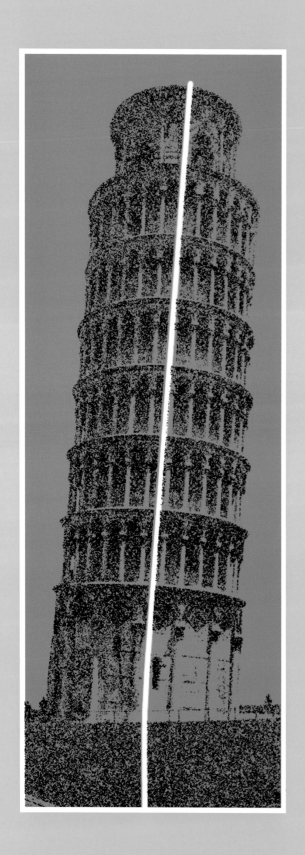
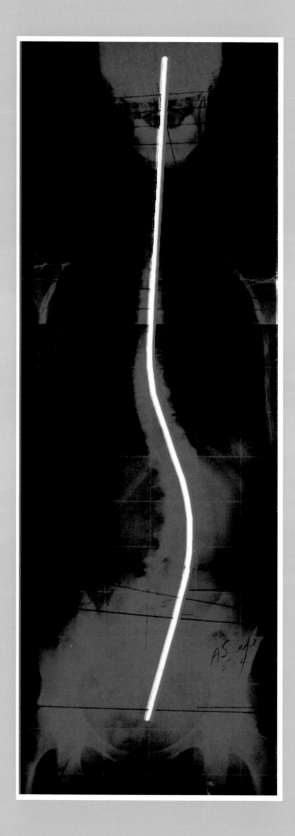

原版序言

冈斯德医师 (Dr.C.S.Gonstead) 脊椎矫正学引起世界各地脊椎矫正界的热烈反响，随之而来对此专业书籍的出版也迫切需要，为了协助执业医师和学生学习更多关于冈斯德医师历经近半个世纪的研究、发展和运用方法，遂促成本书的出版。

本书也是基于我们的信念撰写而成，那就是藉现代科学研究方法，使所有脊椎矫正医师都能一再精准改善患者半脱位所引发的病痛，以期奠定这门专业的未来。

如同其他的专业医疗服务一样，脊椎矫正这门专业也应该具备科学的恒定性。如同牙科医师修补蛀牙，验光师矫治远视，脊椎矫正医师一定可以自信满满地矫正半脱位。

冈斯德脊椎矫正学建立最佳的科学研究方法。凡是对冈斯德脊椎矫正学有专精的专业医师，都能从个别的患者身上，找出引起神经障碍的相同半脱位，然后，用相同的方法矫正半脱位，患者会在同样快速的时间内有很好的反应效果。

判别脊椎矫正学功效的逻辑准则，乃是以患者生理变化恢复正常的速度作为依凭，这是一种如何直接找到问题且矫正它的评估。

冈斯德医师研究发现，透过调整患者的相关证例、血液和尿液分析结果，当矫正半脱位时，生理反应是立即的。愈早找出明确的半脱位，矫正它和维持正位，恢复健康的过程也愈快。若调整之后没有立即满意的改善，那么医师没有选对最直接的矫正过程。

冈斯德脊椎矫正学不仅是在 X 线片画线、调整指定部位和循着预期结果的方法学，这门专业训练也要是更深入精确。

还有，它是对于患者进行专业分析的研究系统，以及所有如何决定矫正步骤的学习资料基础。它也是一部学习系统，让每一位自我勤勉和渴望获得如同冈斯德医师矫正效果的人所学习，这些坚持学习不懈的脊椎矫正医师们，可实现知识的获得，有能力为患者提供最佳服务。

它的科学精确性，对患者不会有伤害和起效快的特点，帮助所有冈斯德脊椎矫正执业医师建立完整的咨询训练。它不但提供患者**最好的**效果，也提供脊椎矫正医师**最好的**学习。

前言

水平基础

每位工程师都知道建立结构基础的重要性，良好的基础可确保持久性和耐用年限。基础有任何的轻微改变或移动，都会造成上方很大程度的偏离。

人体结构亦然，冈斯德医师就是根据此原理发展出他的脊椎矫正技术。依工程结构学的观点来考量，骨盆带形成身体的基础。当它在个人解剖学的范围是水平时，脊椎柱将有最大程度的平衡和稳定性。这允许**地心引力**对脊椎柱的作用是维持调整而非对抗。

这并非意味着脊椎矫正的目的是使脊椎平直，因为每一个体都有某些结构差异，每个人的脊椎都依凭这些差异。所以"对这个人是正常的，对另一个人可能不是正常的"。

椎间盘

冈斯德脊椎矫正学的整个基础是循着椎间盘而发展出。医师必须充分了解椎间盘在脊椎半脱位所扮演的角色。分析椎间盘及它的变化状况，可提供最可靠资料来找出潜在的*半脱位。由于椎间盘本身无法在X线片显现，所以椎间盘的状况必须由**椎间盘间隙**来推论。

---

*我们使用"潜在的"一词，因为在脊椎矫正学"**半脱位**"之意必须包含**神经压迫**。除了透过椎间盘分析之外，还要依凭是否有神经障碍存在而判别。

1

判断分析椎间盘退化状况及椎骨体偏移，还不够充分证实潜在的半脱位所在。冈斯德医师发现**最严重偏移的脊椎骨，时常是补偿性移位而非真正的半脱位所在。**

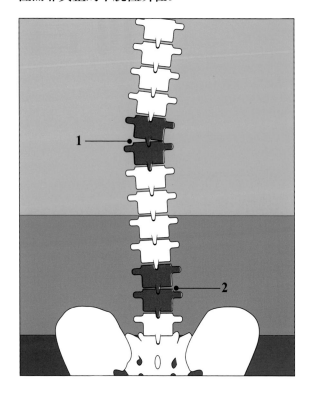

补偿作用

多数的脊椎骨偏移是补偿作用而非半脱位。补偿作用[1]就是因它处半脱位[2]所造成的脊椎骨偏移。这是一个结果，每一个半脱位必然引起补偿性移位。类似这个法则的观点"每一个作用必然有相对和同等的反作用"。但补偿作用通常不等于半脱位，至少在X线片它的显现是不同的。补偿作用的偏移程度通常较为明显。

如果有人不了解脊椎的补偿作用，他会非故意地调整偏移大（如补偿作用）的脊椎骨，则半脱位没有被矫正，患者也没有得到改善。为什么有些脊椎矫正医师仅对少数比例的患者有矫正效果，这可能就是最重要的原因。

移动受限

每一半脱位同时也是移动受限；亦即，半脱位脊椎骨是移动受限或不活动，相对于另一脊椎骨或解剖学部位，直到它被调整而改善。当患者动作时，这些能轻易改变位置的偏移脊椎骨，只是在补偿作用的位置，而**不需要**调整。必须找出和矫正造成补偿作用的源处。

偏位记录

半脱位是在正常情况并列的两个解剖学部位之间发生结构的错位，亦即，一个部位发生偏移相对于另一个部位。

当偏移部位所在就是潜在的半脱位而非补偿作用时，它的偏移被写在医师的记录和患者的X线片上，称为偏位记录。**偏位记录**[3]是一组代表偏移部位移动方向的字母。因此，某人寰椎的偏位记录可能为ASRP，或第五腰椎为PLS。偏位记录的一部分也可代表调整时传递推力在脊椎骨的接触点；例如，PLS-M偏位的"M"，指明乳状突为接触点。

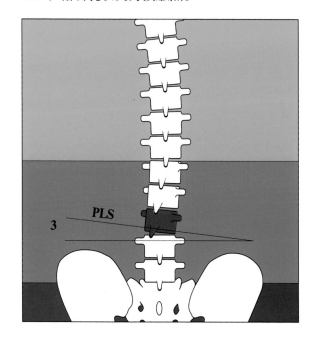

冈斯德分析法所使用的字母及缩写如下：

A	—	向前	In	—	向内
P	—	向后	Ex	—	向外
R	—	右	Sp	—	棘突
L	—	左	La	—	椎弓板
S	—	向上	T	—	横突
I	—	向下	M	—	乳状突

X线片分析

X线片的观察和分析，医师总是从患者背面来观看；亦即，当X线片放在看片箱时，患者右侧总是在医师右侧。

可实际排除在X线片标记错误侧的标准程序，X线片的标记一定是置于患者右上方。在这个方式，标记不仅可显示患者名子，也可让医师立即找出患者右侧。

当在看片箱观察X线片时，若标记是在右上角，医师便可确定X线片的放置是正确的。当换X线片时，这个标准程序也使得X线片的确认较为容易。

X线片的必备条件

以本书的首章来介绍X线片拍摄的程序是合逻辑的，然而，因为冈斯德医师致力于更新、更先进X线设备的发展，以符合其本身工作和专业脊椎矫正医师的需求，所以这部分留到稍后再提。

关于前-后影像的患者位置，在这里提出一些基本要点，使医师能着手拍摄可使用冈斯德理论分析的骨盆X线片。

1. 患者位于光阑台前方中央。

2. 然后患者以微小碎步向后，直到身体的某个部位轻触到光阑台。舒适站立且不可用力靠向光阑台，不然会降低X线片之骨盆分析的正确性。

3. 患者脚跟须在一直线上平行于X线片。

4. 两脚跟分开约4英寸 *。

在此提出，为了获得确实的患者脊椎X线片，正确和适当的位置是重要的。但并不意味位置的些微差异，会改变患者的脊椎结构，以及使X线片无效；因为，如先前所提，半脱位意含移动受限[4]，移动受限部位之间的关系不会因患者动作时而改变。它仅意味，当循着所提议的步骤时，可从X线片获得最多的资料。

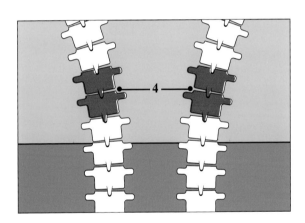

拍摄标准规格的影像

冈斯德分析系统包含两张14英寸×36英寸全脊椎X线片，即前-后影像和侧面影像。有时可能会以14英寸×36英寸较小的X线片来显现，如局部"特写"；然而，为了确保整个脊椎的连续性，14英寸×36英寸X线片是必要的。

当本书仅显示脊椎的一部分时，这是为了节省版面，不可解释为小于14英寸×36英寸X线片对这项专门研究工作是足够的。

---

*　1英寸=2.54厘米

标准规格 14 英寸 ×36 英寸

前－后影像 　　　　　　　　　　　　　 侧面影像

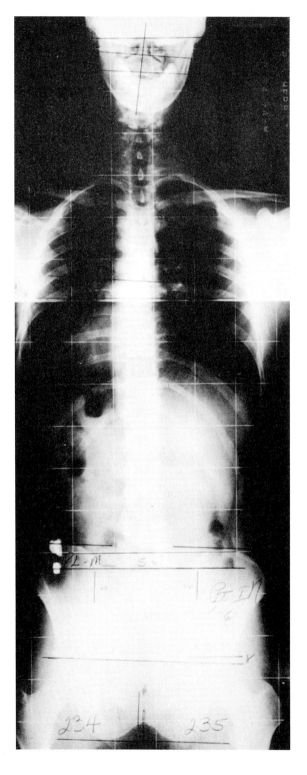 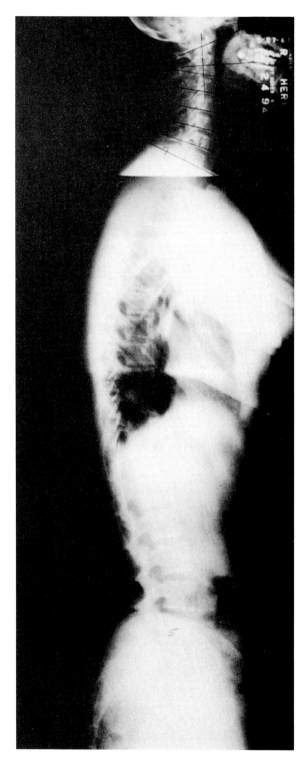

目录

髂骨前 – 后偏位

第一章

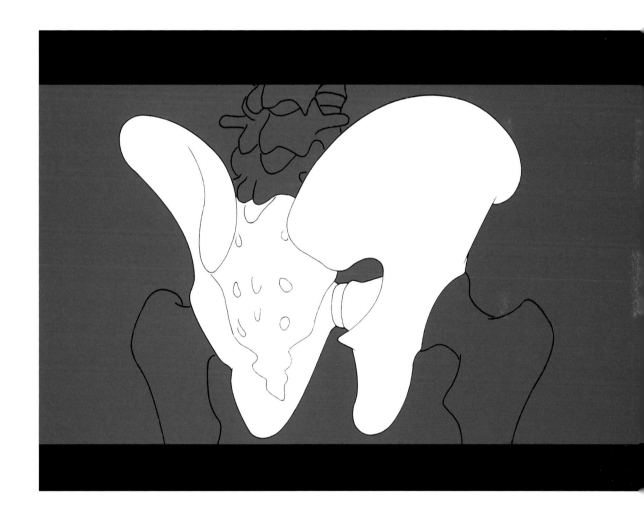

科学 & 艺术的脊椎矫正

科学 & 艺术的脊椎矫正

髂骨前－后偏位

髂骨偏位的方向

髂骨发生偏移相对于骶骨之基本方向是向前、向后、向内和向外。本章将叙述当髂骨发生偏移向前和向后时，骨盆的变化情形。

何处发生偏位

我们称髂骨发生偏移而非无名骨，就是要强调髂骨是无名骨中和骶骨相连的部位，此关节是真正发生偏位所在。此观点重复受到考验，因为有个趋势认为半脱位是发生在髋关节。当髂骨发生偏移时，它是相对于骶骨的关系，真正发生偏位是在骶髂关节。

髂骨向前上偏位 (髂骨 AS)

当髂骨偏移向前相对于骶骨，同时有向上方向，这是因为耳状面关节的特性和骨盆本身的角度。髂骨向前上方作弧形移动，离开它和骶骨的正常关系位置，这称为**髂骨向前上偏位 (髂骨 AS)**，如图 1。

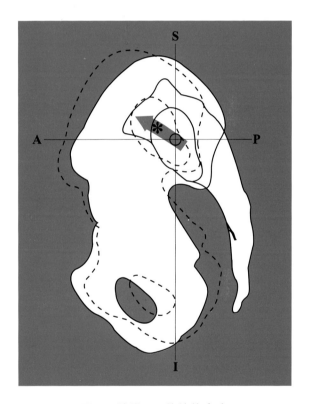

图 1　髂骨 AS 的偏位方向

髂骨 AS 的力学

为了清楚示范髂骨 AS 的力学，前－后和侧面影像的图解分别显示正常 (无偏位) 和髂骨 AS 偏位 (图 2 至 5)。

3

在正常情形的前 - 后图解 (图 2)，于髂后上棘的水平处画水平线通过骶髂关节和第二骶骨结节。这些解剖学的标记为了方便说明，都会将它们放在相同的水平，但是在患者身上，其水平就不一定相等了。画垂直线通过骶髂关节约中心处，此两直线的交叉点，可以当作此处关节的参考点，星号 (∗) 和圆圈 (○) 在正常情况是重叠，星号代表髂骨关节面的中心，而圆圈代表骶骨关节面的接合点。

AS 偏位图解 (图 3)，星号和圆圈不再重叠，而是移到圆圈的上方，这意味着髂骨的整个关节面移动向上相对于骶骨的关节面。

图 4 和图 5 显示，AS 偏位之前和之后的侧面影像，示范髂骨关节面向前上移动。

星号出现在圆圈的前上方。

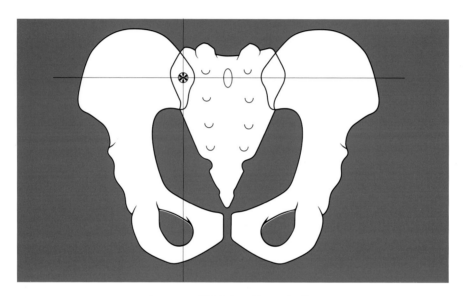

图 2　正常髂骨，前 - 后影像

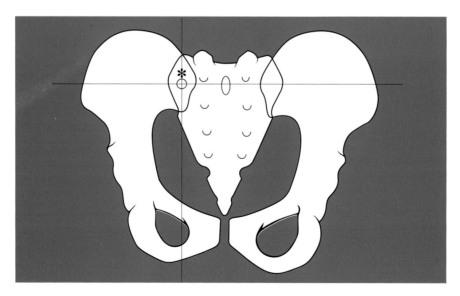

图 3　髂骨 AS，前 - 后影像

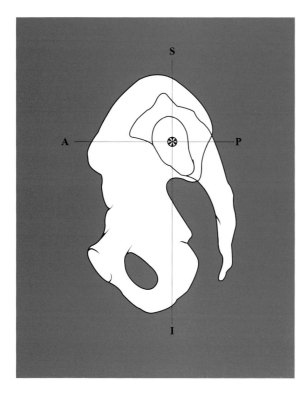

图 4　正常髂骨，侧面影像

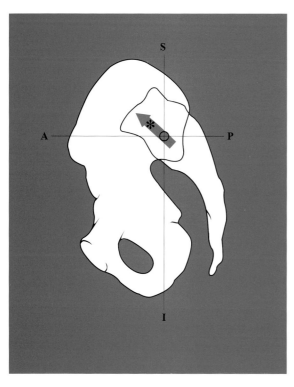

图 5　髂骨 AS，侧面影像

伴随髂骨 AS 之变化

无名骨测量值减少

　　髂骨 AS 之最重要改变是无名骨投影长度减少，这可以在前－后脊椎影像中看到。比较两块无名骨的相对长度，较短的一侧为髂骨 AS，原因清楚显示在图 6 和图 7。从侧面影像可见，当髂骨移向 AS 方向，上下长度减少了。这个改变不容易在侧面 X 线片测量，因为两侧无名骨是重叠，但是可以在前－后 X 线片影像上使用正确的 X 线片分析技巧来测量。

测量无名骨

　　在 X 线片上用来画线和测量的工具为平行尺 (图 8)，它的主要用途是在 X 线片上移动一条平行线从一处至另一处。

　　无名骨的测量，首先要建立脊椎的基准线，称为股骨头线，此线作为测量两侧无名骨个别长度的基础。

步骤

　　1. 在股骨头顶端、髂骨嵴顶端、和坐骨最下缘画小黑点 (图 9)，(如果 X 线片没有包括坐骨的尖端，测量值将无效。尝试以坐骨其他部分来代替只会徒劳无功，所以安置患者时，最重要的考量是要将整个坐骨照入 X 线片)。

　　2. 平行尺的前缘放在股骨头小黑点上，画一直线，此线即为股骨头线 (图 10)。

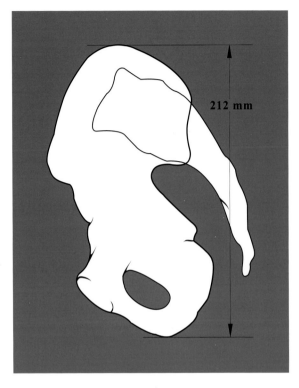

图 6　正常情形，典型的无名骨投影测量值

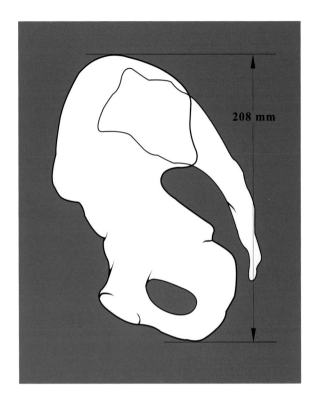

图 7　AS 偏位，减少的无名骨投影测量值

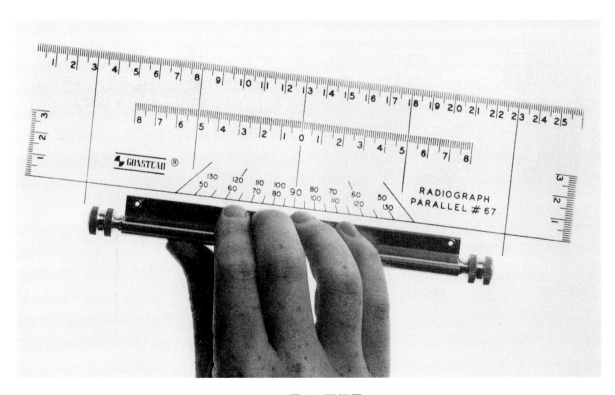

图 8　平行尺

3. 将平行尺从股骨头线平移至髂骨嵴的小黑点，尺缘停在较低的黑点上，从腰椎骨体向外侧画一直线。

4. 将平行尺平移至较高的髂骨嵴小黑点，画一直线，记住这两条嵴线都要平行于股骨头线，而且分开画出，不可将它们连起来。

5. 将平行尺倒转，尺缘再对齐股骨头线，分别画上直线通过坐骨的小黑点，图 11 显示 X 线片上的画线。

6. 测量两侧无名骨的髂骨嵴线和坐骨线之间的距离，并在 X 线片上适当的位置记录下来（图 12），这些称为无名骨测量值，用平行尺尺缘上以毫米为单位刻度来测量。

其中较小的测量值代表髂骨 AS，较大的测量值代表髂骨 PI，见第 10 页。

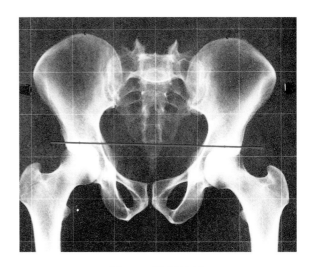

图 10　股骨头线

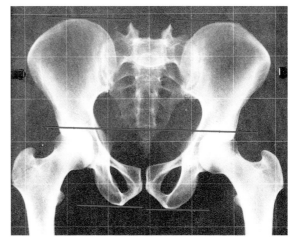

图 11　画线在 X 线片上

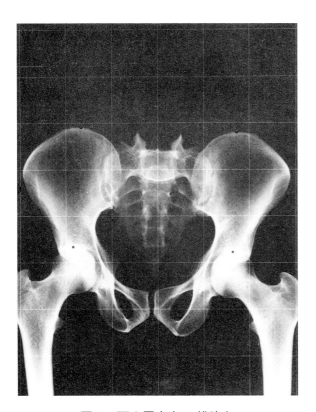

图 9　画小黑点在 X 线片上

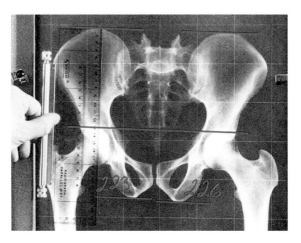

图 12　测量和记录无名骨测量值

闭孔形状之变化

在 X 线片可见到髂骨 AS 之另一项改变是闭孔的投影形状。两个闭孔必须做比较，AS 侧的闭孔对角长度减少，而另一侧对角长度则增加。闭孔的形状也会因骨盆的偏位因子而受影响，这些将在本书稍后的部分讨论。请注意图 23 和图 24 闭孔形状的差异。

有时正确的无名骨测量值无法测出，参考闭孔形状可以协助分析患者的情况，如髂骨嵴或坐骨蚀损的实例。

腰椎前曲弧度减少

髂骨 AS 之另一项改变是腰椎正常前曲弧度减少，有时称为脊椎前曲不足，前曲弧度减少值和 AS 偏位的程度有关，在严重的病例中，由侧面 X 线片可以明显看出。腰椎的前曲弧度减少，同时胸椎则后曲弧度不足，到了颈椎又前曲弧度减少。再重复一遍，弧度减少和 AS 偏位的程度有关，在严重的例子中，前后向的脊椎弧度几乎是完全没有，形成"脊椎强直"现象。AS 偏位通常是造成弧度减少的原因之一。

股骨头水平

假设下肢在解剖学和生理学方面是正常的，一个正确排列的骨盆，两股骨头从地面算起等距，通过它们的顶端所画直线应是水平。此代表水平基准，其上的脊椎依此定位，此水平基准强化脊椎平衡、提高脊椎完整性 (图 13)。

骨盆偏位会改变两股骨头间的正常关系，此变化是否会改变股骨头的高度，要视其偏位的类型和程度而定。

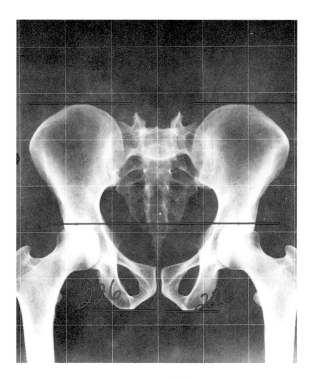

(A) 水平基准

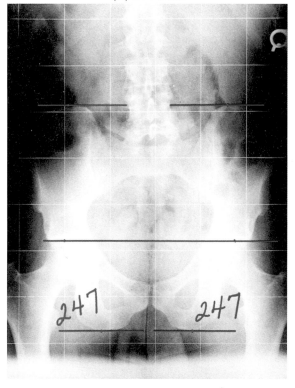

(B) 患者 X 线片的水平基准

图 13

髂骨 AS 影响股骨头水平

　　髂骨 AS 会升高无名骨所连接的股骨头，矫正髂骨 AS 会降低股骨头高度。很重要：千万不可将这一点引申为髂骨 AS 必然在股骨头较高的一侧，其实股骨头较低侧一样有可能发生。由于其他因子，如骨盆其他偏位、下肢的生理学异常和解剖学差异，都可能会改变股骨头高度。所有这些因素必须分析和考虑，以确定矫正骨盆的问题是否能重建水平基础。在实例情形，当矫正骨盆偏位无法建立水平基础，而其他问题又不能改正，则可能须加高鞋底。

水肿的关节间隙

　　髂骨发生半脱位，需调整的最可靠症状是骶髂关节间隙液体渗入。这种可触诊的症状不仅指出此处发炎和神经刺激，医师也高度依凭此症状来判断何时需调整髂骨；当然，这有赖医师对触诊的解析能力。

　　髂骨 AS，关节间隙的后下缘打开，引起纤维软骨的椎间盘突出 (或是骶髂后韧带所形成的同等物质)，其触诊很像是海绵或流体的感觉。

　　相似的情形在关节间隙的前上缘打开，也呈现水肿和椎间盘突出，触摸不到但会引起疼痛和其他症状。髂骨 AS 可触诊到的椎间盘水肿地带，如图 14 所示。

髂骨 AS – 骶骨的关系

　　当髂骨移动向前相对于骶骨，也可以说在此侧骶骨向后相对于髂骨，其意义于讨论骶骨偏位时会说明，这两块骨头的关系必须在脑中熟记清楚。

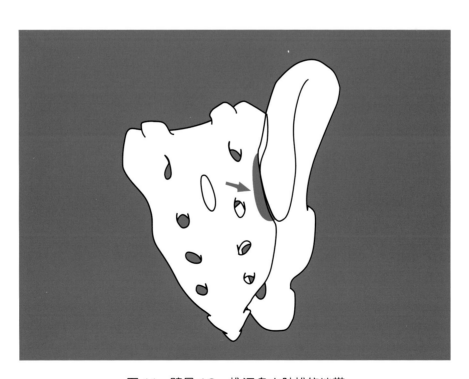

图 14 髂骨 AS，椎间盘水肿松软地带

髂骨向后下偏位 (髂骨 PI)

当髂骨偏移向后相对于骶骨，同时会向下移动。髂骨向后下方作弧形移动，离开它和骶骨的正常关系，这称为髂骨向后下偏位 (髂骨 PI)，见图 15 有关髂骨 PI 的偏位方向。

髂骨 PI 的力学

图 16 至图 19 显示，髂骨 PI 在前－后和侧面影像所发生之改变，为了清楚说明位置之改变，偏位程度较实际夸大。

伴随髂骨 PI 之变化

无名骨测量值增加

当髂骨偏移在 PI 方向，在前－后 X 线片无名骨长度会增加，为何发生这种变化，在图 20 和 21 图解说明。

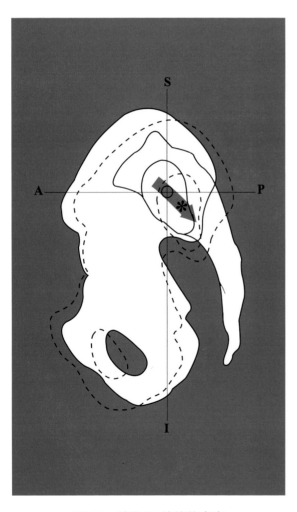

图 15　髂骨 PI 的偏位方向

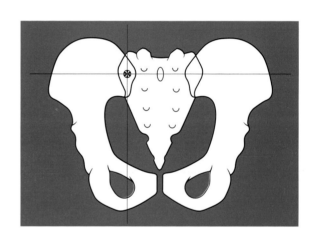

图 16　正常髂骨，前－后影像

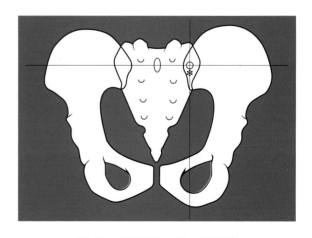

图 17　髂骨 PI，前－后影像

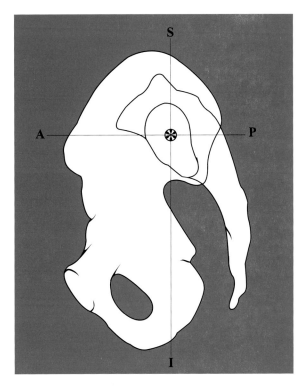

图 18 正常髂骨，侧面影像

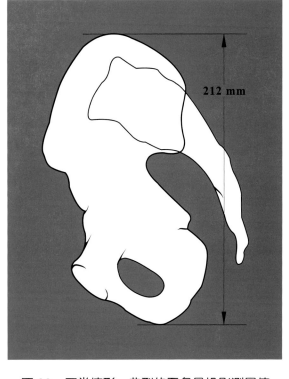

图 20 正常情形，典型的无名骨投影测量值

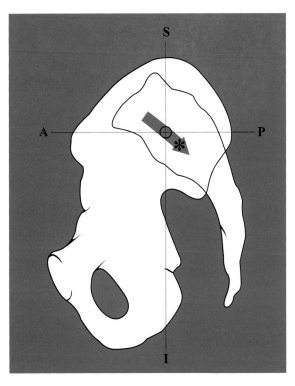

图 19 髂骨 PI，侧面影像

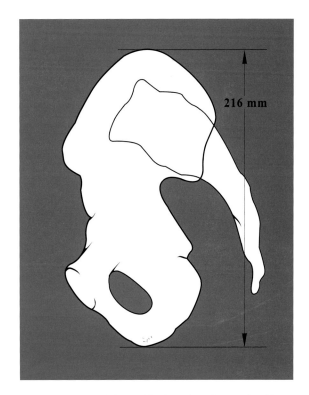

图 21 PI 偏位，增加的无名骨投影测量值

11

测量无名骨

参照有关确定无名骨长度之正确 X 线片分析技巧。

两无名骨中测量值较大者伴随髂骨 PI。

闭孔形状之变化

当髂骨偏移在 PI 方向，闭孔的投影形状会改变。比较两个闭孔尺寸，髂骨 PI 侧闭孔对角变得较长，而 AS 侧对角变得较短。骨盆的其他偏位因子也会影响闭孔形状。这些因子改变闭孔形状的程度，甚至使 PI 侧闭孔实际投影较小比 AS 侧闭孔，反之亦然。因此，不能单单依凭闭孔形状来决定哪侧为髂骨 AS 或 PI；但是，当无名骨测量值的资料不确定时，它们确实能提供有用的资料。

腰椎前曲弧度增加

髂骨 PI 会造成腰椎正常前曲弧度增加，有时候称为脊椎前曲过度，增加的程度决定于偏位量和患者脊椎的其他偏位因子。正常的胸椎后曲弧度和正常的颈椎前曲弧度也会受影响，视髂骨 PI 偏位的程度而定。

髂骨 PI 影响股骨头水平

髂骨 PI 引起无名骨所连接的股骨头降低，当偏位被矫正时，股骨头会相对升高。

因为许多因子相互作用而影响股骨头水平，髂骨 PI 不一定在股骨头的较低侧，判别髂骨 PI 必须循序无名骨的测量步骤。

水肿的关节间隙

髂骨 PI，骶髂关节的后上缘分离，引起突出、水肿地带。以触诊来确认水肿地带，可提供医师关节发炎及可能须调整的肯定证据。相似的关节分离发生在前下缘，同样引起水肿地带，虽然无法以触诊证实，但确实会有症状产生。图 22 显示，髂骨 PI 的水肿地带。

髂骨 PI—骶骨的关系

当髂骨偏移向后相对于骶骨，也可以说在此侧骶骨向前相对于髂骨，这种关系在研究骶骨偏位时是很重要的，这部分会在稍后讨论。

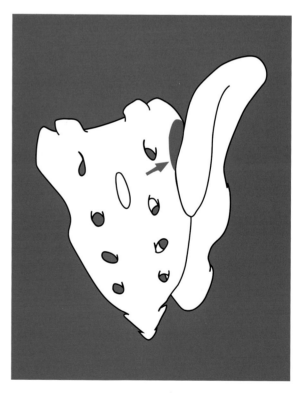

图 22　髂骨 PI，椎间盘水肿松软地带

髂骨半脱位——
补偿作用的关系

显而易见，当骨盆偏位在前-后方向时，无名骨有长短差异，这可由无名骨测量值得知。只有一侧是潜在的半脱位且须考量作调整，另一侧是补偿作用且会随着半脱位被矫正而消除。

何者是半脱位

为了判别何者为潜在的半脱位，您须考虑到第五腰椎的旋转（或某些情况其他腰椎的旋转），如何精确地做到会在稍后章节讨论。然而，如图 23 和图 24 显示，潜在的半脱位是在第 5 腰

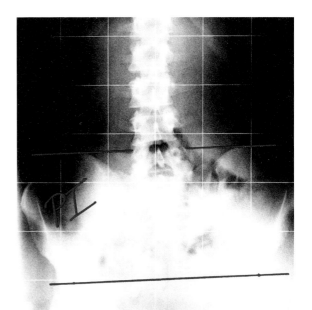

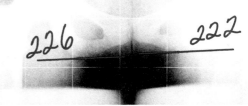

图 24 髂骨 PI，在腰椎骨体旋转侧

椎骨体旋转侧，而补偿作用在棘突旋转侧。

摘要

髂骨 AS

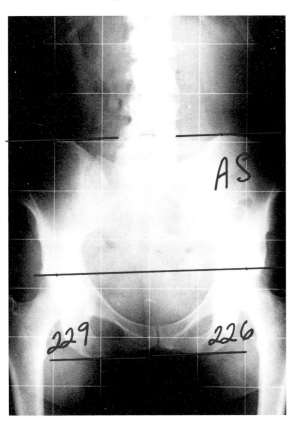

图 23 髂骨 AS，在腰椎骨体旋转侧

1. 在较短无名骨侧。
2. 产生较小的闭孔投影。
3. 引起腰椎前曲不足。
4. 升高股骨头水平。
5. 引起松软的肿胀在骶髂关节后下缘。
6. 同侧骶骨脱离向后。

髂骨 PI

1. 在较长无名骨侧。

2. 产生较大的闭孔投影。

3. 引起腰椎前曲过度。

4. 降低股骨头水平。

5. 引起松软的肿胀在骶髂关节后上缘。

6. 同侧骶骨脱离向前。

髂骨向内偏位
和向外偏位
髂骨复合性偏位

第二章

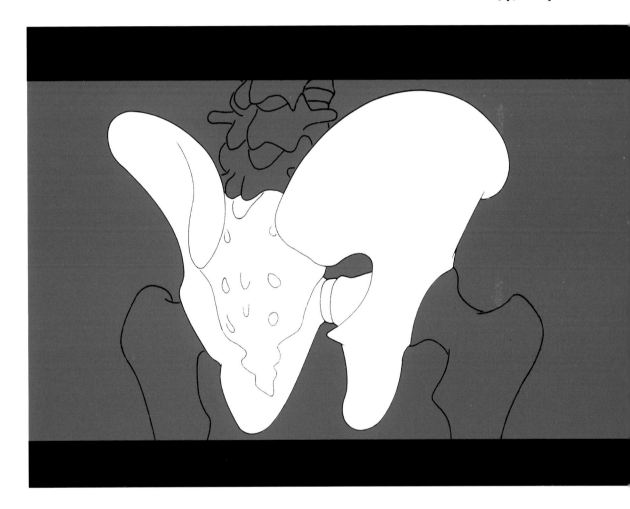

科学 & 艺术的脊椎矫正

科学 & 艺术的脊椎矫正

髂骨向内偏位 和向外偏位

第一章说明髂骨发生偏移相对于骶骨有四种基本方向，并详述髂骨偏移向前和向后。本章将讨论髂骨向内和向外偏位的力学，及伴随而来之变化。

正常的骨盆

正常排列的骨盆，两个髂骨内缘到骶骨中心线为等距 (线 a 和线 b，图 25)，而且骶骨中心线若向下延伸，在耻骨联合将接合的两无名骨均分为二。图 25 和图 26 显示，正常骨盆的前 - 后和上 - 下影像。

髂骨 In 和 Ex

向内和向外偏移的骨盆，一侧髂骨会远离骶骨中心线，另一侧会靠近骶骨中心线。图 27 显示，髂后上棘到骶骨中心线的距离不相等 (线 a′ 和线 b′)。

髂骨偏离骶骨中心线称为**髂骨向外偏位**

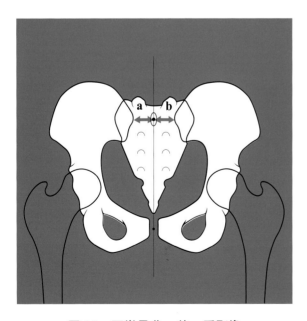

图 25　正常骨盆，前 - 后影像

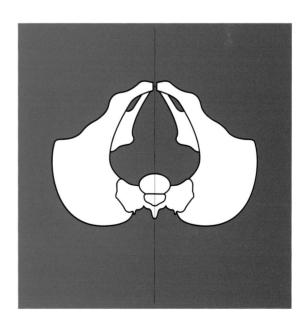

图 26　正常骨盆，上 - 下影像

17

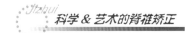

(髂骨 Ex)，偏近中心线称为**髂骨向内偏位 (髂骨 In)**。

可观察到两髂骨偏移视为同一个单位，无论从右到左或从左到右绕连着骶骨，两髂后上棘之间的距离维持相同 (图 27，线 a' 加线 b')。

因此 In 和 Ex 偏位，两髂骨之间的相对位置仍维持相同，但相对于骶骨的位置则改变了。

当髂骨偏移相对于骶骨从右到左或从左到右时，耻骨联合偏离骶骨中心线，在 X 线片被定位于中心线的一侧或另一侧。图 27 和图 28

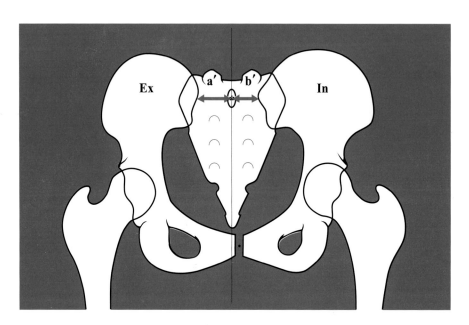

图 27　Ex-In 偏移的骨盆，前－后影像

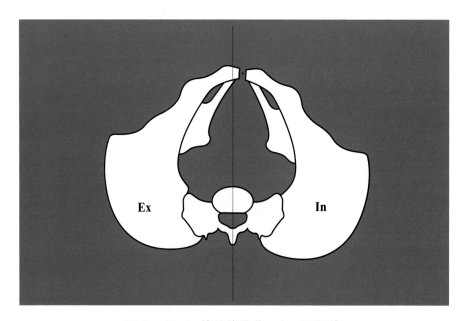

图 28　Ex-In 偏移的骨盆，上－下影像

显示，前－后和上－下的影像。

In 和 Ex 测量步骤

前－后 X 线片可以用来测量髂骨向外和向内偏位，在 X 线片上的标记步骤如下：

1. 画小黑点在骶骨第一结节的中心 (图 29)。

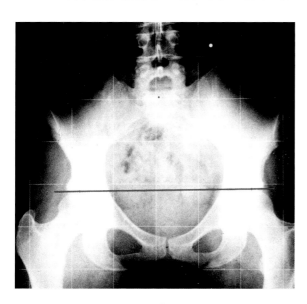

图 29　画小黑点在 X 线片上

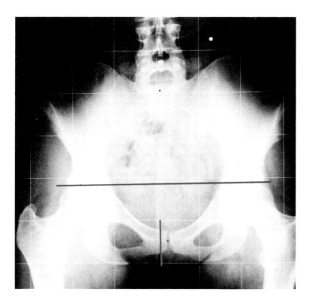

图 30　画线在 X 线片上

2. 画小黑点在耻骨联合的中心 (图 29)。

3. 将平行尺对位股骨头线，尺缘和股骨头线呈垂直。**请注意：**平行尺和股骨头线呈 90° 角放置是非常重要的，平行尺上有数条线和尺缘呈 90°，可以依此来确认平行尺之正确放置。若用尺中线来测量 In 和 Ex 偏位，则尺缘的长度足够延伸到耻骨联合所在。将平行尺上的线和股骨头线重叠，在 X 线片上滚动平行尺看看这两条线是否仍重叠，如果不是，则需重新放置平行尺。平行尺对位时都是要用这个方法来检查，以确定其准确性。

4. 沿着股骨头线滑动平行尺，使尺缘落在骶骨第一结节的小黑点。

5. 沿平行尺尺缘在耻骨联合画一条约两英寸的直线，如果是 In 和 Ex 偏位，耻骨联合中心的小黑点会移到这两英寸线的右侧或左侧 (图 30)。

6. 测量小黑点到直线的距离，写下此数字在 X 线片上近耻骨联合，如图 31。

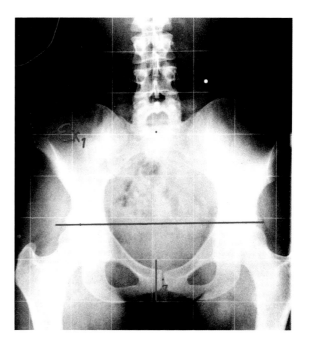

图 31　标记髂骨 Ex

7.判别何侧髂骨偏移向内和何侧偏移向外，依据下列法则：相对于两英寸长的骶骨中心线，耻骨联合旋转到髂骨 In 侧。检视图 27 和图 28 将会很清楚为何如此。

潜在的半脱位——补偿性移位

如同髂骨 AS 和 PI 偏位，只有一侧的髂骨偏移是真正移动受限的半脱位，另一侧是补偿性移位 (本法则的一个例外将在随后说明)。

判别何者为潜在的半脱位而非补偿性移位，运用如 AS 和 PI 偏位的相同法则：**潜在的半脱位髂骨是在腰椎骨体旋转的同侧**。

在腰椎骨体旋转侧的髂骨偏移，标记偏位在 X 线片上如图 31。耻骨联合移到骶骨中心线的右侧，即向髂骨 In 侧，因为腰椎骨体旋转到左侧，左髂骨标记 Ex 且被认为是潜在的半脱位，X 线片上偏差的毫米数字标记在偏位记录右略下处。

请注意：AS 或 PI 偏位记录略下处的数字也要附注，这个数字是由两无名骨之间测量差的毫米数来确定。当然，这些不是实际偏移毫米的绝对数值，仅是提供相对偏移程度相较于其他骨盆偏位因子。

伴随In和Ex偏位之变化

在前‐后 X 线片，除了耻骨联合之侧移，还有其他改变可证实 In 和 Ex 偏位。当耻骨联合之侧移因骶骨结节畸形或其他可能的变异而显得轻微或不明显时，这些变化对分析者是很有帮助的。

髂骨宽度之变化

当 In 和 Ex 偏位存在时，髂骨由内缘到外缘的宽度在 X 线片有不同的投影，髂骨 In 呈现较宽，而髂骨 Ex 较窄，下面的标记步骤可当做判别 X 线片上 Ex-In 偏位的替代方法。

1. 在左右髂骨的内外缘画上小黑点。

2. 将平行尺和股骨头线对位，相同的作法如测量耻骨联合之侧移。

3. 沿股骨头线移动平行尺，尺缘碰到小黑点，画约 4 英寸的直线。针对左髂骨画直线时，尺缘应朝向 X 线片的左边；然后，倒转平行尺，使尺缘面向 X 线片的右边，画出右髂骨的直线。

4. 测量两髂骨的宽度，将数字写在 X 线片上如图 32。

较窄者为髂骨 Ex，而较宽者为髂骨 In，依此标记在 X 线片上。

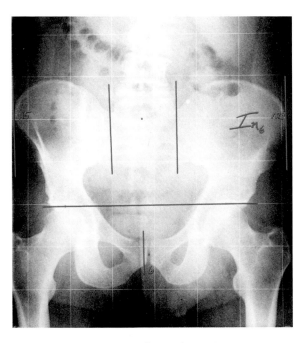

图 32　以替代方法，标记髂骨 In

闭孔形状之变化

In 和 Ex 偏位的闭孔投影形状不同，髂骨 Ex 的闭孔底部宽度变大，而髂骨 In 的闭孔则较窄 (图 32)。

腰椎前曲弧度之变化

髂骨 In 引起正常腰椎前曲弧度减少，这是补偿性变化，类似髂骨 AS 所发生的情形。原因是当髂骨偏移向内于骶骨时，它会趋向上方移动，近似髂骨 AS。

髂骨 Ex 的情形则相反，腰椎前曲弧度增加，当髂骨偏移向外于骶骨时，会向后方移动，近似髂骨 PI。

类似个别 AS 和 PI 偏位所发生的情形，胸椎和颈椎的补偿性变化伴随 In 和 Ex 偏位，这些变化很明显呈现在侧面 X 线片。

水肿的关节间隙

当髂骨偏移向外于骶骨，骶髂关节间隙的后部会分离，引起椎间盘突出、水肿地带，此可明显被触诊到。

类似的情形发生在髂骨 In 的骶髂关节前缘，此地带无法被触诊到，但常常引发疼痛症状，而提供髂骨向内偏位的证据。

股骨头水平之变化

髂骨 Ex 趋向降低股骨头水平，类似髂骨 PI 的方式，这是导因于髂骨向骶髂关节下方移动，近似髂骨 PI 的位置。髂骨 In 则是相反的情形，当髂骨偏移向内，它向关节上方移动，如同髂骨 AS，会提高同侧的股骨头。

脚的角度变化

藉观察来比较患者仰躺时两脚从中央线分叉的角度，对于 In 和 Ex 偏位可得到更确认的证据。两脚必须互相比较。

髂骨 In 趋向造成脚分叉远离中央线，而髂骨 Ex 趋向造成脚靠拢向中央线。在患者俯卧时也可观察出来。

藉患者站立或行走，也可观察到骨盆旋转。骨盆和脚会旋转向髂骨 In 侧；也可解释为头和身体旋转向髂骨 Ex 侧。

应记住，其他因素也会造成这种现象，如膝盖问题。

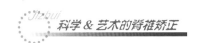

髂骨复合性偏位

大多数的例子，骨盆不是只沿着一个平面偏移而已，如单纯向内 - 向外或单纯向前 - 向后，偏移通常发生在两个平面的组合，导致髂骨复合性偏位。

四种髂骨复合性偏位

髂骨有四种基本的复合性偏位。图33 显示，在左骶髂关节的关节面大约中心点，有一

垂直线和一水平线交叉通过，也可见图2。这些线分割偏位方向为 A、B、C、D 象限，分别代表 **ASEx**、**ASIn**、**PIEx**、**PIIn** 偏位。

在髂骨复合性偏位时，星号 (∗) 代表髂骨关节面的中心，会移到其中一个象限，另一侧髂骨则移到对角的象限。例如，若左髂骨偏移在 ASEx 象限，则右髂骨会偏移在 PIIn 象限，即 ASEx 的对角。

虽然只定义四种基本的复合性偏位，但是实际偏移可为圆周 360° 的任一方向。

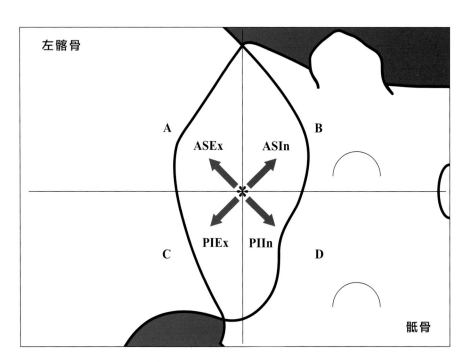

图 33　左骶髂关节，髂骨复合性偏位的四种可能方向

22

标记数字

标记数字用来提供关于髂骨复合性偏位更多明确的资料，它们显示沿着两平面偏移的相关值。例如，若记录为 AS6In2，指明髂骨偏移大部分在 AS 方向，少部分相关值为向内旋转；另一方面，若 PI2Ex5，显示向外旋转较多相较于 PI 偏位。

上面第一个例子，数字 6 为无名骨测量差，2 为耻骨联合侧移的毫米数字，明了两个偏位方向的相关程度，能够使医师有效达到更精确的矫正推力，如此复位才会完全且正确。

X 线片上标记步骤

判别髂骨复合性偏位的 X 线片上标记步骤是结合 AS-PI 和 In-Ex 的步骤。首先，判别前 - 后偏位，如第一章所提到；接着，确定向内 - 向外，如本章所详述。

X 线片上标记偏位在腰椎骨体旋转的同侧，意味着此髂骨为潜在的半脱位。另一侧髂骨为复合补偿性移位且不需调整，**补偿性移位会随着半脱位被调整而复位。**

伴随复合性偏位之变化

髂骨复合性偏位明显地引起许多不同程度的改变出现在 X 线片和患者身上，较明显且有用的情形，列举如下。

髂骨 ASIn

股骨头高度

AS 升高股骨头。

In 升高股骨头。

复合结果：高的股骨头 (图 34 和图 35)。

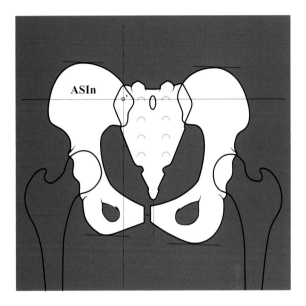

图 34　髂骨 ASIn

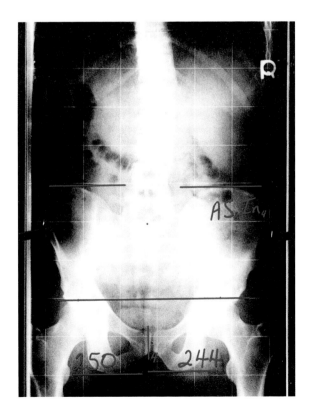

图 35　髂骨 ASIn，分析和标记患者 X 线片

这可能被抵消，因解剖学短腿、膝或踝损伤、先前的骨折等，而实际造成 PIEx 侧是较高的。当髂骨 ASIn 被矫正，股骨头高度会降低。

腰椎前曲弧度

AS 减少前曲弧度。

In 减少前曲弧度。

复合结果：腰椎前曲弧度大幅不足 (图 36)。

闭孔形状

AS 缩小闭孔对角长度。

In 缩小基底宽度。

复合结果：闭孔形状大幅缩小 (图 34 和图 35)。

骶髂关节肿胀

AS 引起关节间隙的后下缘和前上缘打开。

In 引起关节间隙的前缘打开。

复合结果：关节间隙的前上缘打开更大。

髂骨 PIEx

股骨头高度

PI 降低股骨头。

Ex 降低股骨头。

复合结果：低的股骨头 (图 37 和图 38)。

腰椎前曲弧度

PI 增加前曲弧度。

Ex 增加前曲弧度。

复合结果：腰椎的前曲弧度过度 (图 39)。

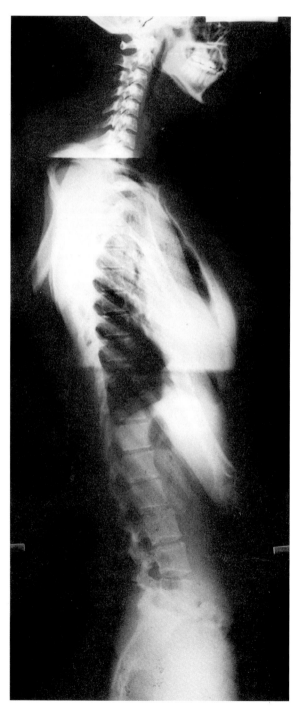

图 36　严重的髂骨 ASIn，典型的侧面影像 (其他因素也会改变脊椎弧线)

闭孔形状

PI 增大闭孔对角长度。

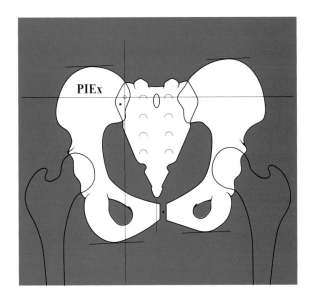

图 37　髂骨 PIEx

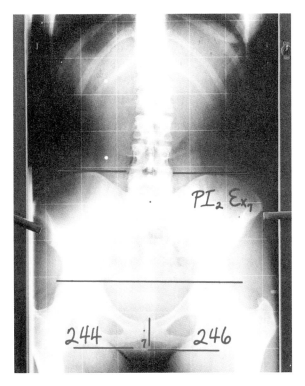

图 38　髂骨 PIEx，分析和标记患者 X 线片

Ex 增大基底宽度。

复合结果：闭孔形状大幅增大 (图 37 和图 38)。

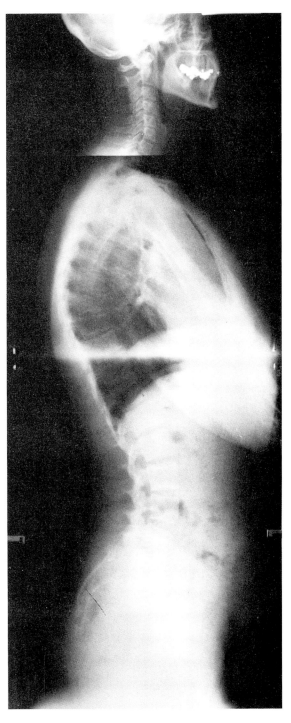

图 39　严重的髂骨 PIEx，典型的侧面影像 (其他因素也会改变脊椎弧线)

骶髂关节肿胀

PI 引起关节间隙的后上缘和前下缘打开。

Ex 引起关节间隙的后部打开。

复合结果：关节间隙的后上缘打开更大。

特别是 Ex 偏位，因椎间盘突出在后部，会更明显触诊到。In 偏位，类似的突出发生在前缘，但是无法被触诊到。

髂骨 ASEx

股骨头高度

AS 升高股骨头。

Ex 降低股骨头。

复合结果：升高或降低股骨头，依 AS 或 Ex 何者为重而定（图 41 低股骨头在左侧，指明 Ex 为重或其他因素之故，如解剖学短腿等）。

腰椎前曲弧度

AS 减少前曲弧度。

Ex 增加前曲弧度。

复合结果：依 AS 或 Ex 何者为重而定。

闭孔形状

AS 缩小闭孔对角长度。

Ex 增大基底宽度。

复合结果：闭孔基底变宽和斜角缩小（图 40 和图 41）。

骶髂关节肿胀

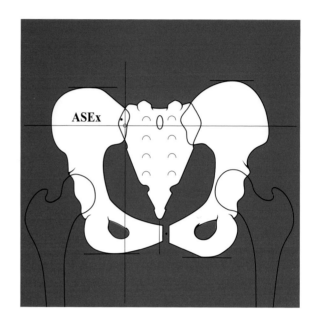

图 40　髂骨 ASEx

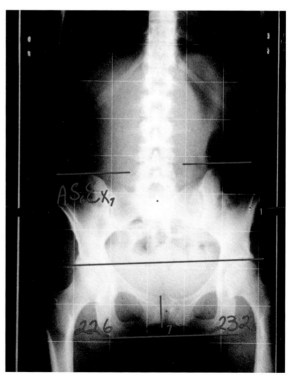

图 41　髂骨 ASEx，分析和标记患者 X 线片

AS 引起关节间隙的后下缘和前上缘打开。

Ex 引起关节间隙的后部打开。

复合结果：关节间隙的后下缘打开更大。

髂骨 PIIn

股骨头高度

PI 降低股骨头。

In 升高股骨头。

复合结果：升高或降低股骨头，依 PI 或 In 何者为重而定 (图 43 高股骨头在左侧，指明 In 为重或其他因素之故)。

腰椎前曲弧度

PI 增加前曲弧度。

In 减少前曲弧度。

复合结果：依 PI 或 In 何者为重而定。

闭孔形状

PI 增大闭孔对角长度。

In 缩小基底宽度。

综合结果：闭孔基底变窄和斜角增大 (图 42 和图 43)。

骶髂关节肿胀

PI 引起关节间隙的后上缘和前下缘打开。

In 引起关节间隙的前缘打开。

复合结果：关节间隙的前下缘打开更大。

髂骨复合性 In–Ex 或 Ex–In

骨盆偏位的通则，就是两髂骨中只有一个为实际移动受限和半脱位，因此需要调整。这

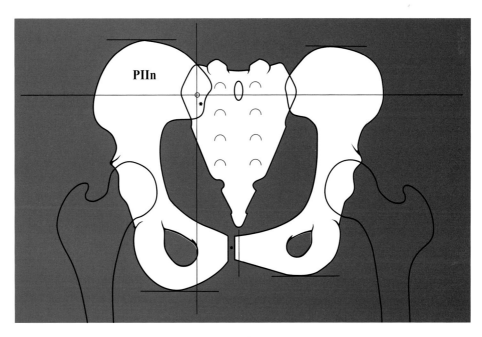

图 42 髂骨 PIIn

就是在腰椎骨体旋转侧的髂骨。本章稍早提到这个法则有一个例外。

有以下可能的情形，髂骨向内 - 向外旋转，左右髂骨皆移动受限和半脱位。在这个实例，没有前 - 后偏位 (两无名骨测量值是相等的) 且没有腰椎旋转 (图 44)。

当这种情况存在时，两偏位记录均须标记在 X 线片上。以单次传送调整推力的方式，同时移除两侧的半脱位。当在患者记录写下偏位时，In 和 Ex 都要记录，先写左侧，接着写连字符号 (–)，再写右侧。例如，若左髂骨是 In 偏位 6 毫米和右髂骨是 Ex 偏位 6 毫米，偏位记录写为 In_6-Ex_6；若左髂骨是 Ex 偏位 6 毫米和右髂骨是 In 偏位 6 毫米，则写为 Ex_6-In_6。

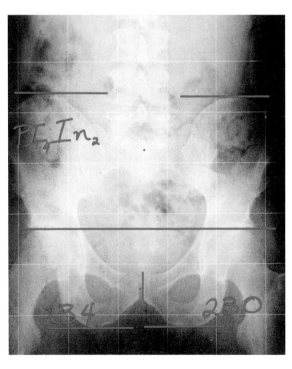

图 43　髂骨 PIIn，分析和标记患者 X 线片

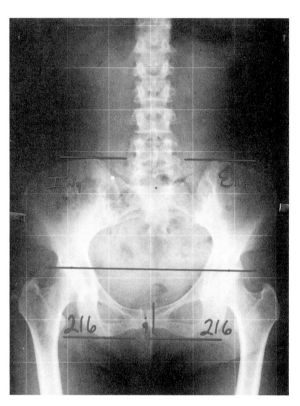

图 44　髂骨复合性 In-Ex。两无名骨的测量值相同，没有腰椎骨体旋转，两髂骨是潜在的半脱位

股骨高度随髂骨偏位而改变

第三章

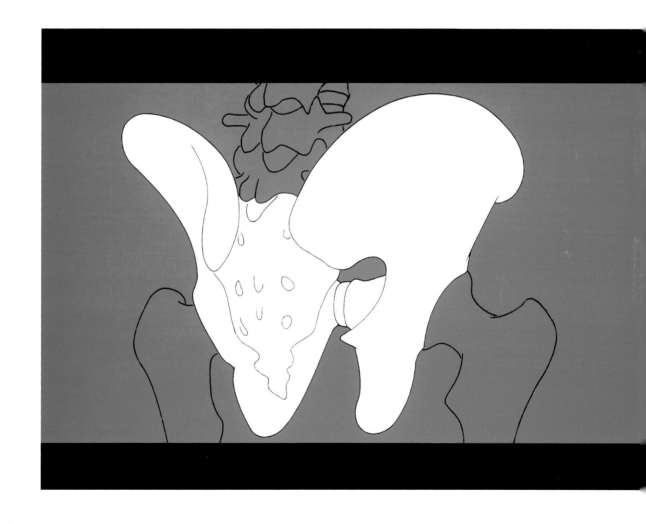

科学 & 艺术的脊椎矫正

科学 & 艺术的脊椎矫正

股骨高度随髂骨偏位而改变

在 X 线片最常见的情形之一是两股骨头的高度明显不同。原因可能是实际的两腿长度不同，也可能是骨盆偏位影响股骨头高度。

本章将详述骨盆偏位和其矫正如何影响股骨头高度在 X 线片的投影。医师决定加高鞋子之前，必须对此彻底了解，其目的是垫高或加长解剖学不足腿。只有当解剖学不足腿是造成患者半脱位的因素时，才指明要加高鞋子。

解剖学短腿

解剖学不足腿，就是实际长度较短的腿相较于另一腿。造成的原因是成长期间的营养失调、以前的骨折和类似的情形。

生理性短腿

生理性不足腿，就是在 X 线片呈现较短的腿，导因于骨盆偏位。骨盆偏位造成股骨垂直度的改变，因此改变了两股骨头的高度。可能有或可能没有解剖学不足腿存在，但至少有一部分是骨盆偏位所引起。

矫正骨盆偏位之后。在解剖学上，生理学不足腿比较于另一腿，可能较短、较长、或等长。

图 45 到图 48 显示，解剖学和生理学不足腿之差异。两腿分开且斜立，有助于结构原理之解释。摹想图解的三度空间，可协助读者了解此观念。

没有不足腿

图45，两下肢在解剖学为等长。每一股胫线均为1000毫米。

没有骨盆偏位，因此每一股骨头的垂直高度均为970毫米。此允许股骨头线平行于基线，此例是两腿没有解剖学和生理性不足。

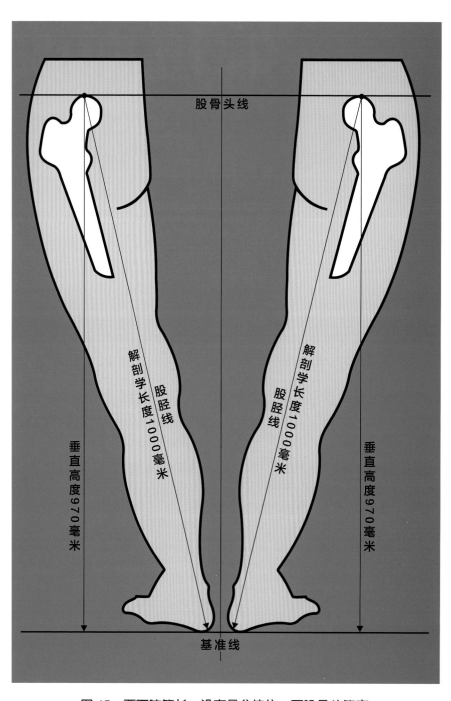

图45　两下肢等长，没有骨盆偏位，两股骨头等高

生理学不足

图 46 显示，同一个人，只有骨盆偏位。沿着股胫线的解剖学长度仍是 1000 毫米，但是股骨头的垂直高度分别变成 978 毫米和 962 毫米。骨盆偏位改变了股骨头在髋臼的连接角度，此改变股骨的垂直度，造成垂直高度之变化。股骨头线不再平行于基准线，呈现左高右低。这是生理学短腿的典型例子。

解剖学不足

图 47 显示，有一解剖学短腿相对于另一腿，没有骨盆偏位。两股骨头的垂直高度不相等，分别为 970 毫米和 956 毫米，导因于解剖学差异而非骨盆偏位。因右解剖学短腿之故，股骨头线不平行于基准线。

解剖学和生理学不足

图 48 显示，和图 47 为同一个人，但有骨盆偏位。解剖学短腿甚至呈现更短比较于图 47，因为骨盆偏位改变了股骨的垂直度。若骨盆偏位在不同方向，例如，右髂骨 AS，右侧解剖学短腿可能呈现等高或较低比较于左腿。

解剖学和生理性不足腿有许多可能的组合类型，因此，两股骨头高度之差异也有无限变化。

从 X 线片无法测量两下肢的实际长度，但是，解剖学变异所造成两下肢的长度差可被算

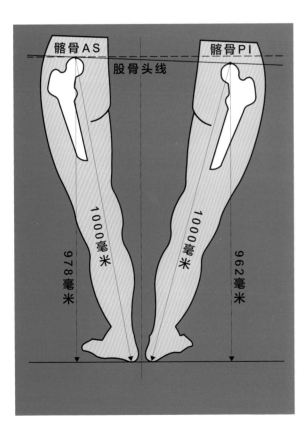

图 46　股骨头高度差导因于骨盆偏位

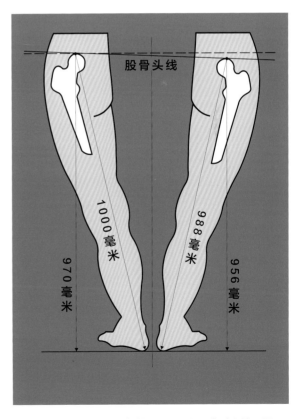

图 47　股骨头高度差异原因在于解剖学不足

出。为患者加高鞋子之前，必须知道此差数。

在 X 线片，一旦测量出股骨头高度差，也确定骨盆偏位因子，则就可以计算出骨盆偏位因子经矫正之后的股骨头高度差。

因为骨盆偏位因子影响股骨头高度有一致性可测量的方法，所以此差数可被算出。

下节将详述骨盆偏位因子影响股骨头高度的一致性变化。

AS 和 In 升高股骨头

图 49 显示，X 线片的投影，一个人的双腿长度没有解剖学差异，也没有骨盆偏位，此也呈现在图 45，股骨头线平行于基准线。请注意：在 X 线片，可用前 - 后 X 线片匣的水平网格线或 X 线片的水平边来代表基准线。此需正确对齐光阑台为前提。

若这个人右髂骨 AS 偏位 5 毫米，则右股骨头会升高 2 毫米比较于左股骨头 (图 50)。若 AS_5 偏位被矫正，两股骨头又会等高。

若图 49 的患者右髂骨 In 偏位 5 毫米，则右股骨头会升高 2 毫米 (图 51)。同样，矫正 In_5，两股骨头高度会相等。

若患者 AS 偏位 5 毫米和 In 偏位 5 毫米，组合为髂骨 AS_5In_5 复合性偏位，则股骨头会升高 4 毫米。

由前所述，确立下列法则：髂骨 AS 或 In 偏位每 5 毫米，股骨头各会升高 2 毫米。

PI 和 Ex 降低股骨头

若图 49 的这个人右髂骨 PI 偏位 5 毫米，则右股骨头会降低 2 毫米 (图 52)。矫正它后两股骨头高度会相等。

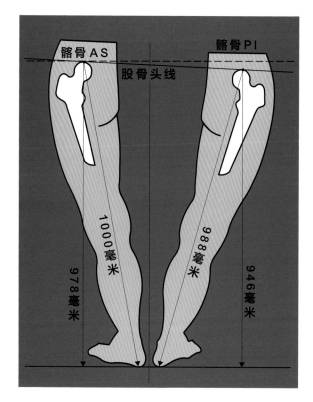

图 48 股骨头高度差异原因在于骨盆偏位及解剖学不足

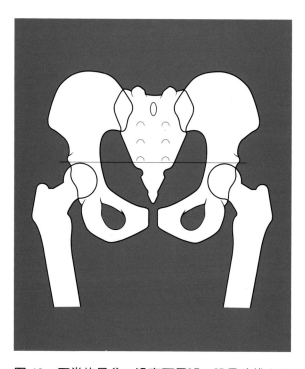

图 49 正常的骨盆。没有不足腿，股骨头线水平

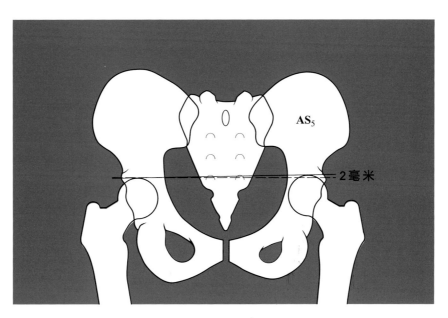

图 50　AS_5 升高股骨头 2 毫米

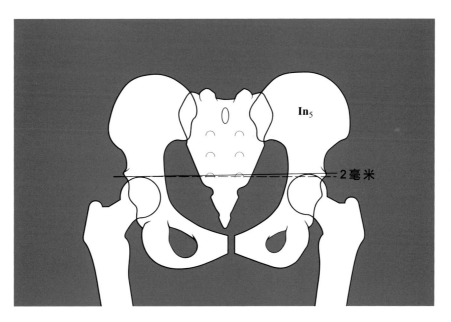

图 51　In_5 升高股骨头 2 毫米

若此人右髂骨 Ex 偏位 5 毫米，则右股骨头会降低 2 毫米 (图 53)。同样，矫正后两股骨头会等高。

髂骨 PI_5Ex_5 复合性偏位，股骨头会降低 4 毫米。

此确立下列法则：髂骨 PI 或 Ex 偏位每 5 毫米，股骨头各会降低 2 毫米。

医师较重视**矫正**骨盆偏位对股骨头高度的影响，因此，前述两法则从这个观点而加以陈述。

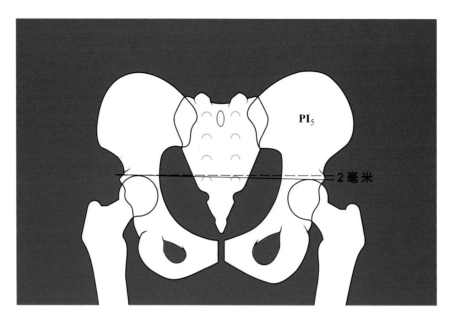

图 52　PI₅ 降低股骨头 2 毫米

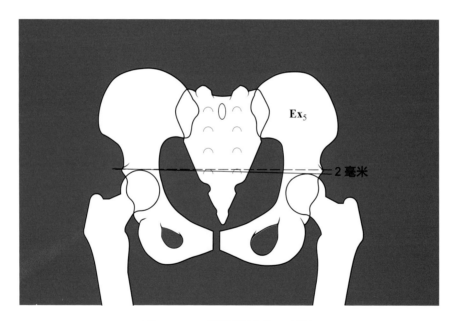

图 53　Ex₅ 降低股骨头 2 毫米

矫正法则

一、矫正 AS 或 In 每 5 毫米，股骨头高度将降低 2 毫米。

二、矫正 PI 或 Ex 每 5 毫米，股骨头高度将升高 2 毫米。

利用这两个法则，当骨盆偏位被矫正时，可计算出股骨头高度的改变。

请注意，下列各种髂骨复合性偏位记录，

股骨头高度之变化。

$AS_{10}Ex_5$

矫正 AS_{10} 降低股骨头 4 毫米。

矫正 Ex_5 升高股骨头 2 毫米。

合计矫正髂骨 $AS_{10}Ex_5$ 的效果：股骨头降低 2 毫米。

AS_5In_{10}

矫正 AS_5 降低股骨头 2 毫米。

矫正 In_{10} 降低股骨头 4 毫米。

合计矫正髂骨 AS_5In_{10} 的效果：股骨头降低 6 毫米。

$PI_{10}In_5$

矫正 PI_{10} 升高股骨头 4 毫米。

矫正 In_5 降低股骨头 2 毫米。

合计矫正髂骨 $PI_{10}In_5$ 的效果：股骨头升高 2 毫米。

$PI_{10}Ex_{10}$

矫正 PI_{10} 升高股骨头 4 毫米。

矫正 Ex_{10} 升高股骨头 4 毫米。

合计矫正髂骨 $PI_{10}Ex_{10}$ 的效果：股骨头升高 8 毫米。

AS_5Ex_5

矫正 AS_5 降低股骨头 2 毫米。

矫正 Ex_5 升高股骨头 2 毫米。

合计矫正髂骨 AS_5Ex_5 的效果：股骨头高度不变。

很少有患者髂骨偏位记录中的数字，如书本所举的例子一样，都是以 5 毫米为一增加单位。然而，无论偏位因子的数字如何，股骨头高度仍可轻易用数学插入而算出。

例如，偏位记录为 AS_7In_3。矫正 AS_7 将降低股骨头略少于 3 毫米（矫正 7.5 毫米会降低 3 毫米）；而矫正 In_3 会降低股骨头略多于 1 毫米（2.5 毫米会降低 1 毫米）。合计矫正效果会约 4 毫米。

同样的，髂骨偏位记录为 PI_2Ex_6，合计矫正效果会约 3 毫米。因为，矫正 PI_2 会升高股骨头近乎约 1 毫米；而矫正 Ex_6 会升高它略多于 2 毫米。

矫正 ASEx 和 PIIn 偏位，通常不太影响 X 线片股骨头高度差的变化；除非，两基本偏位方向之一明显大于另一方向。

计算股骨头高度差，精确度达到毫米之下的单位是不必要。事实上，相较于 X 线投影测量的可能变数和患者身体对偏位矫正的反应，此精确度已足够。

不管这些变数为何，本书所列步骤提供可行且准确的方法，依此决定的鞋子高度使患者很舒适便利。而且，患者对鞋子之适应作用，使其可以在正确高度的上下某个范围内做弹性选择。

实际差

矫正骨盆偏位如何影响股骨头高度已详细说明。此资料可用来确定，患者骨盆偏位被矫正之后，实际的股骨头高度差。我们需先在 X 线片测量股骨头高度差。

在前 - 后 X 线片确定投影的股骨头高度差，需使用下列 X 线片上标记步骤。

1. 平行尺放在股骨头线上方，尺缘朝上。尺缘对齐水平网格线之一（图 54）。

2. 平行尺向下滑动，直到尺缘至较高股骨头的顶点（图 55）。

3. 沿平行尺尺缘，在较低股骨头之上画 3 英寸线（图 56）。

4. 使用平行尺侧边的毫米刻度，测量 3 英寸线和股骨头线之间的距离。进行测量需在股骨头正上方，而非近 X 线片边缘，因两线会逐渐叉开。正确间距数字写在 X 线片上，如图 57 所示。此代表在 X 线片低股骨头的不足，以毫米为单位，称为**测量差**(英文缩写为 **m.d.**)。

先确立测量差，接着医师就可计算**实际差**

(英文缩写为 **a.d.**)。骨盆偏位被矫正之后，短股骨的实际解剖学不足就是实际差。

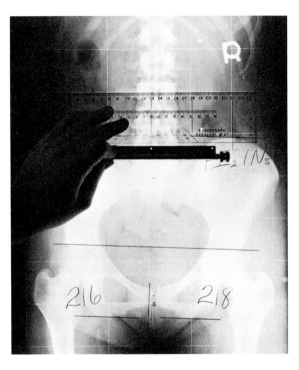

图 54　平行尺对齐水平网格线

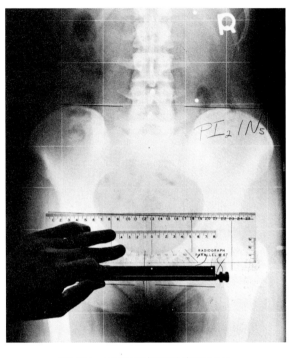

图 55　尺缘同高于较高股骨头

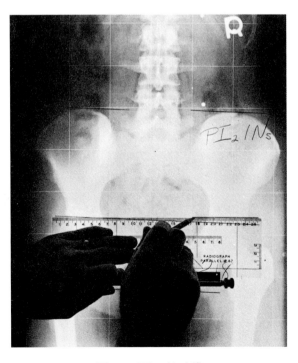

图 56　画 3 英寸线

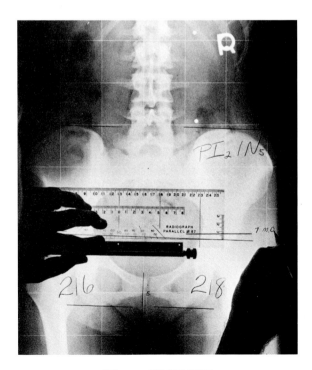

图 57　测量及标记

计算实际差

图 58 所示例子，右股骨头的测量差为 10 毫米，且右髂骨为 AS_5In_5 偏位。

矫正 AS_5 将降低股骨头 2 毫米，即股骨头会短少 2 毫米；而矫正 In_5 也将降低股骨头 2 毫米。合计矫正髂骨之后，实际差为 14 毫米；因矫正偏位因子 4 毫米加测量差 10 毫米。

图 59 显示，患者右股骨头的测量差为 10 毫米，且偏位记录为左髂骨 AS_5In_5。因为腰椎骨体旋转向左侧 (图未显示)，所以左髂骨被标记偏位在 X 线片上。复习一下，当左髂骨被标记为 AS_5In_5 时，右髂骨有 PI_5Ex_5 的偏位因子。由于医师着重合计矫正骨盆之后低股骨头的改变，所以，和此股骨头相应的髂骨偏位因子被使用来计算。请记得，当髂骨半脱位被调整，髂骨补偿性移位就会回正。

因此，当矫正 PI_5，低股骨头将升高 2 毫米；而矫正 Ex_5，它将升高 2 毫米。合计矫正

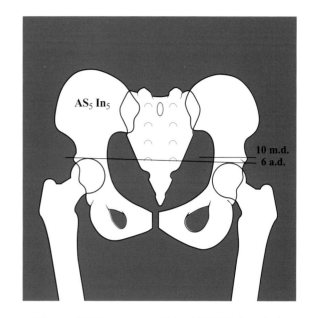

图 59 矫正 AS_5In_5，升高对侧股骨头 4 毫米

效果为低股骨头升高 4 毫米，算出实际差为 6 毫米。

图 60 显示，患者左股骨头的测量差为 6 毫米，且偏位记录为左髂骨 $AS_{10}Ex_5$。

矫正 AS_{10} 将降低左股骨头 4 毫米，而矫正

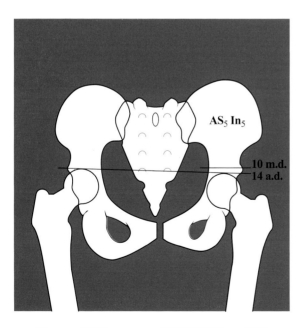

图 58 矫正 AS_5In_5，降低股骨头 4 毫米

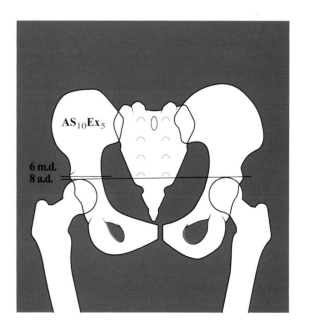

图 60 矫正 $AS_{10}Ex_5$，降低股骨头 2 毫米

Ex_5 将升高 2 毫米，所以实际差为 8 毫米。

图 61 显示，偏位记录为左髂骨 AS_5Ex_{10}，且两股骨头无测量差。显示两股骨头等高，且股骨头线平行于基准线。

矫正 AS_5 将降低左股骨头 2 毫米，造成它不足 2 毫米；然而，矫正 Ex_{10} 将升高左股骨头 4 毫米，造成右股骨头较低 2 毫米比较于左侧。因此，右股骨头有实际差 2 毫米。此结果相同如计算右髂骨偏位 (PI_5In_{10})。

这些例子显示典型的髂骨偏位和股骨头不足，为了容易计算以 5 毫米为一增加单位。再次强调，非以 5 毫米为增加单位的偏位因子，需用数学插入来求其值。

图 62 到图 65 显示，在患者 X 线片上，测量差和被计算出的实际差。

加高鞋子之考虑

一旦算出实际差，医师需考虑加高鞋子是

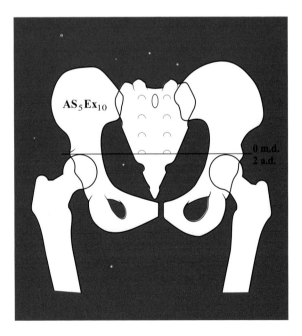

图 61 矫正 AS_5 Ex_{10}，降低对侧股骨头 2 毫米

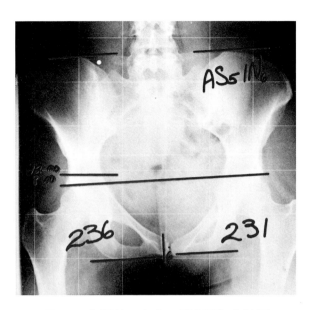

图 62 实际差 8 毫米，需考量加高鞋子

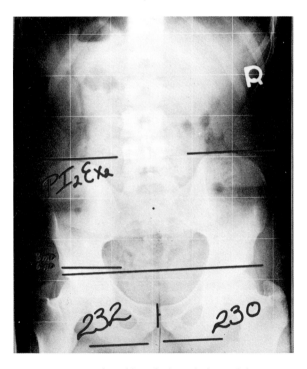

图 63 实际差 6 毫米，患者可适应

否有益于患者。仅有实际差的存在，不足以构成决定加高鞋子的理由。

主要的考虑为患者维持骨盆或脊椎柱的调整能力。显而易见，腿长度不足会造成不稳定，

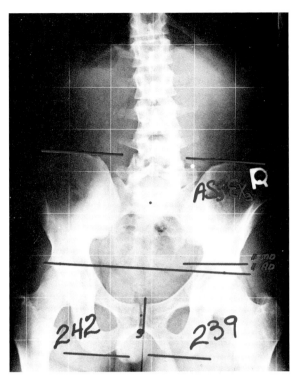

图 64　实际差 11 毫米，需考量加高鞋子

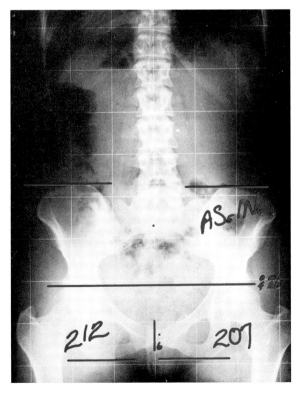

图 65　实际差 4 毫米，患者可适应

使患者易于半脱位。

实验发现，大多数人可适应股骨头不足高达 6 毫米，而不至严重影响他们的维持调整能力。任何人之不足有 7 毫米或更多，就可能要加高鞋子。不足愈多愈需要加高鞋子，但仍以患者反应为依据。

若差距很接近决定值为模棱两可的例子，要不要加高鞋子，最终的决定依据腿长度不足对患者半脱位的影响，以及何种协助可达到骨盆水平。

前述例子，图 58、图 60、图 62 和图 64 的患者需考虑加高鞋子；而图 59、图 61、图 63 和图 65 的患者可适应腿长度不足，不需加高鞋子。

当确定加高鞋子时，就需以完全的实际差来定做。例如，图 58 的病患需加高 14 毫米，而图 60 的患者需加高 8 毫米。

加高鞋子的禁忌

加高鞋子有两项重要禁忌，违反此禁忌会有害于患者。

腰椎侧弯的方向

一般来说，**腰椎侧弯是对低股骨头造成骨盆倾斜的补偿性适应**。侧弯弧形通常在较低股骨头的同侧，加高鞋子来升高较低股骨头会减轻腰椎侧弯。

荐骨或第 5 腰椎畸形的实例中，腰椎侧弯可能在较高股骨头的同侧。因此，加高鞋子来升高较低股骨头会加重对侧的腰椎侧弯。请牢记此法则：当腰椎侧弯在低股骨头的对侧，绝对不可加高鞋子，如图 66 所示的例子。

腰椎骨体旋转的方向

解剖学不足腿造成第5腰椎骨体旋转向低股骨头的同侧。另一方面，加高鞋子来矫正解剖学不足腿有助于旋转腰椎骨体回到中心。

若发现患者腰椎骨体旋转向低股骨头的对侧，则升高较低股骨头会旋转腰椎骨体更加偏离中心。请牢记此法则：当腰椎骨体旋转向低股骨头的对侧，绝对不可加高鞋子。一些非关解剖学短腿的因素造成腰椎骨体旋转向对侧，如图67所示的例子。

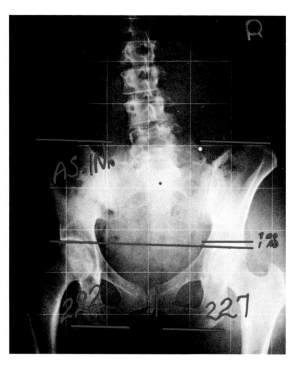

图66　腰椎侧弯在低股骨头的对侧，绝对不可加高鞋子

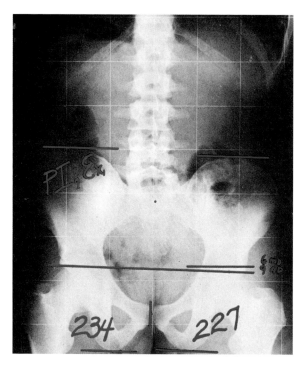

图67　腰椎骨体旋转向低股骨头的对侧，绝对不可加高鞋子

骶骨偏位

第四章

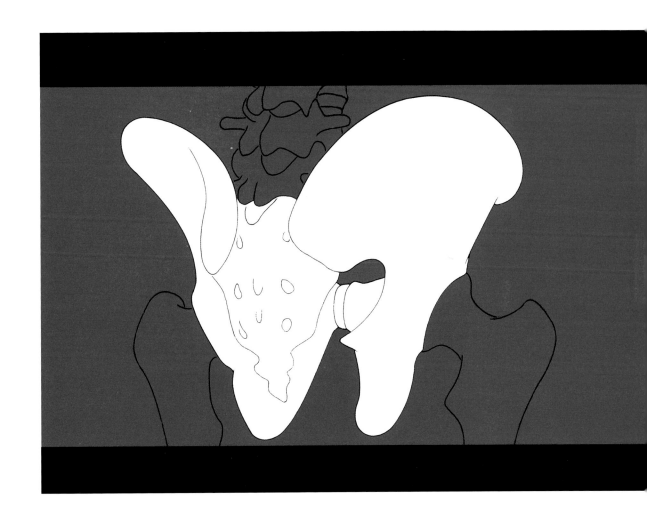

科学 & 艺术的脊椎矫正

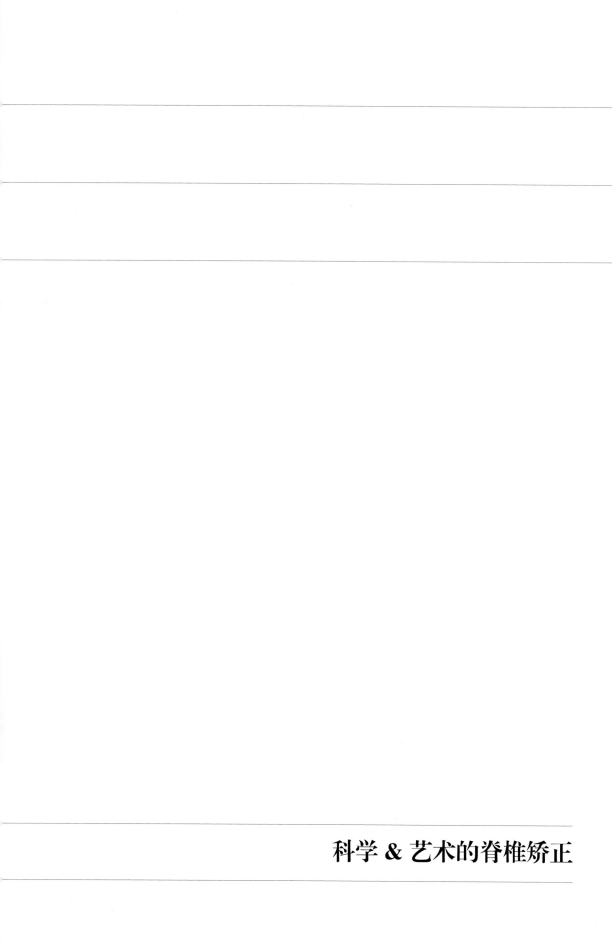

科学 & 艺术的脊椎矫正

骶骨偏位

当骶骨发生半脱位时，它可能偏移在骶髂关节之一或腰骶关节。有时候，两处同时有偏移。

由于骶骨的邻接关系复杂，很多医生发现骶骨半脱位混淆且难以分析。之所以混淆，因为骶骨偏移相对于髂骨或第5腰椎骨，它滑动的方向都是向后。因此，偏位记录为"骶骨向后"没有确定的意义，除非指明骶骨偏移的关节。

第四章将详述骶骨偏位的种类，以便能清楚地观察和分辨。进行有效的矫正之前，脑中一定要有清晰的偏位影像。本章也说明尾骨偏位。

在骶髂关节之骶骨偏位

先前章节已详述髂骨如何偏移于骶骨。它提到，当髂骨问题存在时，偏位发生在骶髂关节；又进一步指出，两侧髂骨同时偏移，偏移的程度相等，只是方向相反。

在这里我们要谈到的是，两髂骨彼此的关系保持原状，但是骶骨向后旋转偏离相应侧的髂骨。此偏位也是发生在骶髂关节，且主要是在单侧。

图68显示，从上面看正常的骨盆，骶骨和两髂骨之间的排列正确，没有髂骨偏位的情形。从后面看相同的骨盆，如图69所示。若测量骶骨的中心到左、右外缘的距离，会发现两距离相等（图68、图69，线a和线b）。

图70显示，从上面看骨盆，骶骨向后旋转偏离左髂骨，如在左骶翼的箭号所示。线a'

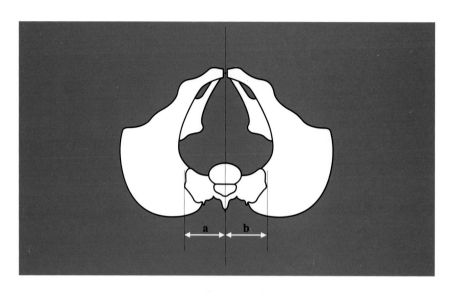

图 68　正常骨盆，从上面看

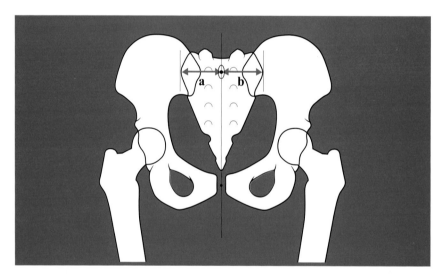

图 69　正常骨盆，从后面看

长度增加相较于线 b′，导因于左骶髂关节不在正位，也发现髂骨有某些程度的偏移。

从后面影像很明显看出，骶骨旋转使骶骨中心到左、右外缘的距离不等，向后旋转侧较宽（图 71，线 a′ 和线 b′）。当投影在 X 线片时，代表骶骨中心的骶骨结节会偏离旋转侧。在这个影像，也可看出轻微的髂骨偏位。

图 70、图 71 显示的骶骨偏位，称为**骶骨左侧向后偏位**，偏位记录标记 **P-L**。骶骨类似的旋转偏离右髂骨，称为**骶骨右侧向后偏位**，偏位记录标记 **P-R**。

骶骨的水平线

当骶骨和髂骨排列正确时，代表骶骨水平面的直线，正常会平行于股骨头线，如图 72 所示。代表骶骨水平面的直线要由两侧对应点相连画出，最可靠的点是在上关节突邻接骶翼处，这些点称为**骶沟**，其连线称为**骶骨水平线**。

若此线不平行于股骨头线，有可能是骶骨畸形所造成。两侧其他的对应点，如耳状面的上下缘和骶骨孔，可用来证实有无畸形。若骶骨的两侧匀称，通过这些对应点所画的直线会是平行的 (图 73)。

若经详察之后，排除畸形的可能，就要考虑骶骨下面尖端向一侧。此只会发生在向后旋转侧，称为**骶骨右侧向后向下偏位 (PI-R)**，或**骶骨左侧向后向下偏位 (PI-L)**。

图 74 显示，骶骨 PI-R。骶骨右侧不仅向后旋转，在同侧的骶髂关节它也向下滑移。

有关骶髂关节之骶骨偏位有下列四种可能：

1. 骶骨右侧向后偏位 (P-R)。

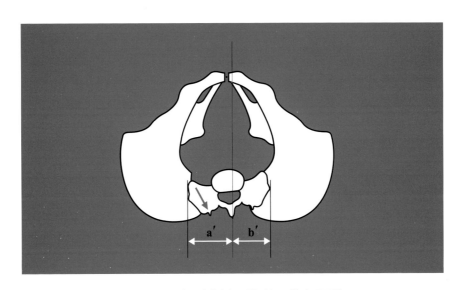

图 70　骶骨左侧向后旋转，从上面看

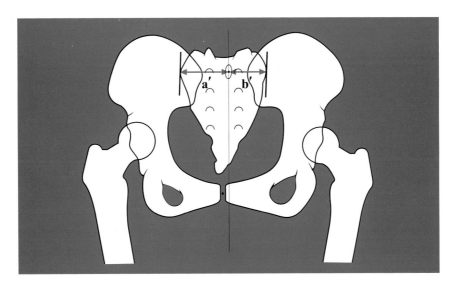

图 71　骶骨左侧向后旋转，从后面看

2. 骶骨左侧向后偏位 (P-L)。

3. 骶骨右侧向后向下偏位 (PI-R)。

4. 骶骨左侧向后向下偏位 (PI-L)。

测量骶髂关节的骶骨偏位

在前 - 后 X 线片测量骶髂关节的骶骨偏

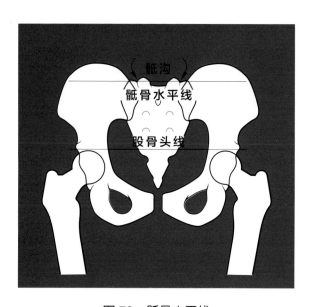

图 72　骶骨水平线

位，步骤如下：

1. 画小黑点在左、右骶沟 (上关节突和骶翼的邻接处)，如图 75 所示。

2. 以平行尺的全长，画直线通过两小黑点 (图 76)。此直线为骶骨水平线，正常会平行于股骨头线。

3. 画小黑点在骶骨最外侧缘，如图 77 所示。

4. 放置平行尺，使尺缘垂直于骶骨水平线，沿此线滑移平行尺，使尺缘停在骶骨边缘的小黑点，通过各小黑点画 2 英寸的直线 (图 78)。

5. 画小黑点在第一骶骨结节的中心。

6. 测量骶骨中心到两外侧缘的距离，使用刻度由中心 0 到左右各 80 毫米的平行尺来测量，这是很容易做到的。放置刻度 0 在骶骨结节小黑点上，保持尺缘平行于骶骨水平线，读出两骶骨边缘线和尺缘刻度交会的距离，且标示距离在 X 线片上，如图 79 所示。

两距离的差数，指明骶骨向后旋转的程度。**差值在 7 毫米以上，视为有意义。**(然而，若距离差是 4~6 毫米，且没有髂骨偏位因子，骶骨仍有可能向后旋转。骶骨被视为旋转之前，这里有两项附加的必备条件：其上包括枢椎在

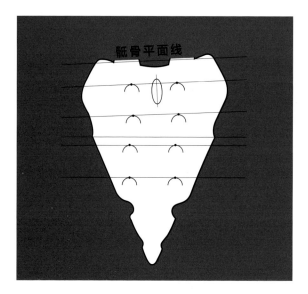

图 73　骶骨畸形，通过对应点的直线

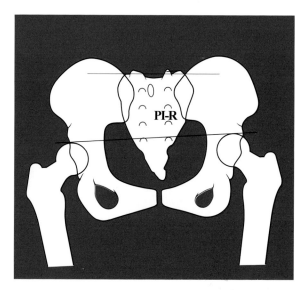

图 74　骶骨右侧向后向下偏位

48

内的所有椎骨体必须旋转向骶骨向后侧，且**没有脊椎侧弯。**）

测量骶骨向下偏位

在 X 线片记录骶骨之前，必须检查骶骨向下偏位。任何显现向下偏移须排除畸形而加以确认，步骤如下：

1.平行尺对齐股骨头线，向上滚动它，直到接触先前画在骶沟的较高小黑点。(若尺缘同时接触两小黑点，骶骨的水平线平行于股骨头线，则没有骶骨向下偏位) 尺缘定在较高的

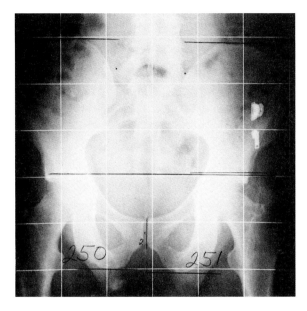

图 75　画小黑点在骶沟

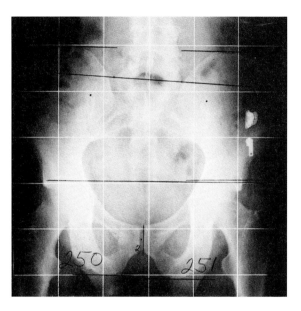

图 77　画小黑点在骶骨边缘

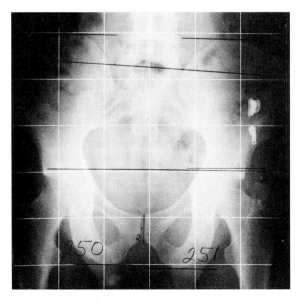

图 76　骶骨水平线

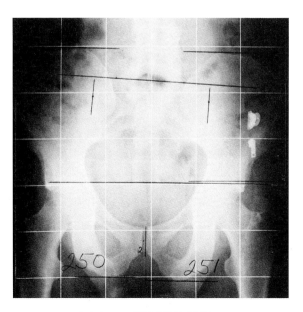

图 78　骶骨两外侧缘

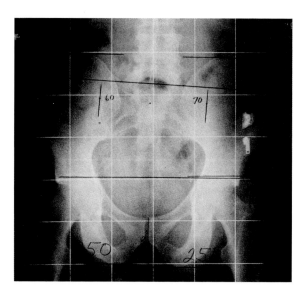

图 79　标记中心到两外侧缘的距离

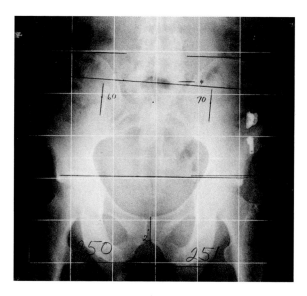

图 80　显现骶骨向下 4 毫米

小黑点，画 1 英寸的直线在较低小黑点之上。测量此线和骶骨水平线之间的距离，以毫米为单位标记数值在 X 线片上，如图 80 所示。

2. 若骶骨较低侧吻合向后旋转侧，考虑高度差的原因是否为骶骨畸形。换言之，在旋转侧骶骨呈现向下方滑移，实际上可能是骨头一侧发育不良所致。检查骶骨是否畸形，在 X 线片上画小黑点于骶骨两侧相同的结构，这些点的连线正常会平行于骶骨水平线。然后，从水平线向下方移动平行尺，比较两侧的结构，当骶骨左右匀称时，尺缘会同时接触两侧的小黑点。若两侧结构是相对称，没有发现畸形吻合骶骨倾斜，则向下偏位就可列入记录。

图 81 显示，右侧距离较宽 10 毫米比较于左侧，右骶沟之上标记骶骨倾斜 4 毫米。然而，呈现下移的 4 毫米吻合骶骨畸形，因此，不可列入偏位记录。偏位记录为骶骨 P_{10}-R。

矫正法则

稍早提到，当骶骨一侧向后旋转时，两髂骨彼此的关系保持原状。事实上，有时两髂骨全然没有偏位因子。若是这种情形，矫正骶骨向后偏位，须藉调整旋转侧向前，来建立患处骶髂关节的正确关系。

然而，大多数的情形，也存在某些程度的髂骨偏位。当向后旋转的骶骨和患处髂骨之间的正确关系重建时，髂骨偏位也会回正。

但是，向后旋转的骶骨并非一直是调整向前，来建立它和邻接髂骨的关系。事实上，当患侧髂骨偏移向后为主要方向时 (PIEx、PI、或 Ex)，调整骶骨向前会增加髂骨向后的程度。此须选择调整髂骨来取代调整骶骨，使髂骨复位对齐于骶骨。

调整何者

当发现骶骨向后旋转，和确立患侧髂骨的偏位记录时，医师可依下列法则来判别何者需调整。

调整骶骨相对于髂骨

1. 若髂骨偏位记录为 AS、In、或 ASIn，则调整骶骨相对于髂骨。

2. 若髂骨偏位记录为 ASEx，且 AS 为重，则调整骶骨相对于髂骨。

3. 若髂骨偏位记录为 PIIn，且 In 为重，则调整骶骨相对于髂骨。

调整髂骨相对于骶骨

1. 若髂骨偏位记录为 PI、Ex、或 PIEx，则调整髂骨相对于骶骨。

2. 若髂骨偏位记录为 PIIn，且 PI 为重，则调整髂骨相对于骶骨。

3. 若髂骨偏位记录为 ASEx，且 Ex 为重，则调整髂骨相对于骶骨。

图 82 和图 83 显示骶骨向后旋转，前者伴有髂骨 ASIn，而后者伴有髂骨 PIEx。图 82 指明调整骶骨；图 83 显示，调整髂骨相对于骶骨。

在腰骶关节之骶骨偏位

骶骨基部向后偏位

第 5 腰椎骨体和骶骨骨体的后缘，正常会形成平整的弧线。从弧线的任何脱离在侧面 X 线片可明显看出。

严重的骨盆外伤，通常是臀部重重地跌落，会造成骶骨基部被迫向后。当观察侧面 X 线片时，骶骨骨体后缘会位于第 5 腰椎骨体后缘的后方。这样的骶骨偏位仅相关于腰骶关节，**称为骶骨基部向后偏位**。任何同时存在的骶髂问题需分别考量和矫正。

图 84 显示，第 5 腰椎和骶骨之间的正常关系，椎骨体沿着弧线（虚线）排列对齐。图 85 显示，弧线的平整情形因骶骨基部向后移动而中断。

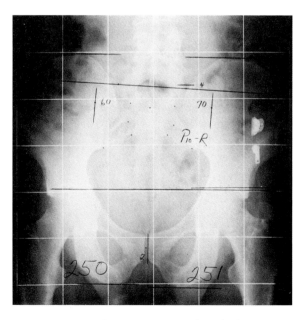

图 81　骶骨 P_{10}-R，小黑点证实畸形

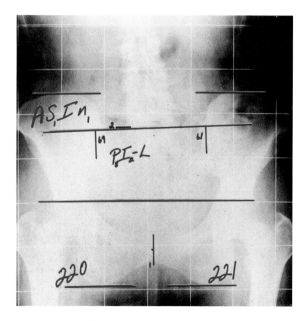

图 82　骶骨向后旋转相对于髂骨 ASIn-调整骶骨

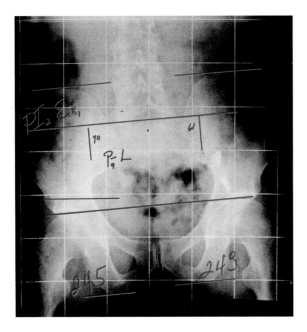

图 83　骶骨向后旋转相对于髂骨 PIEx– 调整髂骨

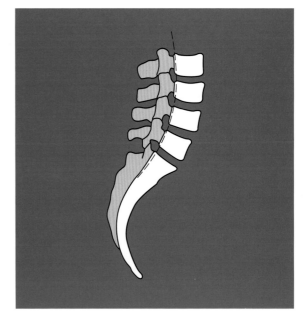

图 84　第 5 腰椎和骶骨的正常关系

骶骨关节突骨折

最易受影响而造成骶骨基部向后偏位是青少年期，由于其骶骨关节突尚未骨化完全，无法承受严重的撞击，关节突骨折向前而形成永久性的弯曲。

不是脊椎滑脱症

在此区别骶骨基部向后偏位和第 5 腰椎滑脱症。

当骶骨基部偏移向后时，骶骨关节突已经位移。第 5 腰椎的脊椎骨弧线仍是原状，且其上的椎骨体也是呈一弧线，只有骶骨脱离排列向后。

然而，在第 5 腰椎滑脱症，脊椎骨弧线有脱离缺口，**以第 5 腰椎骨体滑移向骶骨的前方，它通常也会移向第 4 腰椎骨体的前方，只是程度较轻微**。图 86 和图 87 比较骶骨基部向后偏位和第 5 腰椎滑脱症，虚线代表未偏移之前的正常位置。

判别骶骨基部向后偏位

侧面 X 线片可用来判别骶骨基部向后偏位。第 5 腰椎骨体和骶骨骨体的边缘可明显观察到向后偏位，或如图 88 所示沿着前、后缘画线比较椎骨体的位置。

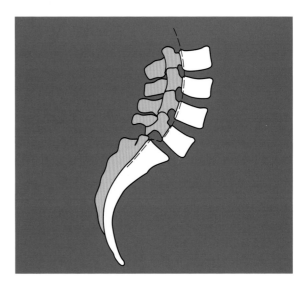

图 85　骶骨基部向后偏位

52

调整何者

为了重建向后的骶骨基部和第5腰椎之间的正常排列，调整骶骨回正相对于腰椎。在脊椎滑脱症的例子，也是调整骶骨相对于第5腰椎，只是很难达到完全的对齐。当第5腰椎滑脱症时，**绝对不可**调整第4腰椎，否则增加腰骶偏移的风险会很大。

再度强调，**不能仅因偏移就着手调整，除非证实同时有半脱位存在**。

图89到图92显示，骶骨基部向后偏位和脊椎滑脱症的例子。

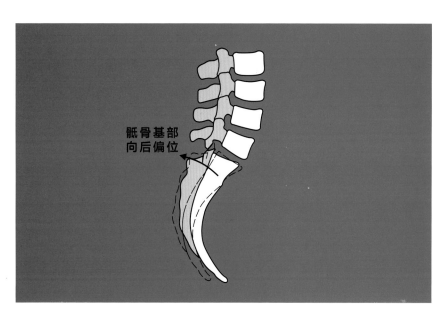

图86 骶骨基部向后偏位 - 腰椎骨体呈 - 弧线

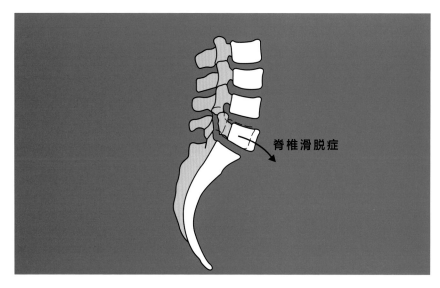

图87 脊椎滑脱症 - 腰椎骨体滑移向前

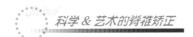
尾骨偏位

　　因为尾骨位于骶骨的尾端，所以很容易受到外伤。偏位方向通常是直接向前，但也可能伴随向一侧偏移。在侧面 X 线片可看到向前偏位；在清晰的前－后 X 线片，有时可发现向一侧偏移。尾骨的偏位记录如下：

　　1. 向前偏位 (A)。

　　2. 向前和向右偏位 (A-R)。

　　3. 向前和向左偏位 (A-L)。

　　图 93 和图 94 显示，尾骨偏位的例子。

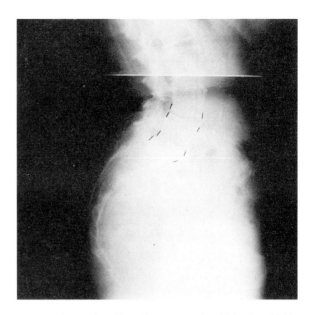

图 88　沿腰椎骨体画线，显现骶骨基部向后偏位

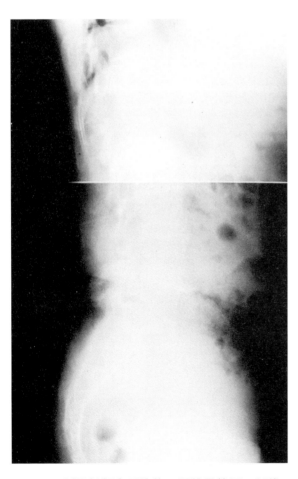

图 89　骶骨基部向后偏位，腰椎骨体呈一弧线

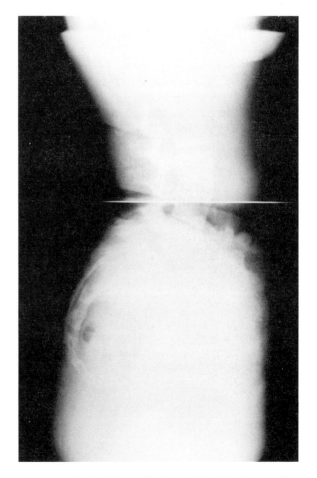

图 90　骶骨基部向后偏位，腰椎骨体呈一弧线

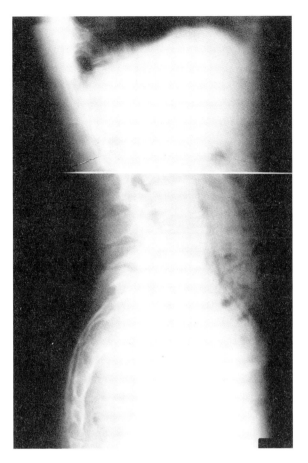

图 91　脊椎滑脱症 – 第 5 腰椎向前相对于骶骨和第 4 腰椎

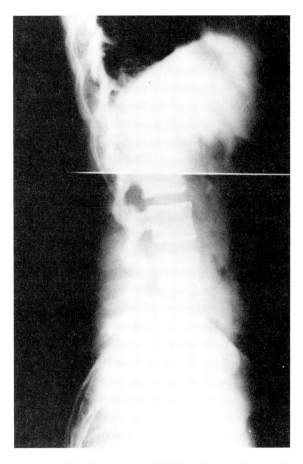

图 92　脊椎骨脱症 – 轻微但确实存在，请注意脱离的弧线

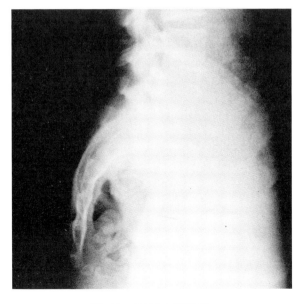

图 93　尾骨向前偏位

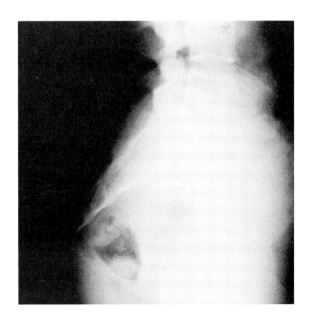

图 94　尾骨向前偏位

脊椎半脱位的结构

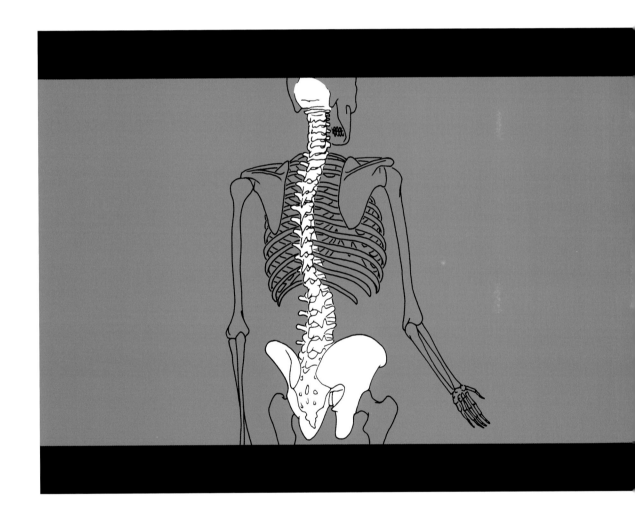

科学 & 艺术的脊椎矫正

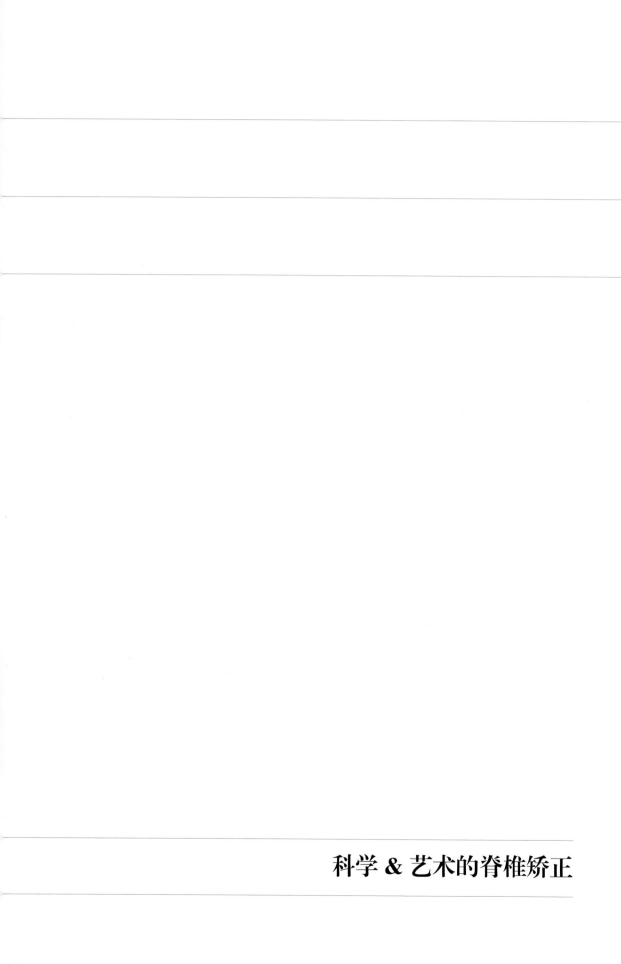

科学 & 艺术的脊椎矫正

脊椎半脱位的结构

神经系统功能障碍和疾病之间的因果关系，是脊椎矫正的基础。另一基础是脊椎柱之内的一些脱轨排列会造成神经功能障碍，更明确来说，位置不正的脊椎骨是问题之所在。

确定原因所在的脊椎骨是脊椎矫正医师须解析的决定性课题。着手矫正之前，医师必须正确判别患者的问题所在。

自从X线片被运用在脊椎矫正以来，决定哪一脊椎骨有神经压迫，X线片几乎是专有的方法。矫正的入门论述，分析X线片偏移最大的脊椎骨，以及"调整""半脱位"。

满意的X线片分析方法和找到排列出错的脊椎骨，却困惑着执业医生，为何这样的入门论述仅带来偶然效果。实际上，矫正的成功率如此不一致，很多脊椎矫正医师的想法已不再重视脊椎矫正的重要原则。

X线片确实可呈现偏移的脊椎骨，但是神经功能障碍不只是起因于偏移。半脱位是伴随偏位而来的生理学和病理学状况。

脊椎矫正医师必须全然了解半脱位的结构。他不能以半脱位是"脊椎骨脱离排列关系和侵害神经"的模糊概念为满足。

接下来的章节将说明如何发现半脱位。本章详述脊椎半脱位的结构，并且说明为什么完成分析后，不能从X线片判别半脱位。

椎间盘

脊椎柱之于脊髓，就如颅骨之于脑；它像是骨骼做成的房子，用来保护其脆弱的神经物质。此外，脊椎支撑头部和躯干，就整体而言稳定整个身体。

如果只是为了保护和支持的两个主要功能，脊椎可以是一根牢固的骨柱，甚至还允许神经传导通过神经孔，但若如此，僵化使活动性大受限制。

为了获得脊椎的活动弹性，通过分节成24个脊椎骨单位。这样会牺牲一些保护和支持的功能，然而机体可通过韧带来弥补脊椎稳定性的不足。这些韧带组织中，**椎间盘**是最重要的。

椎间盘是纤维软骨垫，位于邻接的椎骨体之间，且强力黏着于两椎骨体。虽然这些椎骨体间关节是关节联合，且个别允许微动关节只能轻微活动，可是整条脊椎累积下来的活动幅度还是相当大。24个可活动脊椎骨，其中连续23个都有椎间盘，寰椎是唯一的例外。

当我们谈论特定脊椎骨的椎间盘时，指的是椎骨体所坐落的椎间盘。换言之，脊椎骨的椎间盘就是它的椎骨体之下的那一个椎间盘（图95）。

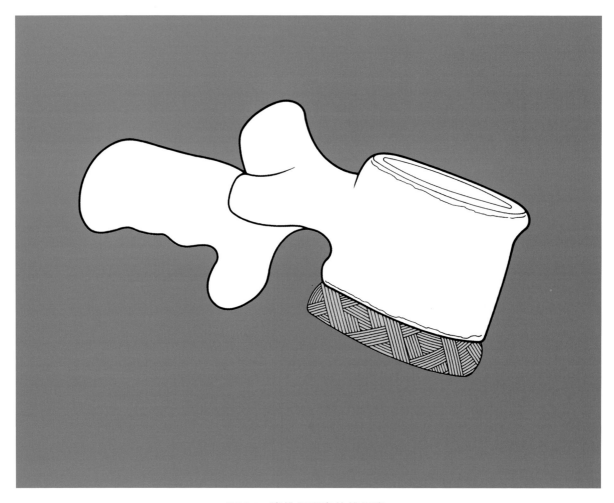

图95　脊椎骨和它的椎间盘

椎间盘最重要的功能是提供脊椎活动性，同时使邻接的脊椎骨维持在允许的移动范围之内。它们所作用能到何种程度，取决于其解剖学组成的完整性。

椎间盘的中心部位是半胶状的**髓核**。核物质为胶质体，具有吸附液体的强大亲水性（图96）。

围绕和包膜着髓核是半弹性纤维的**纤维环**。它们形成薄和同心的组织层，强力黏着于两相对椎骨体的软骨盘。纤维环可当做是髓核的柔韧和紧密容器（图96）。

正常的椎骨体位于椎间盘的正上方，且髓核在椎间盘的中央。当脊椎骨随着脊椎活动时，如弯曲、伸展、转动和侧弯，椎骨体会前后摇摆和转动在髓核之上。从这个观点看来，髓核的功能就如承载轴转的滚珠（图97）。

只要纤维环是完整的，髓核就会呈椭圆形且被包膜在椎间盘的中央，上下椎骨体将能保持它们的正确关系。

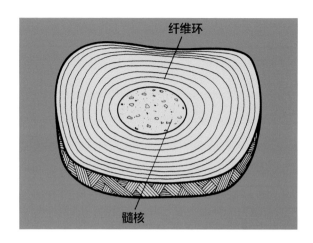

图96　椎间盘，显示髓核和纤维环

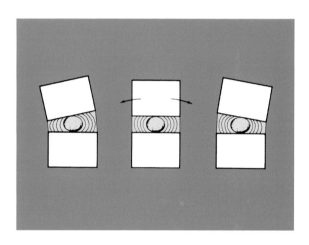

图97　髓核的功能就如承载轴转的滚珠

最佳关系

脊椎在静态中，解剖学和生理学正常的椎间盘可允许椎骨体回到它们的**最佳关系**。当两椎骨体的周围在一直线，以及两椎骨体相对面之间的垂直距离在任一点都等长，此显示两脊椎骨之间的最佳关系（图98）。在如此关系，两椎骨体之间不会有楔形椎间盘，和两脊椎骨会呈现所谓的**平行椎间盘**。

当直立姿势且脊椎在静态时，若呈现任何非最佳关系，可认为脊椎骨偏移。图99显示，直立姿势的前－后和侧面X线片，没有偏移显现，所有脊椎骨都在它们的最佳位置和呈现平行椎间盘。

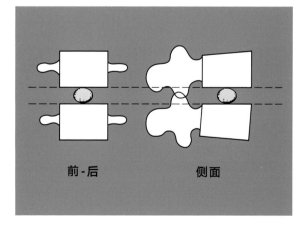

前-后　　　　侧面

图98　两椎骨体的最佳关系，在前－后和侧面影像呈现"平行"椎间盘

曾经有研究认为，楔形椎间盘是正常的，且前缘和后缘厚度的不同说明了正常姿态主要和次要的脊椎弧线。然而，为了有正常的脊椎弧线，并不需要有楔形椎间盘，如图99所示。现在，很多解剖学教科书显示脊椎骨有平行椎间盘，且指明脊椎弧线的形成是来自脊椎骨本身的楔形。

由于健康的人很少拍X线片，所以不能期盼见到很多具有显示所有脊椎骨在最佳关系的X线片。改变脊椎骨最佳关系的因素是体重分布不正常、先天性畸形、半脱位和它们的影响

等。然而，在前－后和侧面X线片呈现平行椎间盘的脊椎骨，几乎可确定没有半脱位。

外伤引起半脱位

若我们臆测脊椎骨都有平行椎间盘且排列整齐，也没有半脱位，那么我们必须确认脊椎骨为何偏移的原因，和脊椎半脱位时会发生什么。脊椎受到外伤，不论是由轻微因故的长期累积效果，或是由单一事件所造成，都会伤害椎间盘的解剖学结构，进而引发导致神经功能

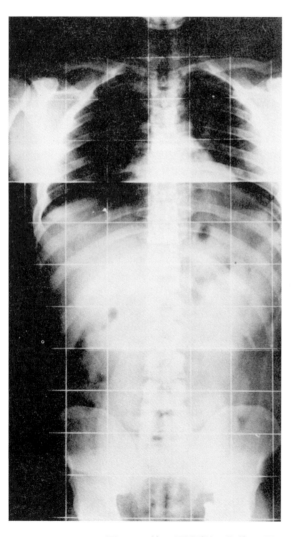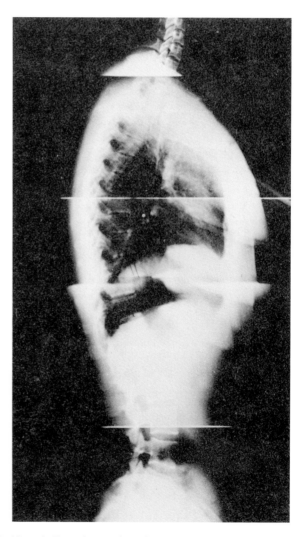

图99　前－后和侧面影像，显示平行椎间盘的间隙和正常的脊椎弧线

障碍的后续作用。以下说明其过程：

1. 外伤使脊椎骨偏移，移动它到能承受的位置。

2. 偏移的椎骨体压迫椎间盘且对髓核施压。由于髓核含有很多水分，不具压迫，所以压力对着纤维环。

3. 髓核突出使纤维环伸展，超过其弹性限度，导致**纤维受损或紊乱**。

4. 受损的组织引起发炎反应，细胞内水肿液体渗入椎间盘，造成椎间盘膨胀和突出。

5. 椎间盘突出，压迫神经管或椎间孔内的神经结构。

6. 神经压迫导致神经功能障碍。

椎间盘的症状

由前所述我们确定，半脱位就是椎间盘的症状。典型地，脊椎半脱位被认为是后关节突轻微异位或越过（"亚脱臼"）。然而，这些骨凸关节是可自由活动的可动关节，无论如何并不会造成半脱位的情形。小平面异位是偏移在纤维软骨关节的结果和后续作用，亦即，在椎间盘（图100)。

半脱位在前－后或侧面X线片几乎总是呈现楔形椎间盘，且在两者通常均会呈现。因髓核的包膜不再是完整的，髓核移向周围。造成椎骨体倾斜，升高在髓核移动的方向，和降低在另一方向。可如此说，髓核移向楔形开口侧。

图101显示，脊椎楔形归于髓核移向右侧和向前。

当脊椎骨偏移在它的椎间盘时，一直是有些许向后方向的偏移相较于其下脊椎骨。若椎骨体滑移向后方，会迫移髓核向前。此造成脊椎骨的后面部分降低向下。侧面X线片的投影，椎骨体的向后相较于其下椎骨体的后上缘，可能看起来微不足道。

然而，观察正常的平行椎间盘，或铅笔描绘，就可清楚看出偏移椎骨体的后缘必需向上和向前复位，以便正确坐落于它的平行椎间盘（图102)。

若半脱位变成慢性，层层的纤维环形成裂缝，使髓核移动更靠近周围。此过程使楔形愈来愈显著。最后，不正常的重力承载和不均匀的磨损造成压迫性萎缩，以致整个椎间盘的厚

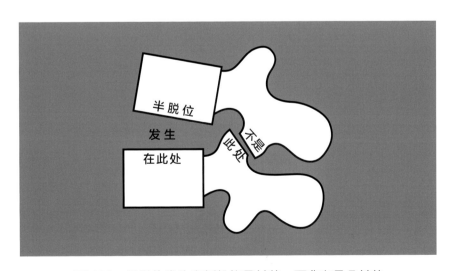

图100　半脱位发生在纤维软骨关节，而非在骨凸关节

63

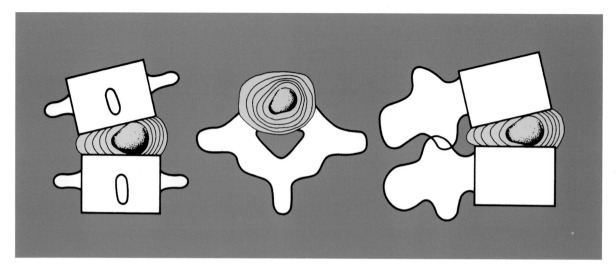

图 101　髓核移向右侧和向前，楔形椎间盘

度变薄。

除非对脊椎半脱位施加矫正，否则椎间盘通常会持续退化。从侧面 X 线片分析椎间盘间隙的情况，可清楚观察这些改变。症状的阶段，从急性椎间盘，然后进入早期的慢性期，和最后进入最末的破坏期。

椎间盘退化的各阶段

现已发展出椎间盘状态的记录系统，它对开业医师在矫正时很有帮助。椎间盘退化的六个阶段，记录如下：

D1——肿胀的椎间盘

整个椎间盘因急性伤害明显地增厚及肿胀。脊椎的这个区域，它明显较厚相较于其他椎间盘。

D2——椎间盘后部变薄

椎间盘后部的间隙变薄，脊椎骨显著偏移向后和向下。椎间盘情况已超过急性期。

D3——椎间盘后部更薄

椎间盘呈现很显著的楔形，椎骨体偏移很向后和向下。这是慢性期。

D4——整个椎间盘变薄

整个椎间盘的厚度明显变薄，可能减少到原本厚度约 2/3。脊椎骨偏移向后和向下。椎间盘其上的椎骨体有轻微的损伤，呈关节炎或外生骨赘的迹象。这种情况是较晚的慢性期。

D5——整个椎间盘更薄

整个椎间盘减少到原本厚度约 1/3。椎骨体偏移很向后和向下。其上椎骨体有严重损伤，且完全发展出关节炎和外生骨赘。这是更晚的慢性期，和更困难矫正。

D6——整个椎间盘极薄

整个椎间盘的间隙大大变薄，减少 2/3 到全部。脊椎骨极向后和向下。这是最晚的慢性期，且矫正最为困难。

图 103 到图 108 显示，腰椎椎间盘退化的各种阶段。颈椎和胸椎也会呈现相同的退化情形。

何处发生神经压迫

通常在楔形开口侧，椎间盘最为突出。对

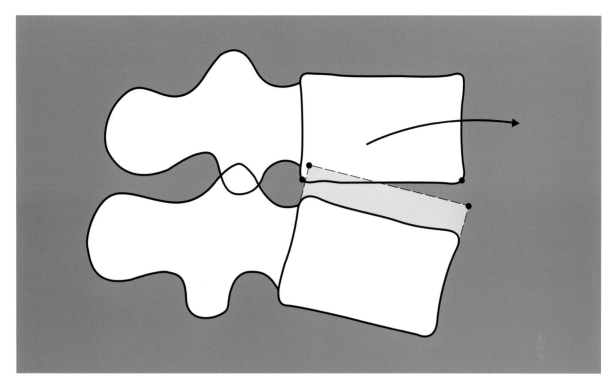

图 102　脊椎骨偏移向后和向下。为了正确坐落于椎间盘，椎骨体必须向上和向前移动

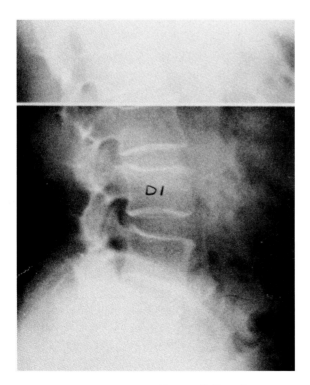

图 103　D1 期，第 3 腰椎椎间盘

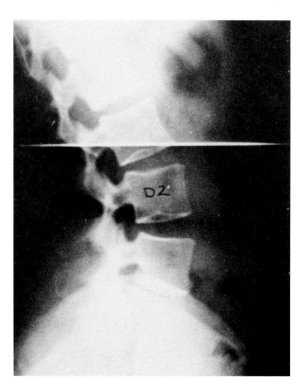

图 104　D2 期，第 3 腰椎椎间盘

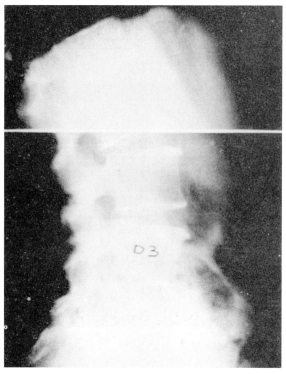

图 105　D3 期，第 4 腰椎椎间盘。显示第 5 腰椎骶化

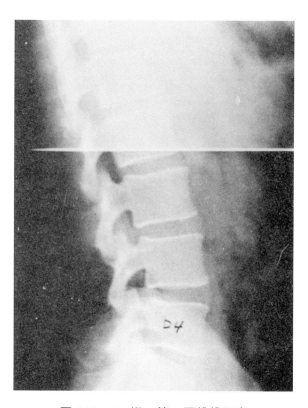

图 106　D4 期，第 5 腰椎椎间盘

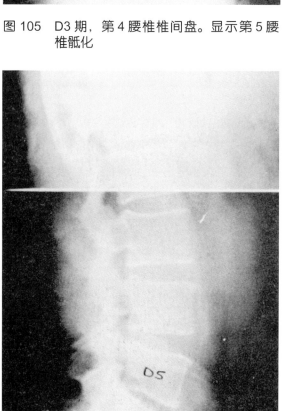

图 107　D5 期，第 5 腰椎椎间盘

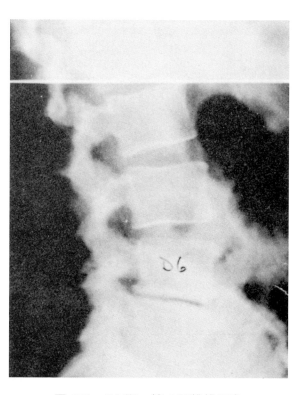

图 108　D6 期，第 4 腰椎椎间盘

突出阻力最小的区域是在椎间孔的方向，因为前、后纵韧带对突出多少有些限制。基于此理由，神经压迫几乎总是在宽侧（图 109）。但是，有时突出是较向后和直接压迫脊髓。

在此强调，**椎间盘突出不是髓核移动所致，而是髓核移动导致水肿效应所致。**

移动受限

当脊椎半脱位时，数个因素之作用，影响脊椎骨在其椎间盘的活动减少。

由于髓核在半脱位期间移向椎间盘的周围，因此髓核失去轴转作用。仅此使活动幅度大为减少，特别是向髓核移动方向。亦即，若髓核侧移向左，则此脊椎骨向左的侧向弯曲会减少。

此外，水肿液体渗入的椎间盘会减少脊椎骨的活动。在此观点，液体可被视为稳定作用，用来保护受伤的关节不再进一步偏移。椎间盘因细胞内水肿而硬化和肿胀。

另一项不动性因素是粘连，粘连发生于半脱位变成较晚的慢性期时。它们可被描述为组织脱水和萎缩形成凹凸状况的区域。这些在一起的粘连，减少椎骨体的活动。

每一半脱位的脊椎骨均会失去正常的活动，这称为**受限**。受限的脊椎骨和其下脊椎骨之间是活动减少的区域，被视为**移动受限**。

活动过度

脊椎存在移动受限时，若要维持相同的活动幅度，则此脊椎骨失去的正常活动须臆测由一椎或数椎来分摊。举例，若颈椎可侧向弯曲的幅度为 60°，每一脊椎骨，C2 到 C7，推论各分摊 10° 的活动。当第 5 颈椎移动受限归于半脱位，若颈椎仍要维持可弯曲 60° 的活动，则失去 10° 的活动需由其他椎来补足，如图 110 所示。

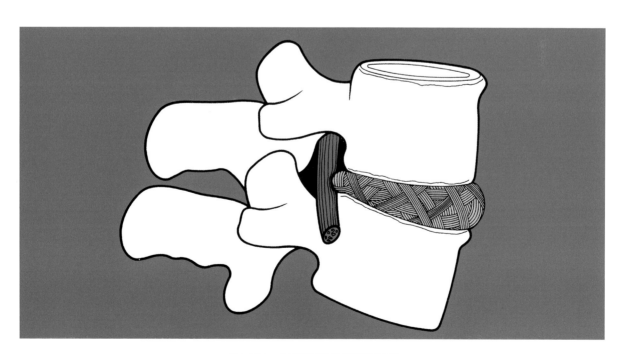

图 109　神经压迫在楔形宽侧

那些椎会负担失去的活动，及负担活动幅度的多寡，其决定因素为脊椎发生移动受限的位置、小平面的平面状况和其他脊椎骨椎间盘的状况。

为了补偿移动受限所失去的活动，脊椎骨呈现较大的活动幅度，被视为活动过度。预料发现活动过度的区域会在半脱位的下面和上面，此被证实于 X 线片动画摄影。

补偿作用

有一个困惑很多执业医师的经验就是再拍摄症状持续的患者之 X 线片，及比较"之前"和"之后" X 线片时，观察到脊椎没有改变，甚至时常"调整"脊椎经过一段长时间，仍没有任一脊椎骨有明显复位。他们想知道，若是脊椎骨可被调

整至不同的位置，为何没有显现在 X 线片？

在 X 线片常显现的另一现象，当患者的姿势改变，可看到特定脊椎骨的偏移方向改变了。例如，若患者站立，寰椎看起来偏移向枢椎的左侧；但若坐着或仰卧，寰椎可能偏移向枢椎的右侧。他们要问，若要矫正偏移，需从那个方向来做调整？

补偿作用的原理透露这两个问题的解答。

偏移多；半脱位少

若偏移被认定是任一脊椎骨在 X 线片不呈现它的最佳关系相对于其下脊椎骨，那么，每一位患者的脊椎会出现多数的偏移。

但是，每一偏移的脊椎骨不是半脱位的脊椎骨。事实上，其中可能只有少数才是。

当脊椎骨偏移归于半脱位时，整个脊椎的

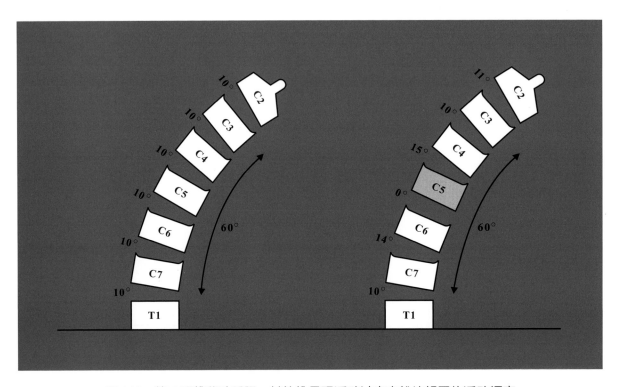

图 110　第 5 颈椎移动受限，其他椎呈现活动过度来维持相同的活动幅度

架构受到一些程度的影响。椎间盘楔形造成其上椎骨体改变方向，和偏离它们的正常垂直位置。这个转向不会持续遍及其上所有脊椎，因为均衡状态将会失去及身体重量也会不平衡。在脊椎的一些点，为了补偿平衡和均衡的不足，一个或多个脊椎骨偏移在半脱位相反的方向。这种偏移是补偿性结构和企图重建脊椎的正常平衡。图 111 显示，半脱位的偏位，和上述补偿性移位。

脊椎骨偏移导因于别处的半脱位，被视为**补偿作用**。补偿性脊椎骨没有移动受限也没有半脱位；亦即，它们可自由活动，因为它们的髓核是完整的，和没有发炎所造成的椎间盘突出。因此，没有神经压迫产生。每一半脱位，伴随有补偿作用。

就如活动过度的脊椎骨可能显现过度的活动，补偿性脊椎骨也可能显现**过度的偏移**。基于这个理由，和思考前述提出的问题之一，**如果选择偏移最大的脊椎骨来复位，它可能是补偿作用**，所以"调整"它没有改善结构或症状，因为**补偿作用是可自由活动、没有半脱位、和功能运作正常**。又由于它是可自由活动，也回答了另一个问题，**它本身可顺应患者姿势的改变，且它的偏移方向随所拍摄 X 线片的类型而多样变化**。

每一半脱位造成的补偿作用，发生在脊椎何处和补偿性脊椎骨的数量，取决于半脱位发生于何处、半脱位的偏移方向、患者的重量分布、和先天畸形等因素。

归于这许多变数，补偿作用可能是多或少。由于它们在 X 线片呈现如半脱位一样的偏移，以及 X 线片无法透露哪个脊椎骨有神经压迫，因此 X 线片不能被运用来辨别哪个偏移是半脱位。换言之，从 X 线片无法判别半脱位。

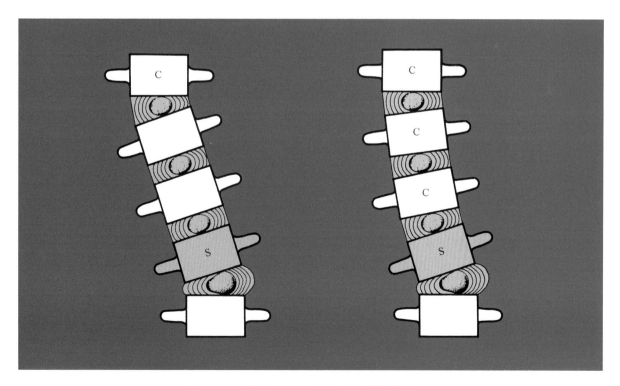

图 111　半脱位的偏位 (S) 和补偿性移位 (C)

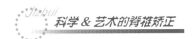
X 线片结构分析

希望设计出可辨别半脱位不同于补偿作用的 X 线片分析系统。

例如，在前－后 X 线片，骶骨的水平可视为整个脊椎的基底或基础。由下往上辨认，偏移骶骨水平的第一个脊椎骨是半脱位。其上的另一次偏移，回到正常水平，平行于骶骨，这就是补偿作用。接着，补偿作用之上的再一次偏移，偏离正常水平，就是另一个半脱位。如此继续分析上面的脊椎。

图 112 呈现偏移在第 3 腰椎和第 12、9、6、5、1 胸椎。第 3 腰椎和第 9、5 胸椎是半脱位，因为它们偏离骶骨的水平。第 12、6、1 胸椎是补偿作用，因为它们偏移回到骶骨的水平。

根据这样的系统，如果所有偏移的半脱位都被复位，则所有脊椎骨会形成它们的最佳关系，脊椎也就获得矫正。这是推测而知，因为被回正的半脱位，使可自由活动及自我修复的补偿性脊椎骨自我排列整齐。图 113 显示，矫正的连续阶段，第 3 腰椎、第 5 和第 9 胸椎的半脱位个别被回正。在每一阶段，"不正常"被回正到"正常"，结果整个脊椎排列整齐。

结构分析不可靠

如果所有脊椎骨是完美状态的椎骨、骶骨保持水平、和没有其他解剖学或生理学变数存在，这个全然结构的 X 线片论点是有效的。事实上，实际存在的半脱位，和从这个结构分析方法判别的半脱位之间，有高度的关联性。但是，很多变数阻碍了完美的关联性，对有科学素养的执业医师或生病的患者而言，这样的入

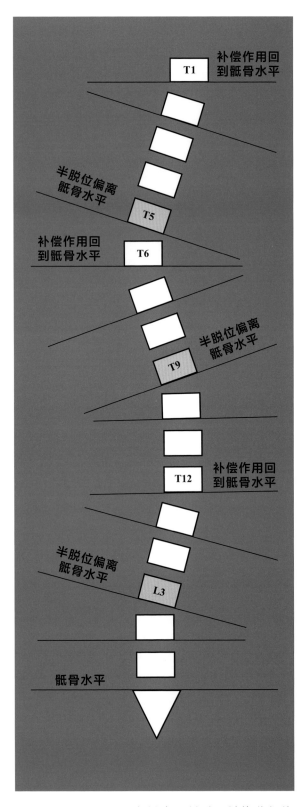

图 112 以骶骨水平为基底或基础，结构分析的范例

70

门论述不是最有助益的。

推荐可选择此程序，诊察患者神经压迫、椎间盘炎症和移动受限的征兆，来找到半脱位。重点是找出神经压迫的位置。以这种生理学和病理学的证据作基础，判别半脱位的区域，使错误的可能性降到最低。

有时，当其他证据不能决定时，X 线片被使用来补足资料，帮助判别半脱位。但是，绝不可把它当做决定性因素来使用。

复位脊椎骨

复位脊椎骨能正确坐落在它的椎间盘，为脊椎矫正医师必须做的矫正工作。脊椎骨必须被**复位**，以便偏位回正和髓核回到椎间盘的中央。当复位完成时，炎症会消退、液体被吸收、肿胀消除、和神经纤维的压迫会消失，也就解除神经功能障碍。

一旦偏位完全回正，髓核不再有损害性的压迫，紊乱的纤维环会由纤维组织更换。当椎

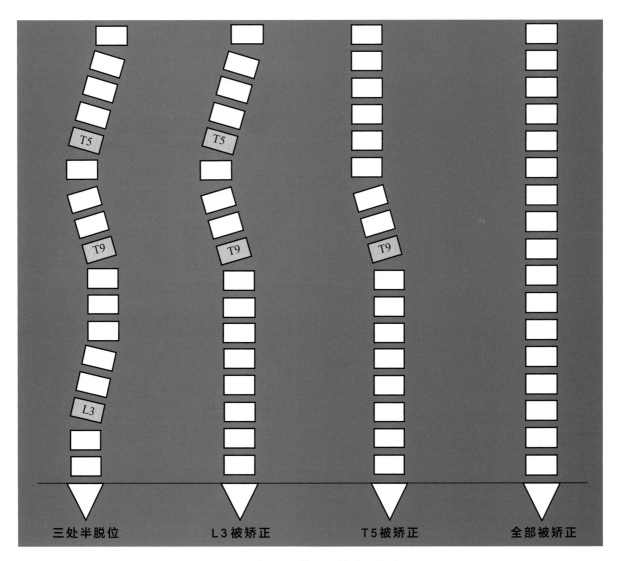

图 113　矫正三处半脱位的连续阶段

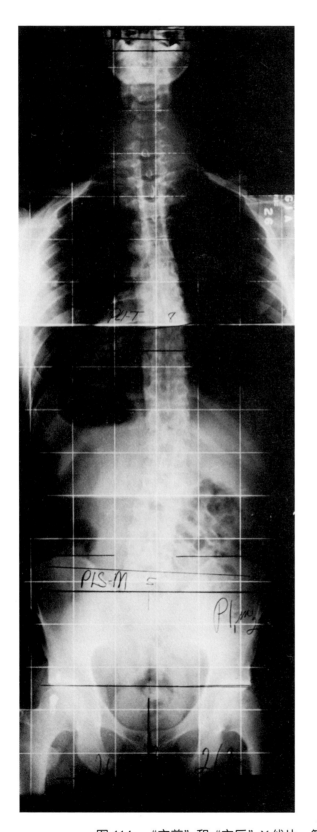
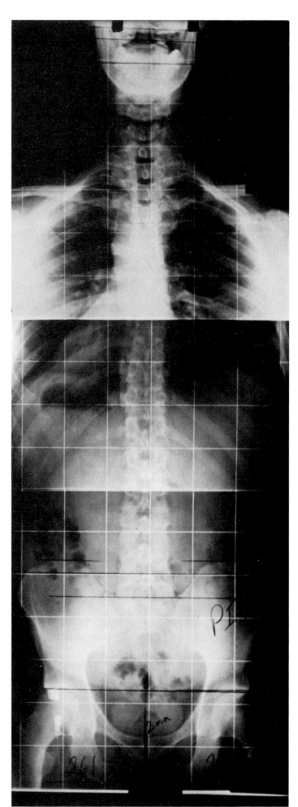

图 114 "之前"和"之后"X 线片，第 5 腰椎和第 8 胸椎复位之后，结构的改变

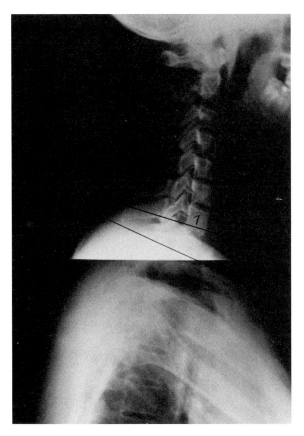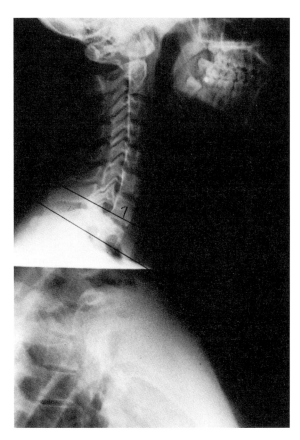

图 115 　"之前"和"之后"X 线片，第 7 颈椎复位之后，颈椎弧线的改变

间盘到此修复阶段，脊椎骨会稳定，功能如往昔一样正常。当然，前提是不能再有外伤。

图 114 和图 115 显示，"之前"和"之后"X 线片。当脊椎骨复位在它的椎间盘，图示可发现结构的改变。

必须强调，脊椎矫正医师的目标是找到和矫正半脱位，而不是使脊椎平直。若医师矫正半脱位，补偿性移位会自我修复。由其他因素所造成的偏移，如畸形，对此特定患者而言，是可被容许和"正常"。

X 线片的用途

由于 X 线的用途不是为了找到半脱位的脊椎骨，它必须被清楚地了解，方能有效地运用。

侧面全脊椎 X 线片

在患者身上找到半脱位的区域之后，侧面 X 线片被使用来判别哪个脊椎骨是半脱位所在。藉生理学和病理学现象可关联患者解剖学，此可显现在侧面 X 线片。换言之，**"我们对应患者于 X 线片，而不是对应 X 线片于患者"**。

前－后全脊椎 X 线片

确定哪个脊椎骨排列出错之后，我们分析前－后 X 线片来判别它的偏移方向。因此，前 - 后 X 线片显现如何矫正它。

除了这些基本的运用之外，X线片被用于其他方面。例如，找到引发问题的脊椎骨之后，侧面X线片说明一些有关半脱位的情形。透过分析椎间盘的间隙，可显现它是急性或慢性。向后和向下偏位的程度，及由后向前之明确的矫正路线，也可从侧面X线片得知。

从前-后X线片，可评定骨盆的情况、判别及测量解剖学不足腿和研究整个脊椎的架构。

无椎间盘的半脱位

本章之前所讨论的半脱位，限于有椎间盘的脊椎骨。但神经压迫也会存在没有椎间盘的区域。例如，寰椎-枢椎或寰椎-枕骨关节就没有椎间盘；骶髂关节或其他会发生神经压迫的关节，也没有椎间盘。

然而，在这些区域的半脱位结构，非椎间盘的韧带突出导致神经功能障碍是类似于有椎间盘的情形，通常是关节囊。它们的组织归于偏位而紊乱，引起炎症、水肿，造成突出 (图116)。下列是概括性的定义：

当两骨骼结构发生偏移，从关节内肿胀引起关节间突出，造成神经纤维压迫的程度时，于是存在半脱位。

应该要知道，除了关节间突出压迫神经，有时压迫直接从神经周围组织的炎症、水肿所引起。

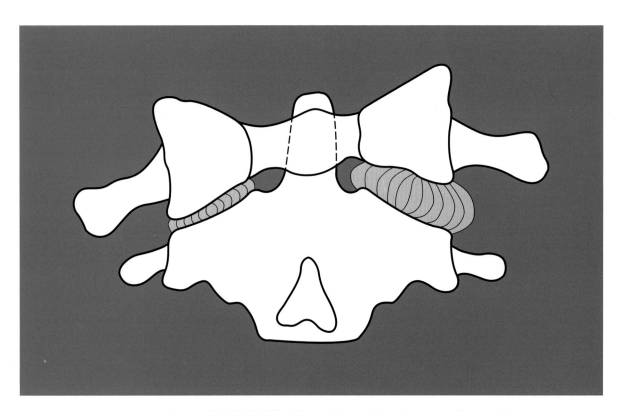

图116　寰椎-枢椎关节的关节囊突出会造成神经压迫，压迫脊髓或神经

腰椎偏位

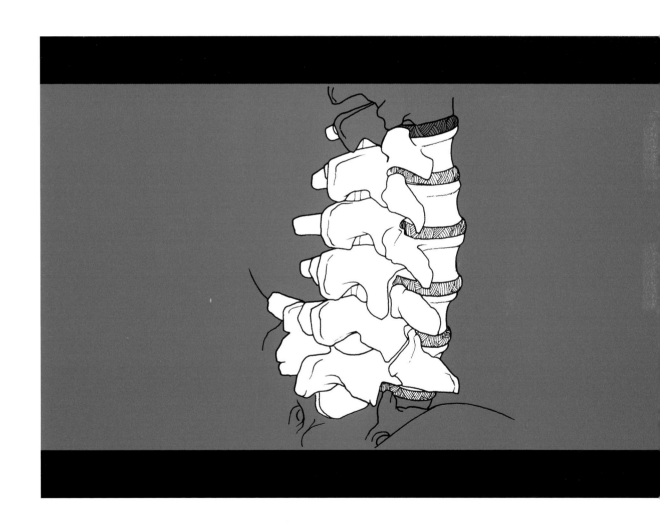

第六章

科学 & 艺术的脊椎矫正

科学 & 艺术的脊椎矫正

第六章

腰椎偏位

医生检查患者和判别哪个脊椎骨发生神经压迫之后，需运用 X 线片找出如何矫正半脱位。

正确分析 X 线片的投影，可确定半脱位脊椎骨和其下脊椎骨之间的关系。这个关系可用"偏位记录"来表示，缩写字母代表半脱位脊椎骨的位置和它偏移的方向。

由于不同偏移的方向，半脱位有多样可能的位置。但是，脊椎矫正医师须精确地知道此脊椎骨是哪样的位置，以便矫正它。医师精确地解析偏位记录，和脑中形成半脱位的影像，便能够传递单一明确的推力，正确使脊椎骨复位。

如果推力方向不正确，它的结果意味着没有矫正、仅部分矫正或完全错误使偏位加大。也就是说，它的效用一点"效果"也没有。

很多人以为 X 线片有投影歪曲、错误释述X 线片分析和不科学的说法，特别被一些使用前－后全脊椎 X 线片的人斥责。

但是，本书不是考量肿瘤定位或心脏测量的定量评估。

在这里 X 线片分析的定义是**相比较**的研究课题。

基本上，半脱位脊椎骨是相较于它的正下方脊椎骨。特别是比较大小、形状、方向和相邻脊椎骨之邻接结构的位置。

相比较的物体一直是相当接近，为求实用，可视为成比率的歪曲。因此，投影歪曲的影响是相关联，两相邻脊椎骨所受的影响是相同，而可予以忽略。

本章详述腰椎偏位的方向、半脱位的位置、和它们如何呈现在前－后全脊椎 X 线片，虽然投影可能有歪曲变形。

77

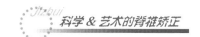
偏位的方向

先前章节说明，两脊椎骨有最佳排列就是两椎骨体的边缘呈一平整线、和两相邻椎骨板之间没有楔形椎间盘。任一偏离这个最佳关系，视为脊椎骨偏移 (图 98)。

表明物体移动的方向之前，须确立参考点。当脊椎骨移动而考量它偏移的方向时，我们以其下脊椎骨作为参考点。

确立参考点是必要的。例如腰椎侧弯，常听到有人这样形容："第 2、3、4 腰椎向右半脱位"。

由于脊椎骨偏移在它的椎间盘，且椎间盘隔开两相邻椎骨体，**则偏位以两椎骨体之间的关系改变状况来表示**。这并非意味着脊椎弧线的结构维持不变，或它们的位置改变是不重要，这些也有助于显现偏位。但是半脱位发生在椎间盘，所以强调椎骨体的位置变化。

向后偏位

除了寰椎之外，所有脊椎骨偏移的主要方向都是向后偏位。当脊椎骨滑移向后方，相对于其下脊椎骨，它的椎骨体后缘在其下脊椎骨的后方，如图 118 所示。从侧面 X 线片可看出向后偏位，其程度由轻微到极严重不等。

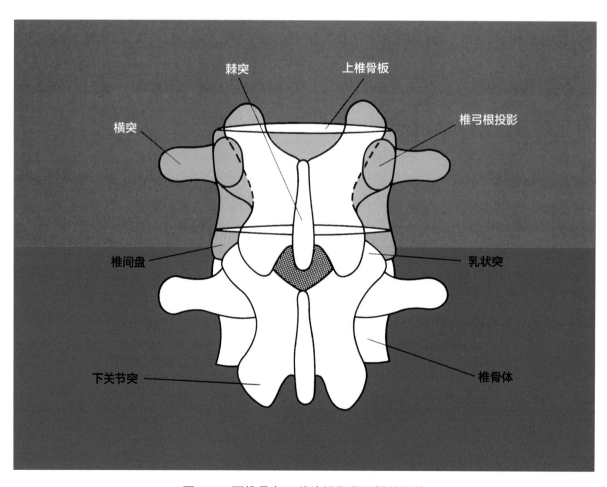

图 117　腰椎骨之 X 线片投影和图解的影像

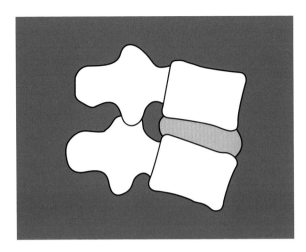

图118 向后偏位，脊椎骨滑移向后方相对于其下脊椎骨

先前章节指明，因髓核向前移动使椎间盘呈楔形，腰椎通常（并非一直是）偏移向后和向下（图102）。腰椎偏位记录不包括向下的偏位方向，因为向下的偏位量由椎间盘记录（D3、D5…等）而得知，数字代表楔形和椎间盘退化的情形。

因为，脊椎骨发生偏移时，向后偏位一直是偏位因子，所以，它是偏位记录的第一个方向。偏位记录的字母"P"代表向后偏位。

不会向前半脱位

除了寰椎之外，由于其下脊椎骨的上关节突提供拦阻，脊椎骨不会向前半脱位。若有人提到"向前半脱位"，他们通常思考下方脊椎骨滑出于其上脊椎骨，而不是滑出于它的基础（椎间盘），他们抱持这样的观点"半脱位脊椎骨已经失去正确排列位置于其上脊椎骨……"。

较下方脊椎骨**位于**其上脊椎骨的前方是实际情形，然而，较上方脊椎骨向后滑移而使此情形发生。

有时，如在颈椎，椎骨体在特定情况呈现

向前，但这些是补偿作用而非半脱位。而且，很少有较下方脊椎骨须复位向前于其上脊椎骨，这是反常的现象，因韧带断裂、骨折才会产生结构的改变。

椎骨体旋转

除了脊椎骨向后偏位之外，通常伴有椎骨体旋转。后－前和略上方影像最能显示椎骨体旋转，呈现半脱位脊椎骨的椎骨体如何旋转相对于其下脊椎骨的椎骨体。

图119显示，排列整齐的两脊椎骨，画小

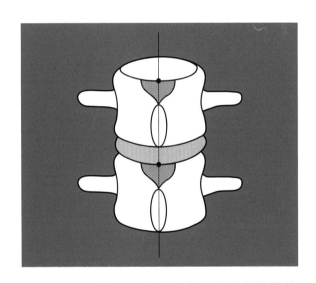

图119 后－前和略上方影像显示没有椎骨体旋转

黑点在椎骨体后上缘的中间，即棘突的前上方。图120显示，较上方椎骨体旋转以致小黑点移动向右，指明椎骨体后面旋转向右（PR）。

因为棘突是中线结构，它的侧移方向相同于椎骨体后面中间的旋转方向。因此，也可以说，椎骨体旋转棘突向右，以及偏位记录的第二个字母代表棘突侧移的位置，导因于椎骨体

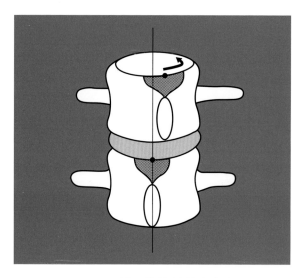

图 120　椎骨体旋转棘突向右

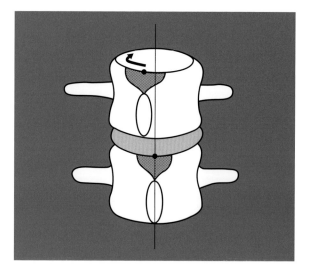

图 121　椎骨体旋转棘突向左

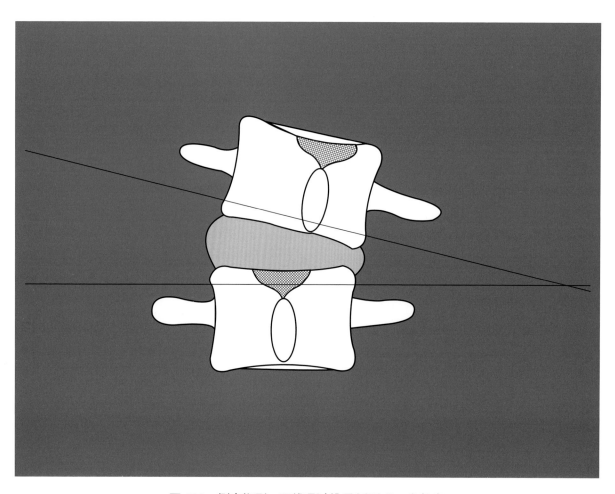

图 122　侧向楔形，画线通过椎骨板形成一个角度

旋转 [注：参考本书前述"腰椎骨体旋转侧"（第 2、3 章），提到棘突的位置是在对侧；换言之，若椎骨体旋转棘突向右，左侧被认定是"椎骨体旋转侧"]。

图 121 显示椎骨体旋转棘突向左 (PL)。PR 和 PL 还不是完整的偏位记录，本章随后会进一步说明。

侧向楔形

除了向后偏位和旋转之外，脊椎骨偏移还有另一方向。

这发生在较上方脊椎骨倾斜相对于较下方脊椎骨时，前 - 后 X 线片的投影呈现两相对椎骨体面不再平行。换言之，在 X 线片上画直线通过椎间盘边缘的上、下椎骨板，因楔形椎间盘之故形成了一个角度（图 122）。此偏位称为"侧向楔形"，而缘故为椎骨体倾斜在它的椎间盘。

当侧向楔形时，髓核侧移向楔形的宽侧，同时也前移；亦即，它向前侧方移动。侧面 X 线片可显示前 - 后方向的楔形影响，而前 - 后 X 线片可显示侧面的影响。两影像都须研究，以便看出椎骨体在椎间盘的确实位置。

图 123 和图 124，观察可知椎骨体旋转棘突向"楔形开口侧"或"楔形闭口侧"。椎骨体被升高在楔形开口侧，视为"向上"；被降低在闭口侧，视为"向下"。偏位记录的第 3 个字母代表椎骨体的位置，在棘突侧移侧向上或向下。字母"S"代表向上；字母"I"代表向下。

侧向楔形之向下不要混淆于前述整个脊椎骨在侧面 X 线片可见的向下偏位。没有侧向楔形（向下），整个脊椎骨可能有向下偏位；或整

个脊椎骨没有向下偏位，可能有侧向楔形。请记住，在侧面影像可看出的向下偏位不被列入记录，列入记录是椎间盘症状。

图 125 显示腰椎半脱位的四种基本位置，包括向后偏位、旋转、和侧向楔形。

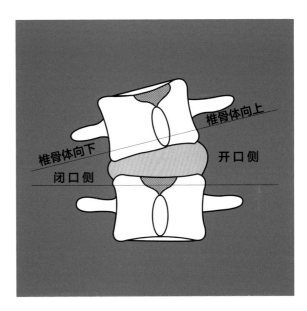

图 123　椎骨体旋转棘突向楔形开口侧

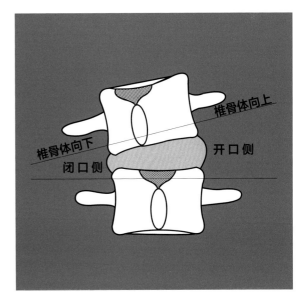

图 124　椎骨体旋转棘突向楔形闭口侧

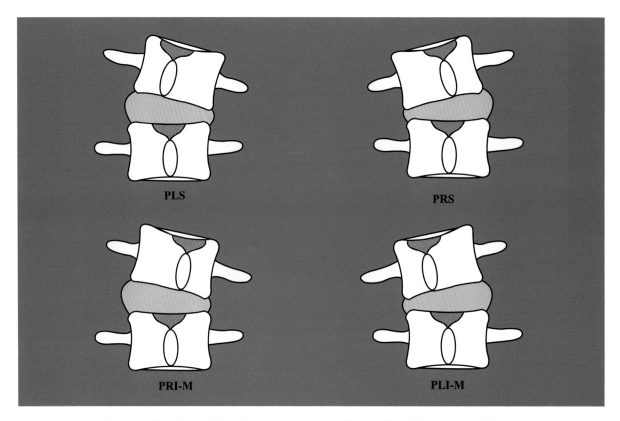

图 125 半脱位的四种基本位置，包括向后偏位、椎骨体旋转、和侧向楔形

接触点的记录

除了偏位方向之外，腰椎偏位记录也指明何处为使脊椎骨复位的接触点；亦是，施加推力所接触的解剖学结构。施加推力的方式总是考量三种基本偏位因子，向后偏位、椎骨体旋转、和侧向楔形，同时予以矫正。然而，接触点是棘突或乳状突会有所不同，要依照情况而定。

当椎骨体旋转棘突向楔形开口侧时，记录 PRS 或 PLS，矫正的接触点是棘突。正确施加推力在棘突，使椎骨体移动向前来矫正向后偏位、旋转椎骨体回到中央、和回正楔形开口。

偏位记录为 PRS，推力移动棘突从右回到中央；偏位记录为 PLS，移动棘突从左回到中央。由于此两偏位记录的接触点一直是棘突，

不需要另外加注。

当椎骨体旋转棘突向楔形闭口侧时，接触点是对侧乳状突（即楔形开口侧）。理由是脊椎骨的接触所在，必须在能回正楔形开口侧的方式。接触在闭口侧的棘突，虽可矫正向后偏位和旋转，却增大侧向楔形。这是因为，当椎骨体被升高从低侧向高侧时，会迫移髓核向更前侧方。然而，在高侧椎骨体被降低时，会迫移髓核回到中央。要做到此点，同时矫正椎骨体旋转和向后偏位，施加推力通过楔形开口侧的乳状突。

每当指明乳状突为接触点，偏位记录就要加注字母"M"，写在"-"之后，如偏位记录为 PLI-M 或 PRI-M（图 125）。

为了阐明这两种不同情况，提供下列摘要：

1.若棘突旋转向楔形开口侧，完整的偏位

记录为 PLS 或 PRS。不需要特别标示接触点，因为接触点一直是棘突。

2. 若棘突旋转向楔形闭口侧，记录 PLI-M 或 PRI-M，字母 "M" 代表接触点在乳状突之意。

没有侧向楔形

若半脱位脊椎骨和其下脊椎骨之间没有侧向楔形，只有向后偏位和椎骨体旋转 (PL 或 PR)，必须指明矫正的接触点。因 PL 或 PR 会在不同情况发生，可能需要改变接触点，所以指明接触点是必要的。

当偏位为 PL 或 PR，且没有伴随腰椎侧弯时，则接触点一直是棘突。偏位记录分别为 PL-Sp 或 PR-Sp。

当伴有侧弯时，存在下列两情况之一：

1. 棘突旋转向侧弯的凸侧，此时接触点仍是棘突 (图 126)。请记住，两脊椎骨之间没有侧向楔形的问题，但有腰椎侧弯。偏位记录为 PL-Sp 或 PR-Sp 两者之一。

2. 第二种可能的情况，棘突旋转向侧弯的凹侧 (图 127)。接触点必须是在对侧乳状突，偏位记录为 PL-M 或 PR-M。如果使用棘突为接触点，推力会加重侧弯，因为推力被传递在弯曲的凹侧。

例如，偏位记录为 PL-M，侧弯的凸侧向右 (图 127)，施加推力在右侧乳状突，因此可减轻侧弯。从左向右施加推力在棘突，会加重侧弯，此为不当的方式。

因此，阐明基本法则如下：施加推力不可在加重脊椎侧弯的方式，亦即，不可在弯曲的凹侧 (图 128)。

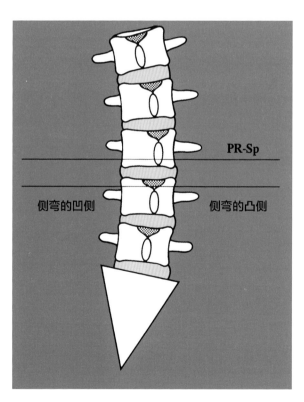

图 126 PR-Sp，棘突旋转向侧弯的凸侧－接触在棘突

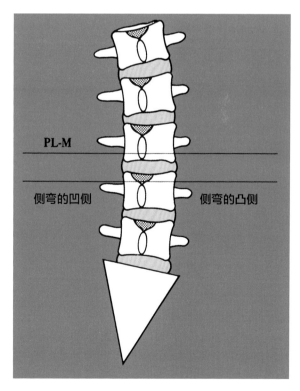

图 127 PL-M，棘突旋转向侧弯的凹侧－接触在乳状突

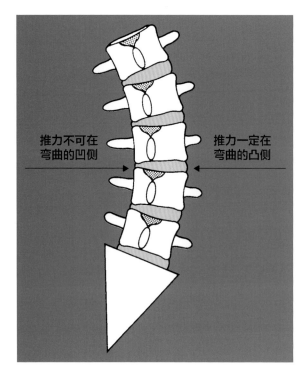

图 128　推力一定在减轻侧弯的方式

第 5 腰椎的特别情况

推力不可在侧弯的凹侧，这个法则是不变的，关于记录和复位第 5 腰椎，基于此效果而做特定考量。

腰椎侧弯意味着脊椎骨有旋转，和脊椎弯曲向一侧。这些椎骨体之间的椎间盘没有楔形 (例如 PR-M)，或者有楔形开口在弯曲的凸侧。

然而，第 5 腰椎不一直是符合上述情况，因为楔形开口 (第 5 腰椎和第 1 骶骨节之间) 可能在侧弯凸侧的对侧。

如果发生此情况，棘突可能旋转向楔形开口侧，或向楔形闭口侧，呈现下列两种偏位记录，区别对照先前所述：

1. 若棘突旋转向楔形开口侧，但侧弯凸侧为对侧，则接触在凸侧的乳状突。偏位记录为 PLS-M 或 PRS-M，仅第 5 腰椎所特有 (图 129)。

2. 若棘突旋转向楔形闭口侧，且侧弯凸

侧为同侧，则接触在同侧的棘突。偏位记录为 PLI-Sp 或 PRI-Sp，仅第 5 腰椎所特有 (图 130)。

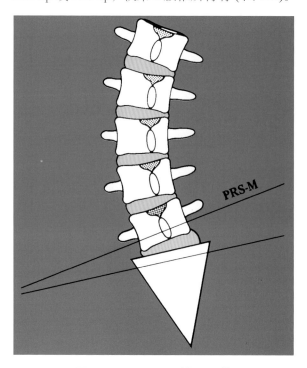

图 129　PRS-M，第 5 腰椎

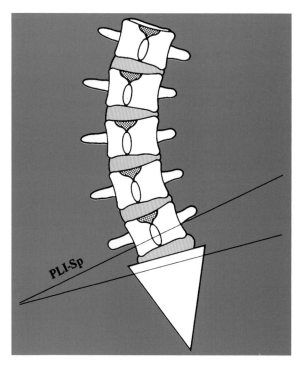

图 130　PLI-Sp，第 5 腰椎

先前提到，因髓核之故，椎骨体不可被侧方升高于其下椎间盘，这不适用于第 5 腰椎。因为，骶骨是骨盆带的一部分，施加推力时，能够很稳固成为第 5 腰椎骨体复位的稳固基础。因此，第 5 腰椎**可以**被侧方升高从低侧向高侧，

如独有的偏位记录所必要的。

因为第 5 腰椎会发生特别情况，它的偏位记录都要包括推力接触点。

摘要所有腰椎偏位记录的特性，显示它们之间的相较情形，详见表 131。

表 131 腰椎偏位记录

偏位记录	向后偏位	旋转	楔形开口	脊椎侧弯凸侧	接触点
L1 ~ L4					
P	有	没	没	任一侧均有可能	棘突
PR-Sp	有	右	没	右侧有可能	棘突
PRS	有	右	右	右侧有可能	棘突
PRI-M	有	右	左	左侧有可能	左乳状突
PR-M	有	右	没	左侧	左乳状突
PL-Sp	有	左	没	左侧有可能	棘突
PLS	有	左	左	左侧有可能	棘突
PLI-M	有	左	右	右侧有可能	右乳状突
PL-M	有	左	没	右侧	右乳状突
L5					
PRS-Sp	有	右	右	右侧有可能	棘突
PRS-M	有	右	右	左侧	左乳状突
PRI-Sp	有	右	左	右侧	棘突
PRI-M	有	右	左	左侧有可能	左乳状突
PR-Sp	有	右	没	右侧有可能	棘突
PR-M	有	右	没	左侧	左乳状突
PLS-Sp	有	左	左	左侧有可能	棘突
PLS-M	有	左	左	右侧	右乳状突
PLI-Sp	有	左	右	左侧	棘突
PLI-M	有	左	右	右侧有可能	右乳状突
PL-Sp	有	左	没	左侧有可能	棘突
PL-M	有	左	没	右侧	右乳状突

请注意第一个偏位记录。脊椎骨向后偏位及没有其他偏位因子是不常见的，这种情形，记录 "P" 和接触在棘突。

起初，所有这些变化可能看起来很混淆。

一旦分析 X 线片确立偏位记录，医师应试图摹想半脱位在体内的呈现，不能做到此点就无法运用正确的推力方向，使脊椎骨正位。藉 X 线片的投影来判别，医师便能够"看出"半脱位，考量是否存在脊椎侧弯，因此，医师得以传递单一推力，同时移除向后偏位、矫正椎骨体旋转、和回正楔形。

腰椎 X 线片分析

患者有严重症状未必有很大偏位，有时，只是轻微偏移造成严重状况。因此，医师能够辨认和解析不清晰的偏位和明显的偏位，都是很重要的。

运用下列步骤做分析，医师能够确立任何腰椎偏位记录。

记录向后偏位

若脊椎骨有半脱位，应臆测向后为偏位因子，但仍然需观察侧面 X 线片来确立向后滑移的程度。观察前－后方向的楔形椎间盘，椎骨体的向下偏位量也应予以评定。

记录椎骨体旋转

X 线片观察分析是主要判别椎骨体旋转的方式。然而，仔细观察不能确定时，使用平行尺测量距离来判别。

棘突的侧移位置通常可准确指出椎骨体的旋转方向，特别是偏移很大时。然而，有时棘突弯曲或很严重畸形，则它的位置就不可靠。

判别椎骨体旋转的更可靠准则是椎弓根投影的变化，下列情况可适用：

1. 当椎骨体旋转棘突向右 (PR)，右椎弓根投影变得较椭圆形和横轴较窄，而左椎弓根投影变得较圆和横轴较宽 (图 132)。

2. 当椎骨体旋转棘突向右 (PR)，右椎弓根投影侧移向椎骨体的边缘，而左椎弓根投影移动向中线 (图 133)。

亦然，相同的准则适用于 PL 偏位。

判别椎骨体旋转的另一可靠资料是下关节突连合到椎弓板的宽度变化。**在棘突侧移侧的下关节突之宽度较窄** (图 134)。

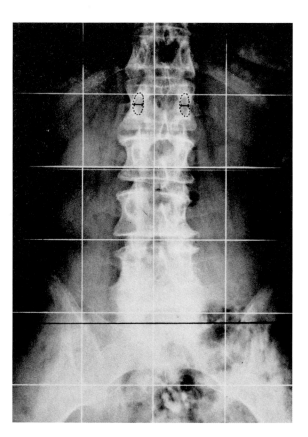

图 132 在棘突侧移侧，椎弓根投影较窄

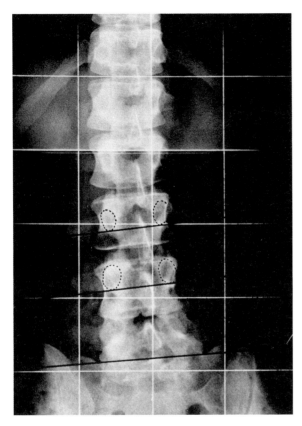

图 133　棘突侧移侧的椎弓根投影移向椎骨体的边缘；对侧的椎弓根投影移向中线

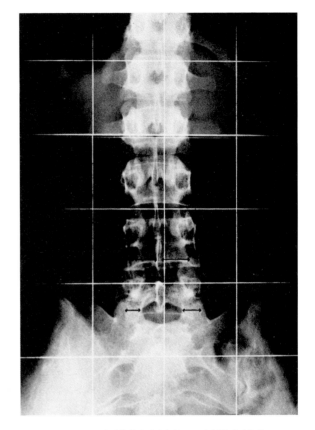

图 134　在棘突侧移侧，下关节突较窄

使用下关节突来判别第 5 腰椎旋转是特别有用的，因为它的椎弓根投影经常是不清晰的。测量下关节突的宽度，分析时需谨慎避免涵盖骶骨突的边缘，它们的投影和第 5 腰椎下关节突的投影须分开，就不会得到错误的结论（图 135）。

记录侧向楔形

以画线的方式放大两椎骨体之间的关系来判别侧向楔形。即使轻微的向上或向下偏位量，都要标记在偏位记录。若两线是平行的，记录偏位为 PL-Sp(PR-Sp) 或 PL-M(PR-M)。

代表每一椎骨体的直线，画在邻接椎间盘的椎骨板附近，但不可直接通过椎骨板本身，否则会妨碍观察椎间盘间隙，因有时须察看它的状况。线的长度要延长至平行尺的全长，如此任一楔形均会明显呈现。不同的脊椎骨结构决定画线之所在。

上、下椎骨体的椎骨板通常是平行的，且深具代表性。但有时椎骨体本身呈楔形，在此情形，就要运用邻接椎间盘的椎骨板来分析。当脊椎骨所在使椎骨板阴暗不清时，特定的侧方结构便可能派上用场。

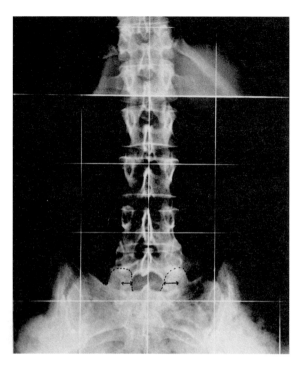

图 135　判别第 5 腰椎旋转，不要测量到骶骨突

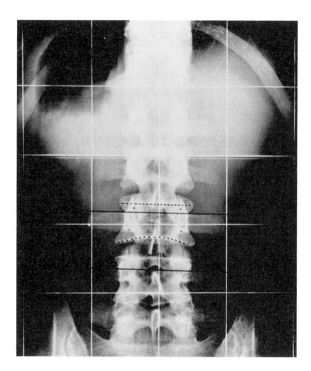

图 136　画椎骨体平面线指明侧向楔形

"横突－椎骨体之接合点"，亦即，横突上缘接合椎骨体所呈现的点，以及椎弓根上缘或下缘的投影，都可供运用，图 136 显示这些点在 X 线片。最好的方法是用平行尺来检查这些点，然后选出最能代表椎骨体平面线的直线，线一定要画在椎间盘间隙的范围之外。

当分析第 5 腰椎时，它必须相较于骶骨平面线 (图 76)，此是通过左、右"骶沟"所画出，代表第一骶骨节的上缘。第 5 腰椎平面线相较于骶骨平面线来判别椎间盘的侧向楔形。

图 137 和图 146 显示，本章已讨论过的诸多腰椎偏位例子。在这些 X 线片，虽然它们不全是显而易见的，书写偏位记录在棘突旋转侧的半脱位脊椎骨之平面线处。

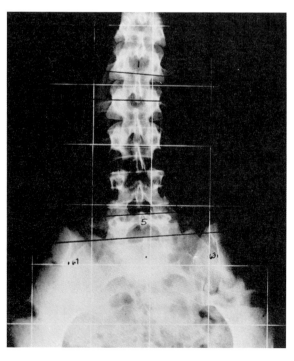

图 137　第 5 腰椎 PRI-M，第 1 腰椎 PRI-M

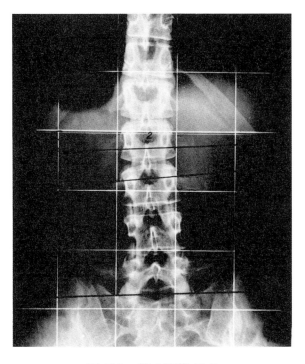

图 138　第 2 腰椎 PLS

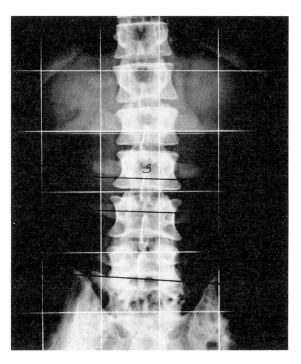

图 139　第 3 腰椎 PL-M

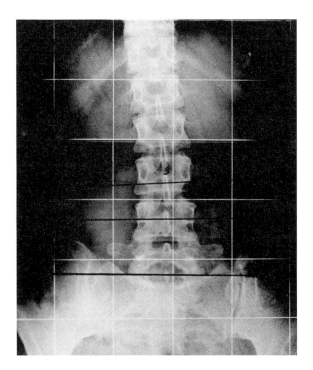

图 140　第 3 腰椎 PRS

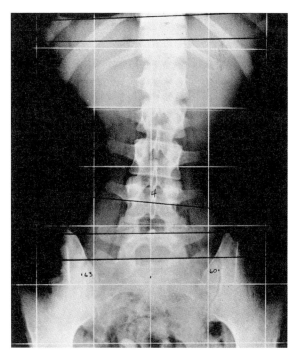

图 141　第 4 腰椎 PLS

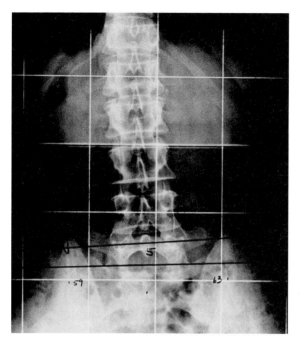

图 142　第 5 腰椎 PLI-Sp

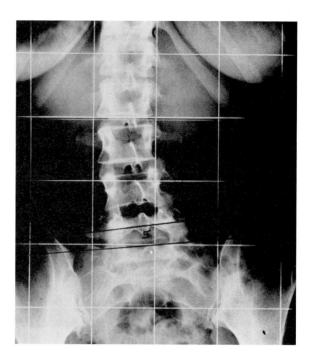

图 143　第 5 腰椎 PRS-M

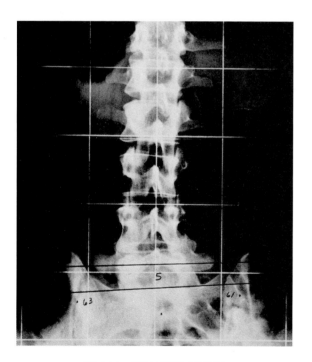

图 144　第 5 腰椎 PRI-M

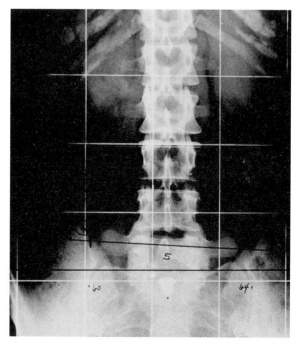

图 145　第 5 腰椎 PLS-Sp

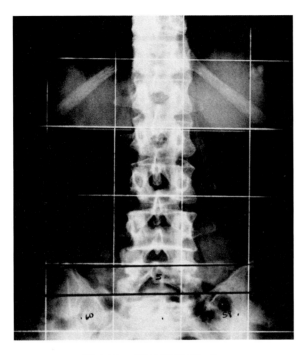

图 146　第 5 腰椎 PL-Sp

考量患者位置

　　尚未提到"患者位置"，亦即，患者脊椎在 X 线片的定位。

　　到目前所有图示，都将下方的脊椎骨置于中央位置。这是理想定位，因为它允许半脱位脊椎骨以左右对称的投影做比较。但是下方的脊椎骨通常不是完美定位在 X 线片。医师必须谨记，他是以半脱位的投影和其下脊椎骨的位置作比较，不一定是理想定位的脊椎骨。椎骨体旋转特别需注意定位情形。

　　例如，若发现第五腰椎旋转，骶骨旋转必须纳入考量 (无论是骶骨半脱位或患者位置所致)，察看它的旋转是否影响到第五腰椎的记录。然而，患者脊椎的定位偏差很大才能改变它在 X 线片所呈现的偏位。当脊椎骨的实际位置看起来不明确时，偏位记录可能藉动态触诊来确认。

胸椎偏位

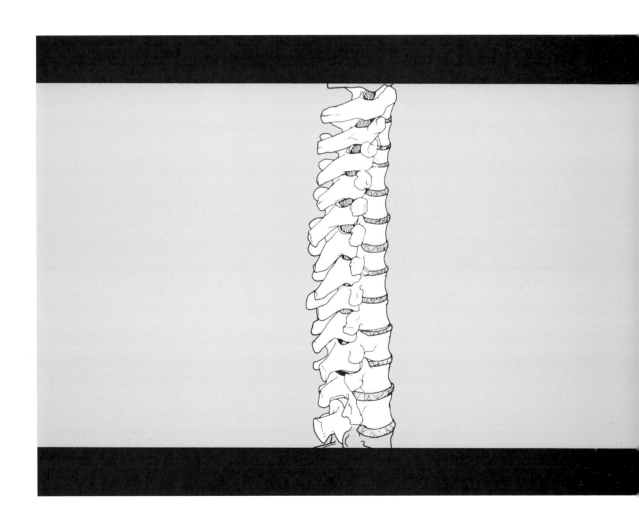

科学 & 艺术的脊椎矫正

科学 & 艺术的脊椎矫正

胸椎偏位

根据棘突的位置，特别是胸椎骨，来记录脊椎骨偏位是脊椎矫正以往的习惯。例如"棘突向右和向上"，这是臆测可推动棘突向左和向下而复位。脑中记着推力方向，对准椎骨体的中间使棘突回到整齐排列，往往如此实行。

但经常仍不足以消除神经压迫，最多只能减轻部分压迫而已。在棘突施加向中间和由上向下的推力可能移除旋转，但不可能移除侧向楔形，和一定不能移除向后偏位。

为了完全矫正半脱位，必须由后向前移动脊椎骨**通过它的椎间盘平面**。

推力通过椎间盘的重要性，起初也许不明白，但当考量可改变推力方向多达 90° 时，就

了解此不同之处是最重要的。

事实上，错误的推力方向让许多脊椎矫正医师误认为，"调整"脊椎骨不能改变它的位置，不能使患者好起来，还会造成疼痛，因而改变其专业的矫正过程。

如果这些是他们的结论，他们当然要追求更符合传统治疗和也许较被大众所接受的方式。

本章详述胸椎骨偏移的方向，及它们如何被记录在 X 线片上。此外，也说明当传递推力通过椎间盘平面时，推力如何矫正偏位的多样方向。这不仅适用于胸椎骨，也适用于所有脊椎骨，除了寰椎例外。

胸椎骨类似于腰椎骨，它们会向后偏位、周围旋转、和侧向楔形。论到偏位方向，总是指相对于其下脊椎骨的关系。

向后偏位

当胸椎骨偏移时，总是包括若干程度的向后滑移。然而，从侧面投影来比较两相邻椎骨体的后缘，向后偏位不一定是明显的。无论如何，椎骨体必有部分向后随着半脱位而发生（图148）。

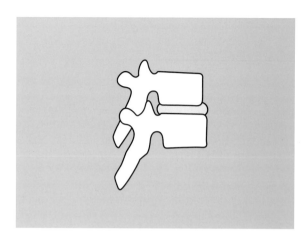

图148　半脱位胸椎骨向后相对于其下脊椎骨

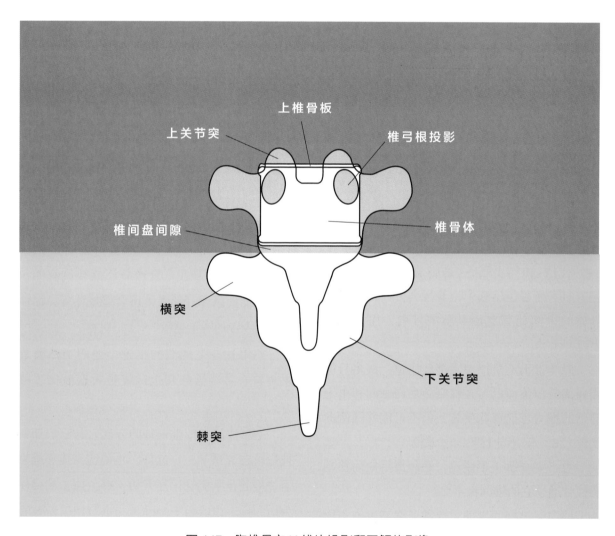

上椎骨板

上关节突

椎弓根投影

椎间盘间隙

椎骨体

横突

下关节突

棘突

图147　胸椎骨之 X 线片投影和图解的影像

胸椎骨不会偏移向前，因为其下脊椎骨的上关节突有拦阻作用，阻碍半脱位脊椎骨向前移动。

因为肋骨和它们的韧带会联结胸椎在一起，以及脊椎弧线在胸椎部位通常是后曲，所以在侧面 X 线片很少显现胸椎骨向下。

偏位记录的字母 "P" 代表向后偏位。

小平面影响活动和偏位

关节突的平面为每一脊椎区域各有活动类型的部分原因，在胸椎区域主要为旋转和侧方弯曲，在腰椎区域容许大部分的弯曲和伸展。

小平面的平面也影响脊椎骨在特定方向的滑动程度。因为胸椎小平面近乎是冠状面，胸椎骨不必向后移动很远，就会偏移在其他方向。另一方面，腰椎骨必须向后滑移很远，才会移动至其他方向，因为它们的小平面是较矢状面。这就是发生半脱位之前在腰椎通常有较大向后偏移的原因，而胸椎则较小，然而，并非一定如此，因每一脊椎骨的活动要依本身个别的特性而定。

椎骨体旋转

当胸椎骨偏位包括椎骨体旋转时，就是椎骨体向周围旋转相对于其下椎骨体。椎骨体的转动也旋转棘突侧移向左或向右 (PL 或 PR)。图 149 显示胸椎骨 "PL"，但这个偏位记录需指明接触点才算完整。

侧向楔形

当半脱位脊椎骨在前 - 后 X 线片呈现倾斜

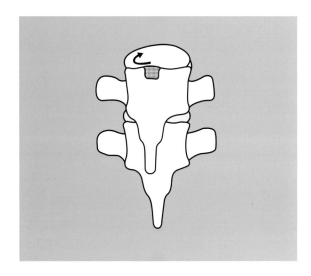

图 149　椎骨体旋转棘突向左

相对于其下脊椎骨时，就是有侧向楔形。髓核移离椎间盘的中央，造成两并列椎骨板失去它们的平行关系。画直线通过两椎骨板形成楔形，吻合有楔形椎间盘 (图 150)。

当椎骨体旋转棘突向楔形开口侧时，记录脊椎骨为 PLS 或 PRS。字母 "S" 代表椎骨体在棘突旋转侧较高或向上。

当椎骨体旋转棘突向楔形闭口侧时，记录脊椎骨为 PLI-T 或 PRI-T。字母 "I" 代表椎骨体在棘突旋转侧较低或向下，字母 "T" 代表横突，施加矫正时接触所在。

矫正这类型半脱位的接触点不同于其他脊椎部位，再次强调胸椎之矫正：当胸椎骨旋转使棘突移向楔形闭口侧时，对侧横突 (即楔形开口侧) 为施加矫正之接触点。

图 151 显示，当两相邻胸椎骨之间发生向后偏位、椎骨体旋转、和侧向楔形时，半脱位的四种基本位置。

请注意这个有趣现象，比较 PRS 相对于 PLS、或 PRI-T 相对于 PLI-T，两互为镜射影像，旋转和侧向楔形的椎骨体位置正好相反。

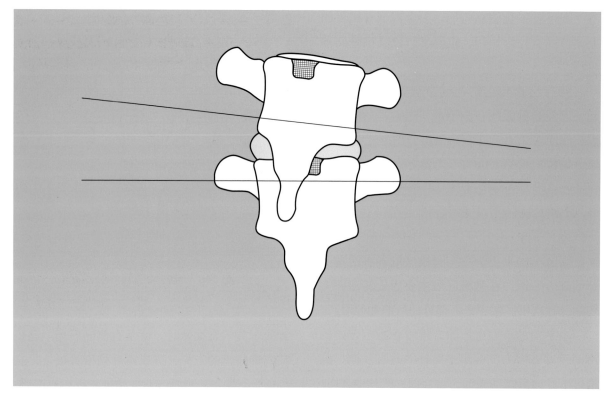

图 150 胸椎骨有侧向楔形

矫正之接触点，前者是棘突，后者是不同侧的横突。

然而，PRS 和 PLI-T 作比较 (或者 PLS 和 PRI-T)。除了旋转以外，椎骨体位置是相同的。接触点在同侧，但在不同结构。

第三种现象，PRS 和 PRI-T 作比较 (或者 PLS 和 PLI-T)。接触点在不同结构，也在不同侧。亦可说，除了侧向楔形之外，椎骨体位置是相同的。

观察这些不同的偏位因子组合，可全盘了解半脱位脊椎骨，也有助于明白矫正之推力如何达成。

没有楔形偏位

当胸椎骨偏移向后和椎骨体旋转，但没有侧向楔形，会发现下列情形之一：

1. 两椎骨体的平面呈现平行，和半脱位所在没有胸椎侧弯，则接触点是棘突，偏位记录为 PL-Sp 或 PR-Sp。

2. 两椎骨体的平面呈现平行，但半脱位位于脊椎侧弯。棘突转向弯曲的**凸侧**，则接触点仍是棘突，偏位记录为 PL-Sp 或 PR-Sp。

3. 两椎骨体的平面呈现平行，但半脱位位于脊椎侧弯。棘突转向弯曲的**凹侧**，则接触点是在对侧的横突，亦即，在侧弯的凸侧，偏位记录为 PL-T 或 PR-T。

表 152 简要说明胸椎偏位记录的特性。胸椎骨 "直接向后" 是有可能的，亦即，只有向后偏位，但此情形很少见。

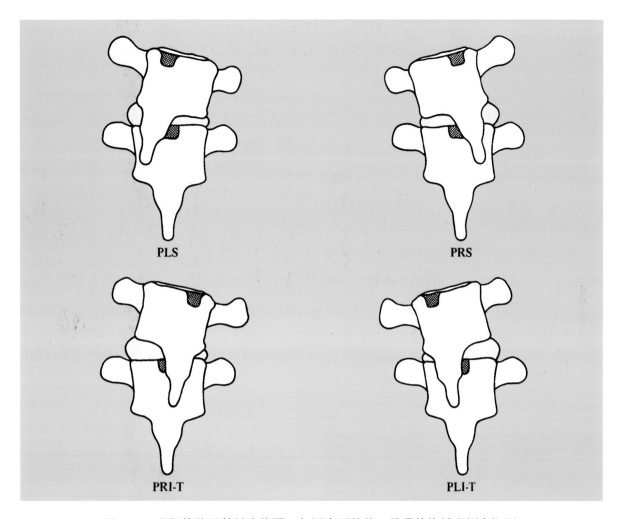

图 151　半脱位的四种基本位置，包括向后偏位、椎骨体旋转和侧向楔形

表 152　胸椎偏位记录

偏位记录	向后偏位	旋转	楔形开口	脊椎侧弯凸侧	接触点
T1 ~ T12					
P	有	没	没	任一侧均有可能	棘突
PR-Sp	有	右	没	右侧有可能	棘突
PRS	有	右	右	右侧有可能	棘突
PRI-T	有	右	左	左侧有可能	左横突
PR-T	有	右	没	左侧	左横突
PL-Sp	有	左	没	左侧有可能	棘突
PLS	有	左	左	左侧有可能	棘突
PLI-T	有	左	右	右侧有可能	右横突
PL-T	有	左	没	右侧	右横突

X 线片分析

胸椎部位的 X 线片分析类似于腰椎。确立患者身上发生半脱位脊椎骨所在之后，医师运用前－后 X 线片了解如何施加矫正。

由于总是臆测有向后偏位，所以不必在侧面影像确认。然而，观察椎间盘间隙来了解前－后楔形一直是明智做法，若有，就要检查椎间盘退化的程度。

检查椎弓根投影来判别椎骨体旋转。胸椎棘突的形状是多样化，作为旋转的指标是不可靠的。当椎骨体旋转棘突侧移向左或向右，同侧椎弓根投影会变得较窄，和投影移向椎骨体的侧缘；对侧椎弓根投影较宽，和移向椎骨体的中线。图 153 显示椎弓根投影被描出，显现

它们的形状变化在 "PR" 旋转偏位时（第 6 胸椎 PRS、第 10 胸椎 PRI-T）。

必须牢记，半脱位脊椎骨之旋转需相较于其下脊椎骨，不可忽略其下结构之旋转就记录偏位。因此，确定旋转方向须经过详细比较两上、下椎弓根。

判别侧向楔形相同于腰椎。画直线代表两相邻椎骨体的平面来确定楔形椎间盘（图 153）。上下椎骨板或椎弓根投影的上下缘都可运用来代表椎骨体平面线。然而，当椎骨体是畸形时，邻接椎间盘的椎骨板最具代表性。不可画平面线通过椎间盘本身的间隙，因这样会破坏椎间盘的影像而妨碍观察。

图 154 到图 163 显示典型的胸椎偏位。**偏位程度可能很大或轻微，但这和严重程度没有关联。**

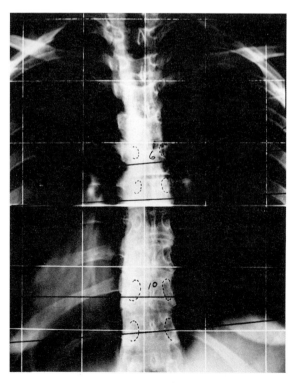

图 153　在棘突侧移侧，椎弓根投影变得较窄：
　　　　T6，PRS；T10，PRI-T

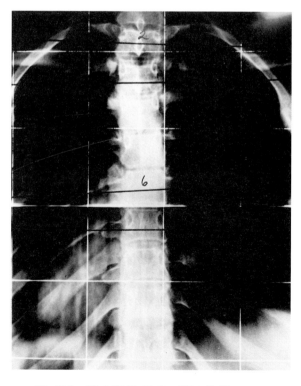

图 154　第 2 胸椎 PLS；第 6 胸椎 PLI-T

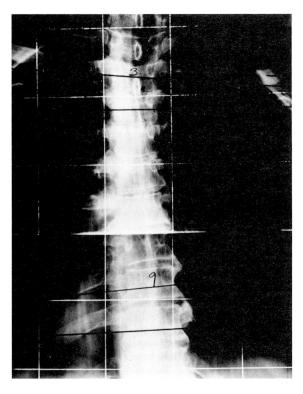

图 155 第 3 胸椎 PRI-T；第 9 胸椎 PLI-T

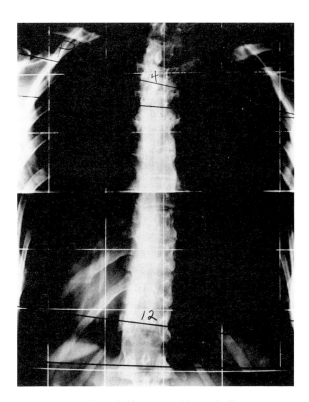

图 156 第 4 胸椎 PLS；第 12 胸椎 PRI-T

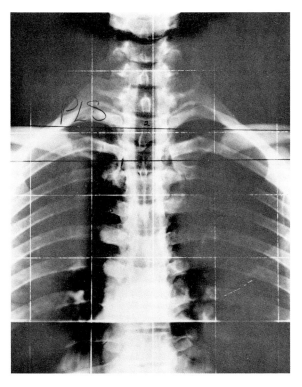

图 157 第 2 胸椎 PLS

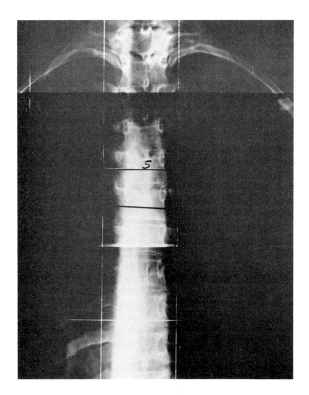

图 158 第 5 胸椎 PRS

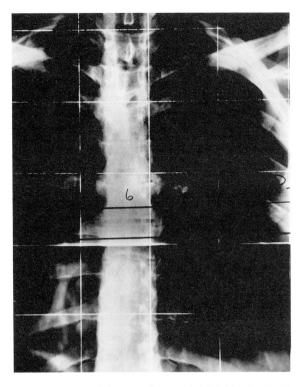

图 159　第 6 胸椎半脱位，没有侧向楔形，记录 PR-Sp

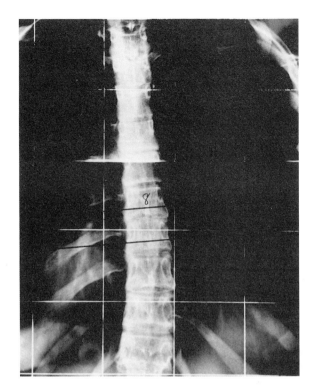

图 160　第 8 胸椎半脱位，没有侧向楔形，但有 脊椎侧弯，记录 PL-T

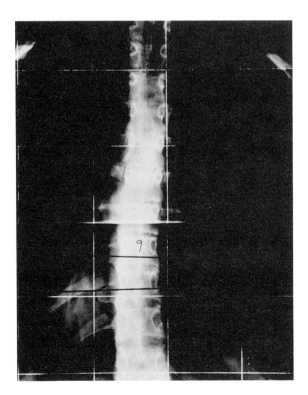

图 161　第 9 胸椎 PRI-T

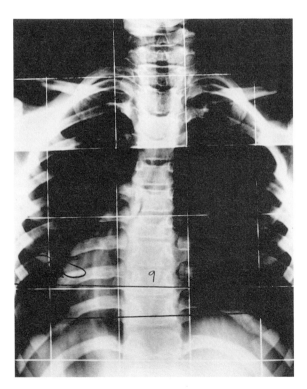

图 162　儿童的 X 线片，第 9 胸椎 PLS

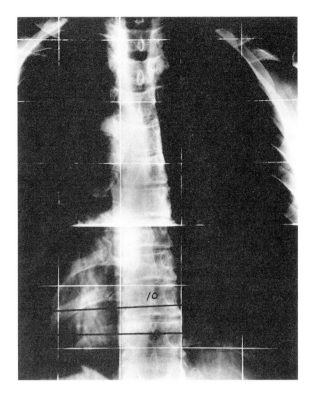

图 163　第 10 胸椎 PRS

以如此方式的推力方向是不同于强调棘突复位。例如 PRS，呈现棘突在右侧向上，如果医师的观念是强调棘突向右旋转和向上，推力方向可能过于侧移和向下。这样的推力力量无法移动椎骨体来矫正向后偏位或侧向楔形 (图 165)。

推力方向没有通过椎间盘，而要矫正棘突

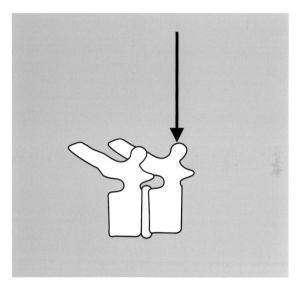

图 164　矫正向后偏位，由后向前的推力，通过椎骨体，与椎间盘平面呈一直线

复位脊椎骨

推力的目的，以相反的偏位方向，复位脊椎骨回到它的最佳关系相对于其下脊椎骨。本章节将说明推力如何复位脊椎骨的一般原则，包括向后偏位、椎骨体旋转、和侧向楔形；而不是总括性详述如何矫正各类型的半脱位，此随后章节会详加说明。

矫正向后偏位

因向后偏位而矫正脊椎骨时，施加推力须由后向前，通过椎骨体，与椎间盘平面精确地呈一直线 (图 164)。由于这是椎骨体发生半脱位，推力的主要效用就是**复位椎骨体**。

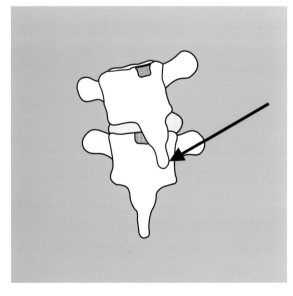

图 165　偏位记录为 PRS，错误的推力方向

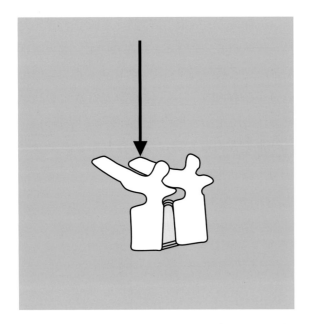

图 166　接触点距离椎骨体过于下方，会困住椎间盘纤维

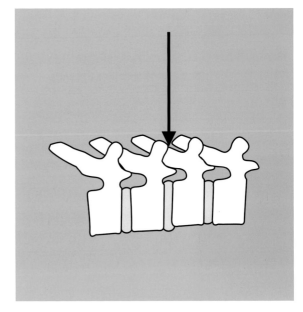

图 167　接触棘突处尽可能靠近椎骨体

向下或横突向上等，也是相同的情形。

因为中胸椎的棘突是向下延伸，至本身的椎骨体之下，以棘突为接触点并不是正好在椎骨体上。若接触在棘突的尖端，推力可能困住椎间盘纤维或其他韧带，使脊椎骨难以移动。此外，如此方向的力量会使患者疼痛。

图 166 显示，施加后－前的推力在棘突的尖端。不仅困住纤维，而且使纤维环向后方突出在椎间孔或神经管，伤害到它们的神经物质。

要精确地移动这类脊椎骨，在其上覆瓦状棘突允许范围内，须尽量向上接触棘突。如图 167 所示接触点，以便推力方向通过椎间盘，和尽可能接近椎骨体。

推力方向一直是顺着椎间盘平面，且须依照被矫正的脊椎区域而修正。方向也必须顺应患者脊椎弧线的弧度，这些是因人而异，如胸椎后曲过度、或颈椎前曲不足。

观察水平姿势的侧面 X 线片，医师可看出

后－前的推力方向如何修正，以顺应个别的弧度（图 168）。

矫正椎骨体旋转

椎骨体旋转之矫正方向，推力由侧方接触点（棘突或横突）向椎骨体的中间。此外，推力方向也须**通过椎间盘的平面**。如此，椎骨体旋转和向后偏位可同时被矫正。

图 169，针对 PR-Sp、PRS、PL-T 和 PLI-T，请注意推力方向大致相同，唯一不同之处为稍微修正旋转的程度。PR-Sp 或 PRS 为接触在棘突，和 PL-T 或 PLI-T 为接触在横突，都是由后向前和由右向中间移动。

矫正侧向楔形

矫正侧向楔形，推力的一部分有扭转动作，而且施加于推力之末。换言之，矫正旋转

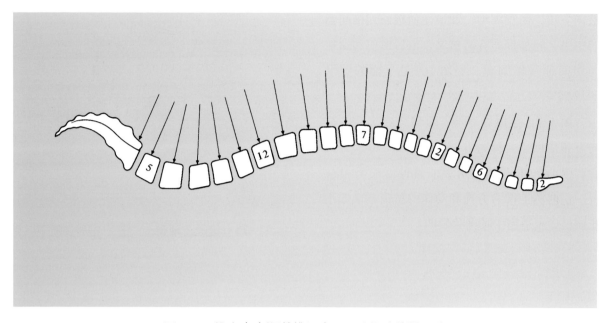

图 168　推力方向顺着椎间盘平面和顺应脊椎弧线

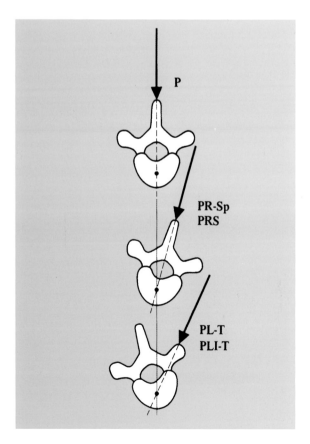

图 169　推力矫正椎骨体旋转的横切面图，通过
　　　　椎骨体

和向后偏位之同一推力持续时，在被接触的结构"扭"来回正楔形开口侧。请注意：这是矫正棘突、横突等呈现向上或向下的力量。

图 170 显示 PLI-T 半脱位，椎骨体在上侧，

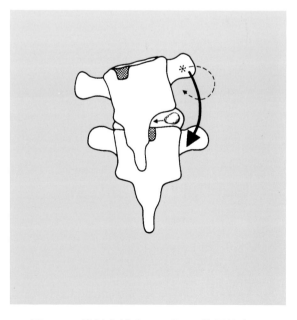

图 170　接触在横突，"扭"椎骨体向下

被向下扭，回正楔形，和迫使髓核回到椎间盘的中央。施加推力在右横突，由后向前和由右向中间通过椎间盘。如图 169 最下面的图形所示。

图 171，接触在棘突，椎骨体在上侧，被向下扭而回正。推力方向相同如图 170 的脊椎骨和图 169 中间图形所示的脊椎骨。

这些涵盖推力方向和动作的法则不仅适用于胸椎，也适用于腰椎和颈椎。

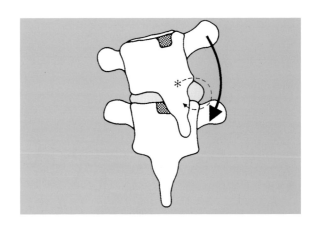

图 171　接触在棘突，"扭"椎骨体向下

第 2 到第 7 颈椎偏位

第八章

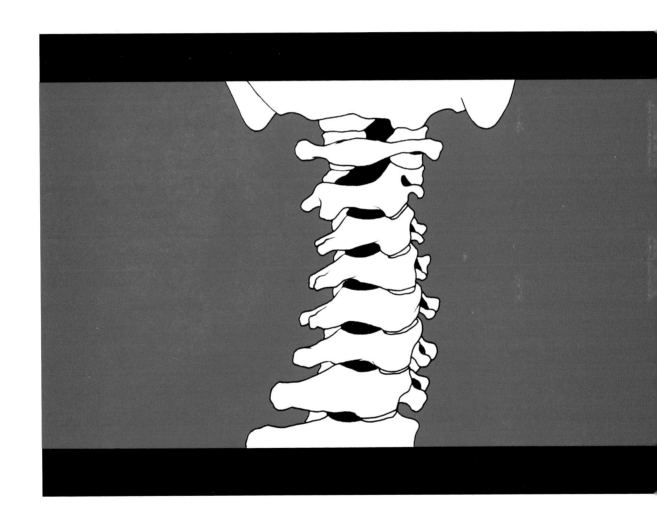

科学 & 艺术的脊椎矫正

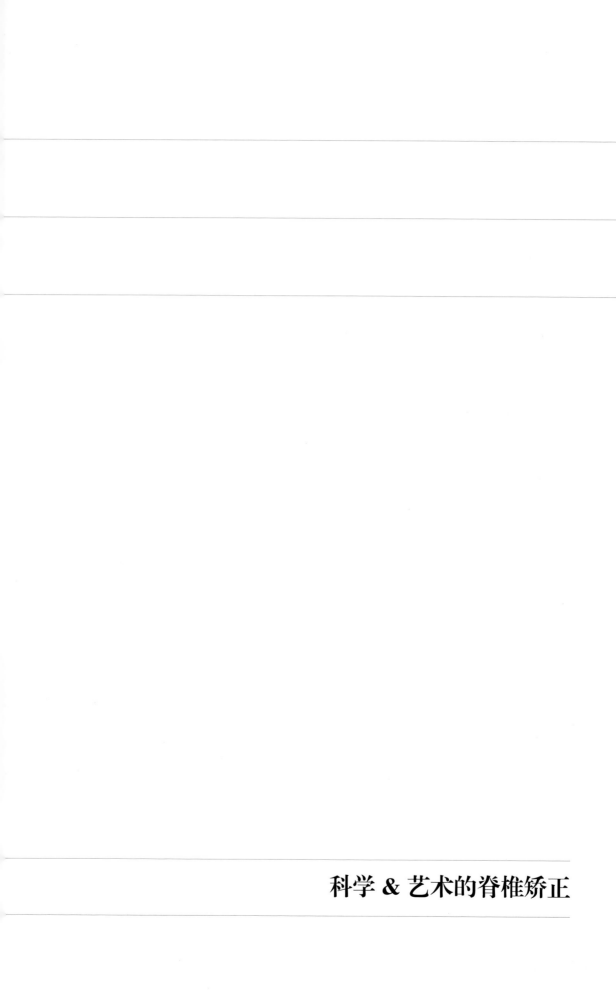

科学 & 艺术的脊椎矫正

第 2 到第 7 颈椎偏位

本章详述寰椎以下的颈椎偏位。

当颈椎骨发生半脱位时，除了其他偏位方向之外，整个脊椎骨通常向下滑动，在侧面 X 线片很容易观察到。

但是这些向下偏位很少是最明显地呈现在 X 线片，大家的注意力往往集中在补偿性脊椎骨，因为它们经常更明显偏移相较于半脱位。结果，补偿作用普遍被误解为患者状况的原因。

企图矫正补偿作用是没有效果的，因为这样做不能修复颈椎结构，也不能解除患者症状，只有矫正半脱位才能达到目的。

了解和运用下列知识，便可避免所有这样错误认知的情形。

颈椎的最佳排列

当每一相邻颈椎骨之间呈最佳排列时，椎骨体的弧线将形成规律的前曲弧度，如图 173 显示。这个正常颈椎前曲弧度之形成是颈椎骨体的形状所致，椎骨体之间是"平行"椎间盘。一般来说，在侧面 X 线片，椎骨板不是呈现平行，即使椎骨体是完整排列，这是由于相邻椎骨体的后方唇缘和侧方椎间关节重叠之故。然而，在清晰的 X 线片，沿着骨骺线在椎骨板之下的椎间盘边缘会呈现平行。（当然，这项叙述以完美排列为前提）。

通过每一椎骨体相同点所画出的直线不是平行的，而是向后方聚合且接近一个共同点交会。（由于这些线是渐近聚合，图示上看不到其交会点）。从观察整个颈椎弧线或两相邻脊椎骨之间的关系，可以清楚看出延长线的走向。

正常的颈椎前曲弧度带来很大的好处。因为颈椎支撑头部重量，每一步，特别是失足的一步，会造成震动于椎间盘。前曲弧度增加颈椎柔韧性，透过弹性作用，大量的震动被吸收。当前曲弧度减少或失去时（脊椎前曲不足），每一颠簸透过脊椎传递震动力道，则椎间盘将完全吸收。

完美排列的颈椎是少有的。有许多原因会改变它的正常弧线，而透过补偿作用是其中最常见的。

颈椎的补偿性变化

颈椎很容易发生补偿性变化。当他处发生半脱位时，颈椎常常会自行调适。为了克服地心引力和维持身体平衡而改变姿势时，颈椎的排列会有所变动，其目的是保持头部在"适中"位置。

适中的头部位置，就是描述一个人的头部位于各个活动轴转的中心位置。亦即，头部没有弯曲或伸展（横轴）、没有旋转（纵轴）、和没有侧方弯曲（前－后轴）。这是一种保护功能，当头部在此位置，最易察觉及反应影响其

平衡和健康的变化。

内耳前庭、视觉和本体感觉系统，会告知大脑头部的位置，以便适当改变使头部回到适中位置。此类似于，突然改变姿势或紧张影响动静态平衡时，以反射动作来修正直立和姿势。然而，那些只是短暂改变的瞬间适应作用，在这里我们要考量的是半脱位所造成更长期的姿势改变。

除了半脱位之外，其他引起长期姿势改变的状况，还包括不正常体重分布、发育异常、骨折、和其他损伤。这些都可能使正常的脊椎前曲产生改变。

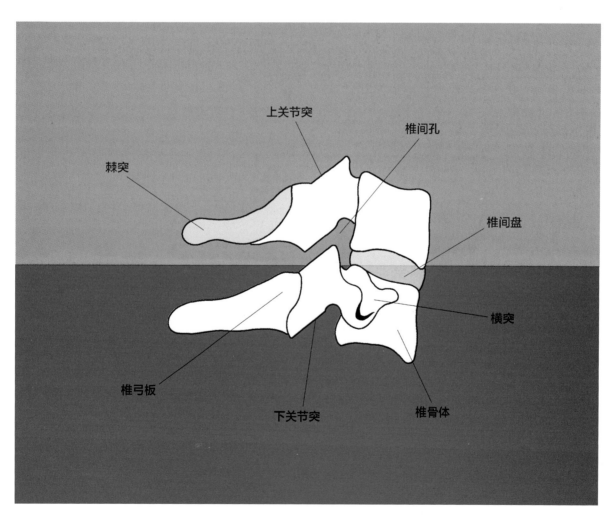

图 172　颈椎骨之侧面 X 线片投影和图解的影像

110

补偿作用以多样化的方式改变正常的脊椎前曲弧度。观察侧面 X 线片时，弧度可能增加（前曲过度），如此聚合线交会在较靠近脊椎的一点（图 174）。或者，补偿作用可能引起所有直线向后分散，交会在颈椎前方的一点，这样的脊椎不只失去前曲弧度，甚至呈后曲弧度，造成颈椎后曲（图 175）。然而，更典型的补偿性颈椎出现两极化的特征，较低处直线聚合，较高处直线分散，全部的前曲弧度减少（图 176）。

到目前为止，我们已经论述颈椎的补偿性变化，导因于颈椎之外的半脱位或颈椎部位以

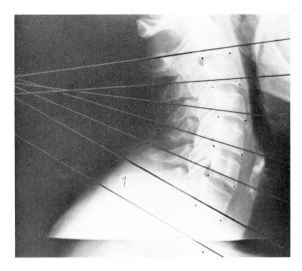

图 174　颈椎前曲过度源于补偿作用，直线交会较靠近椎骨体

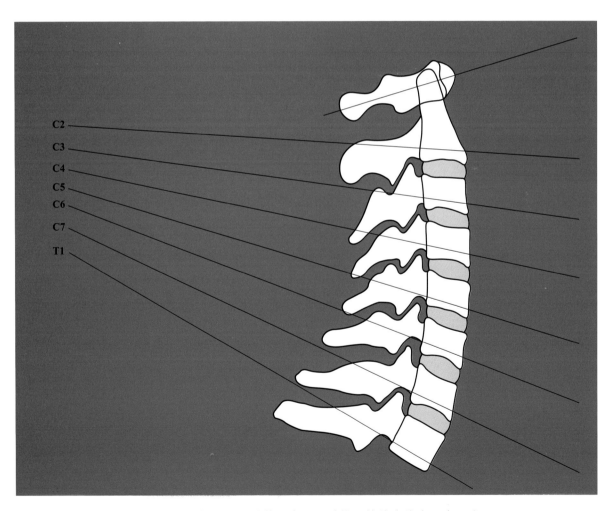

C2
C3
C4
C5
C6
C7
T1

图 173　正常的颈椎前曲弧度，通过椎骨体的直线向后方聚合

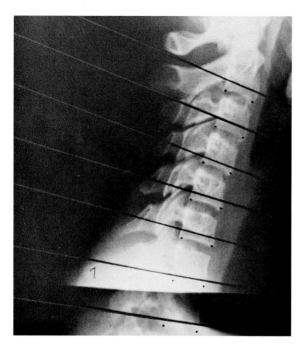

图 175 颈椎后曲弧度源于补偿作用，直线向后方分散

外的其他影响，图 176 可视为典型的此类补偿性脊椎。但是，图 176 也是典型的补偿变化，导因于**半脱位发生在颈椎本身**。

偏位的结构

先前章节曾提到半脱位是外伤造成的，特别是颈椎，因为它支撑着头部。由于头部之惯性和动量，颈部常承受向后和向前冲击性力量，因此称为"冲击性刺激"。但要造成半脱位，力量不必剧烈如撞车般冲击，只是不小心踩空或打喷嚏就引起问题发生。时常微小力量就会使脊椎骨从补偿性移位变成半脱位。

当头部被迫向后，意即，颈部伸展过度，后仰弧线使颈椎吸收很多力量，而椎间盘本身

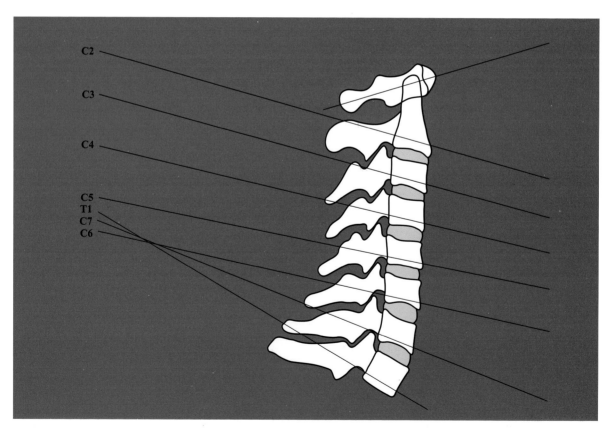

图 176 典型的补偿性前曲不足，较低处直线聚合，较高处直线分散

112

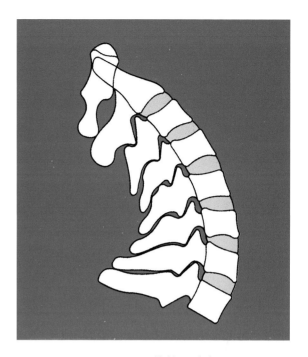

通常没有受伤 (图 177)。结果可能是拉伤、扭伤或骨折，但不是半脱位。(然而，寰椎和枕骨髁常因伸展力量过度而半脱位)。

大多数颈椎半脱位是头部被迫向前所造成。当脊椎弯曲过度时，椎骨体前缘彼此靠近，及力量传递通过脊椎骨，迫移它们向后和向下 (图 178)。通常，有一脊椎骨会因承受较多冲击而导致半脱位。当力量很强时，椎骨体前缘因挤压而会有 "缺痕" (图 179)。

很多时候，弯曲的力量太剧烈到伤害半脱位脊椎骨之上的椎间盘。最大的伤害通常发生在椎间盘前面的冲击点，导致日后形成唇变和骨刺。如果没有矫正半脱位脊椎骨，这个椎间盘最后会退化如其下椎间盘的情形 (图 180)。

有时因突发事件，头部受到猛烈撞击而伴

图 177　颈椎伸展过度

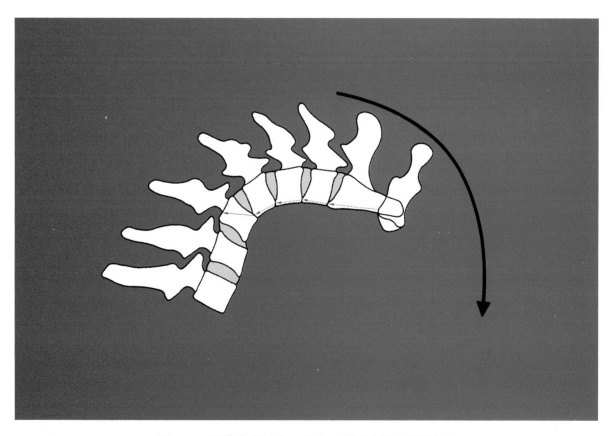

图 178　颈椎弯曲过度，其中一椎被迫移向后和向下

113

随弯曲过度。跳入太浅的水池因而发生不幸事件或类似意外，常常导致某一脊椎骨压迫性或撕裂性骨折。

画线

在侧面 X 线片，这些直线代表椎骨体的前－后平面。为了它们能正确显示整个颈椎弧线，或是有效代表任两相邻脊椎骨之间的关系，它们必须通过每一椎骨体的相同精确位置而画出。下列步骤是最具准确性的：

1.画小黑点在每一椎骨体的下缘，一个近前端和另一个近后端，它们必须标示在椎骨体投影的下方尖端，如图 181 显示。画线之前，所有脊椎骨必须标示小黑点，从枢椎到第 1 胸椎。

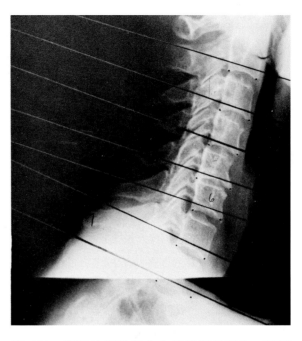

图 180　半脱位脊椎骨之上的椎间盘退化，因挤压而受损处形成唇变。请注意上方椎骨体因挤压而有缺痕

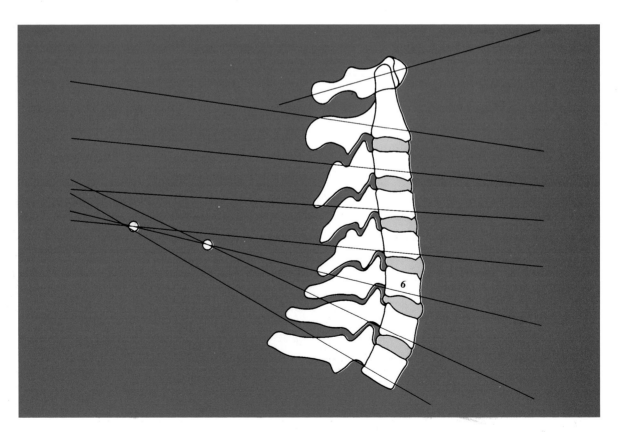

图 179　椎骨体挤压或有 "缺痕"，源于严重的弯曲过度。第 5 颈椎的椎间盘因挤压而受损。第 6 颈椎更向下相较于第 5 颈椎，因为它的直线交会更靠近椎骨体（圆圈所示）

2. 平行尺的尺缘对齐每一脊椎骨的两小黑点，平行尺向上移，使尺缘位于椎间盘间隙之上，但仍在椎骨体的下面部分。将直线画足尺缘长度，且**尽量向后延伸**。请注意：平行尺的右前缘对齐小黑点，画出的直线就可向脊椎**后方**延长。

解析直线

图181显示，脊椎骨有最佳排列相对于其下脊椎骨。椎间盘呈平行的，和直线向后方渐近聚合。

在图182，上方的脊椎骨发生向后和向下偏位。直线的聚合程度增加而指明有向下偏位，如图示，它们的交会点靠近棘突。**向下偏位的程度愈大，两相邻直线交会愈靠近椎骨体的后缘。**

比较脊椎骨的向下偏位量相对于另一脊椎骨，直线交会愈靠近椎骨体，向下偏位的程度愈大。

做比较时，必须确定所运用的点是两相邻脊椎骨的直线交会所在，而不是其下第2或第3脊椎骨的直线交会所在。举例，图179，只有圆圈处的交会点才是指明向下偏位，其他直线的交会点不是相邻直线的交会点，因此不代表任一脊椎骨有向下偏位。

图183，直线向后分散。**无论如何，在侧面X线片，直线向后分散和向前聚合，则较上处直线所代表的脊椎骨是在补偿性位置。**椎骨体的后面偏移向上，和整个椎骨体滑移向前。

正常的情形，半脱位导致补偿性向前移位，受到小平面阻碍脊椎骨不会向前滑移太远，但是移位偶尔会造成神经压迫。然而，**补偿性向前移位的脊椎骨不必调整，因调整它只会更刺激椎间盘，且可能迫移脊椎骨向前更远。**此处的脊椎骨是补偿作用导因于他处的半脱位。

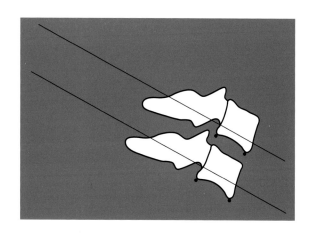

图181 最佳排列的脊椎骨，两直线向后方渐近聚合

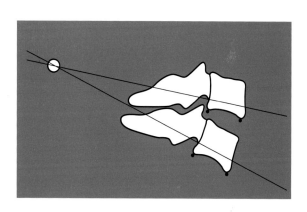

图182 脊椎骨向后和向下偏位，两直线交会较靠近椎骨体

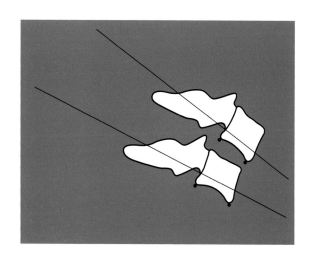

图183 脊椎骨补偿性向前移位，两直线向后方分散

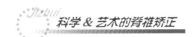

当发现半脱位且矫正它，则补偿性移位会自动减轻，不必用手复位。

补偿作用的结构

经常可见，在较高处颈椎发现补偿性脊椎骨，导因于较低处颈椎的半脱位。

当较低处颈椎滑移向后，向后的偏位方向必须伴有补偿作用，来维持身体的平衡。为了补偿这个向后偏位，较高处颈椎偏移向前。

较低处半脱位可能不仅滑移向后，也可能同时移动向下。髓核愈向前移，**下移的情形愈严重，及椎间盘的后面部分逐渐变薄**。发生这种情况时，整个椎骨体的后缘倾斜向下 (图 184)。

向下偏位也必须获得补偿，否则头部会长期呈现后倾的情形。补偿性脊椎骨的后面偏移向上，使头部向前回到适中位置。

这些向前和向上的补偿性移位使头部能沿着它的横轴活动而维持在适中位置。图 184，通过寰椎所画的直线代表寰椎的前－后平面，称为"寰椎前－后平面线"。

由于图中没有显示头部，臆测寰椎和枕骨髁的关系维持不变，则寰椎前－后平面线也可代表头部的平面。请注意，比较图 173 和图 184，寰椎 (头部) 正是位在相同平面，但是颈椎弧线的弧度明显不同。

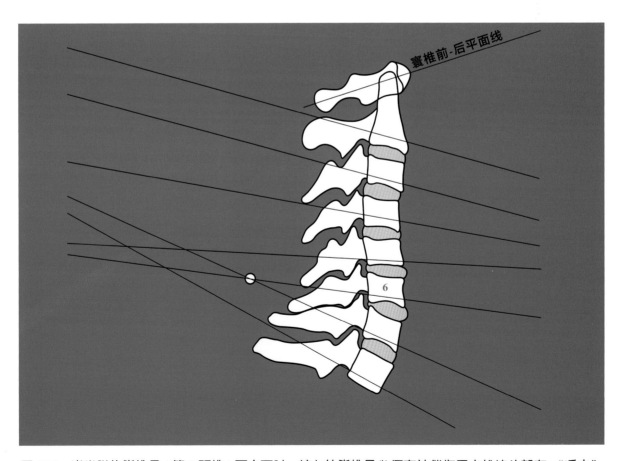

图 184　当半脱位脊椎骨 (第 6 颈椎) 更向下时，较上处脊椎骨必须有补偿作用来维持头部在 "适中"
　　　　位置。与图 173 作比较

从前－后 X 线片判别，当颈椎半脱位偏移在向后和向下的其他方向，这些偏位方向也必须有补偿作用。例如，若半脱位的位置包括椎骨体旋转，则补偿性脊椎骨必须向反方向旋转，以便维持头部的适中位置；同样的情形，若包括侧向楔形，则补偿性椎骨体必须有反方向的侧向楔形。

由以上的讨论，不可因而认为，颈椎半脱位都是在较低处脊椎骨，或较高处脊椎骨一定是补偿作用。较低处颈椎有高罹患率，源于弯曲过度之损伤的自然现象和普遍性。但是，任一颈椎均可能发生半脱位，这取决于创伤力量传递到脊椎的方式和位置。

枢椎时常受影响，而第3和第4颈椎较不易成为起因相对于下方的其他颈椎。但是，脊椎矫正医师面对任何患者不可有此臆测，他必须运用所有的知识和技术，找出且矫正半脱位所在。

图185到196显示多样化之颈椎问题和不同程度之椎间盘退化的例子。请注意，标示号码的椎骨体为半脱位所在。同时注意，第6或第7颈椎的棘突也有标示，这是代表"椎隆凸"所在，椎隆凸就是由上往下最先可被触摸到隆起的棘突。当第6和第7棘突都隆起时，两棘突都要如此标示。

侧面 X 线片之运用

先前强调，医师一定要先检查患者再分析 X 线片，对于颈椎也是如此。完全确信哪一块脊椎骨是患处之后，再观察 X 线片来确定它的偏移方向。

若有偏位存在，医师在前－后 X 线片，可判别椎骨体旋转和侧向楔形；在侧面 X 线片，可显现脊椎骨是否有向下偏位(推测有向后偏位)。

颈椎侧面 X 线片还有另一个用处，它可以

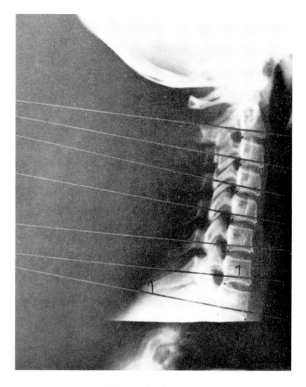

图 185　第7颈椎向后和向下偏位

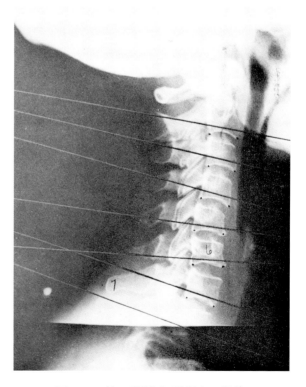

图 186　第6颈椎向后和向下偏位

117

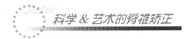

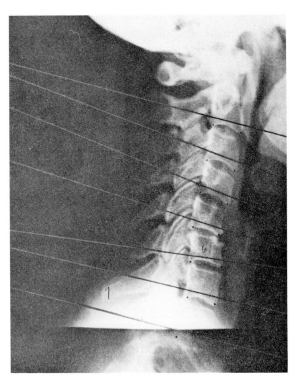

图 187　第 6 颈椎向后和向下偏位，其上椎间盘
　　　　有受损

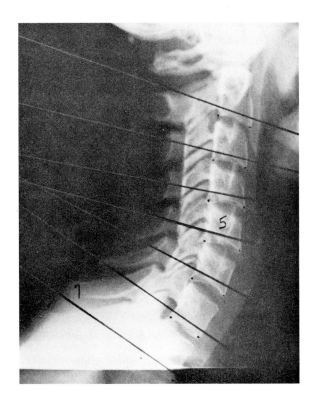

图 188　第 5 颈椎向后和向下偏位

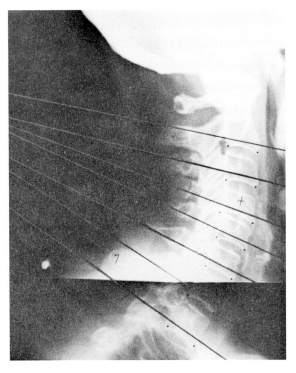

图 189　第 4 颈椎向后和向下偏位，有长期的椎
　　　　间盘退化（D5 阶段）

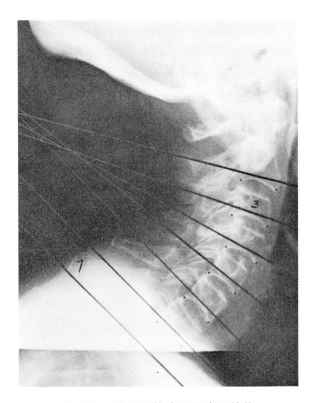

图 190　第 3 颈椎向后和向下偏位

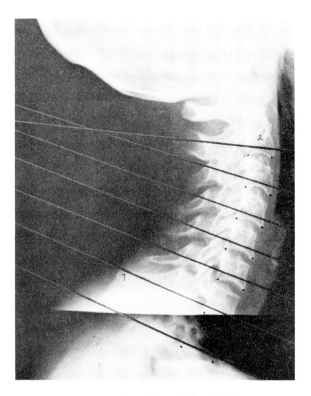

图 191　枢椎向后和向下偏位

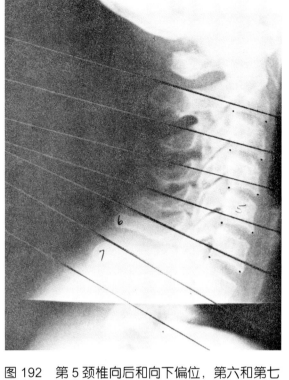

图 192　第 5 颈椎向后和向下偏位，第六和第七颈椎有 "椎隆凸"

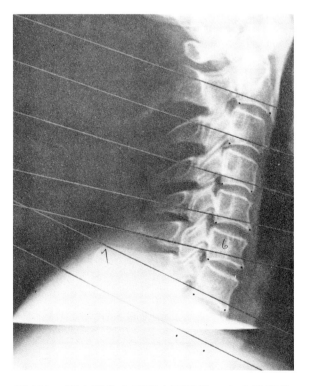

图 193　第 6 颈椎向后和向下偏位，上方椎骨体有 "缺痕"

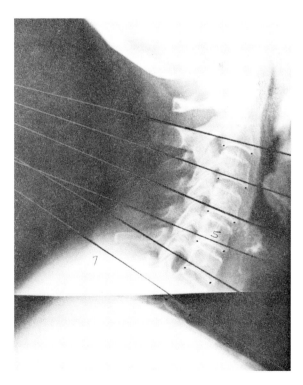

图 194　第 5 颈椎向后和向下偏位，有长期的椎间盘退化 (D4 阶段)。

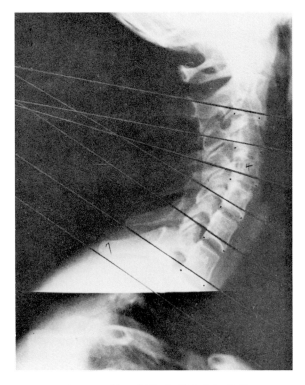

图 195　第 4 颈椎向后和向下偏位

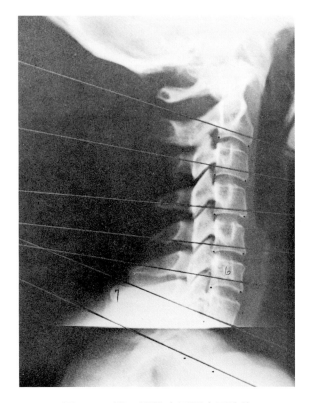

图 196　第 6 颈椎向后和向下偏位

协助医师无法确定结论时，找到真正的半脱位。检查颈椎时，决定哪一脊椎骨产生神经压迫是格外困难，因为颈椎的脊椎骨较他处脊椎骨来得小，且棘突相靠近在很小的区域内。找出正确的棘突吻合神经压迫范围，是判别患处脊椎骨的程序之一；然而，颈椎是很小的区域，出错的机会也跟着大增。若患者的脊椎骨特别小且颈椎前曲，所选择的脊椎骨很难以确定是否太高一椎或太低一椎，甚至太高两椎或太低两椎。

这种困难通常只限于颈椎，所幸 X 线片提供错误减到最低的方法，并且有助于医师获得正确的决定。

医师检查患者且决定哪一颈椎骨是半脱位之后，以下列方法运用 X 线片来证实或取消此决定。

如果医师所选择的半脱位脊椎骨有更多向下偏移（即程度更严重）相较于其上或其下脊椎骨，则毋庸置疑这是正确的选择。然而，若是其上或其下脊椎骨有更多向下偏移，甚至是其上或其下第 2 个脊椎骨，则医师必须重新检查患者以明了先前的决定是否有误。

如此做的理由是，正确的半脱位和邻近向下偏移最大的脊椎骨之间有很高的相互关联－事实上，它们几乎是百分之百相符合。

若医师重新检查患者之后，发现先前的结论可能有误，而现在的检查结果和 X 线片指明半脱位的位置相吻合，他须依此更正原先的判断。反过来说，若医师仍发现证据指向最初的选择，则维持先前的结论。

最后，如果医师仍不能明确地判断，且不能做出抉择；那么，**显现向下偏移的较低处脊椎骨就是必须选择的。**

例如，图 197，若证据不确定，选择第 6 颈椎而非第 5 颈椎。圆圈指明的交会点显示，它是向下偏移最大的脊椎骨，也是两偏移脊椎骨之较低处脊椎骨。

这并非意指，所有颈椎半脱位都会向下偏移。当半脱位是急性的或最近发生的，在侧面X线片上的直线可能仍然呈现正常、或接近正常。但是，随着问题延续，椎间盘的退化会逐步发展和楔形将随后发生。

不可只依据 X 线片

在颈椎部位，很容易让人只依据X线片就找出半脱位，而非先检查患者，再印证两资料之间的相互关联。或许，大多数的实例仅运用X线片就有正确的结论。

但是，脊椎矫正不可建立在或然性的基础，确实性必须是最终的目标。若完全依据X线片，不可避免会发生错误，也无法发展深入确实性的技术，用来探查和发现患者严峻问题的答案。

这就意味着当半脱位很明显时，我们不能藉观察侧面X线片而告诉自己"就是这里"。虽然随着知识和经验的累积，我们会愈来愈有能力如此做。然而，因脊椎是多样变化的，我们有时仍会发现自己观察着X线片和思考着"你相信就是它引起这些问题吗？"。

复位脊椎骨

脊椎骨发生半脱位，是指椎骨体偏移在它的椎间盘。当两脊椎骨的边缘后方分开而前方靠近时，椎骨体会更容易滑移向后（图198）；基本上，这是出现在颈部弯曲过度时。

为了复位脊椎骨回到它的椎间盘，颈部必

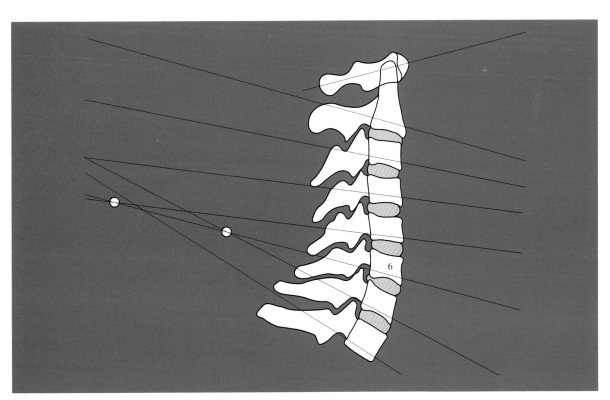

图 197　第 6 颈椎更向下相较于第 5 颈椎，如直线的交会点所指明（圆圈所示）

121

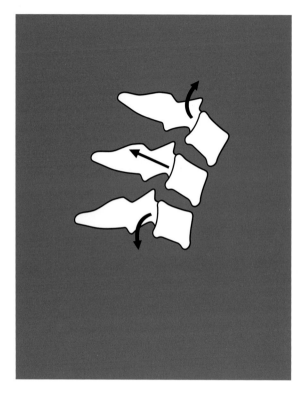

图 198　椎骨体的后面分开时，脊椎骨滑移向后

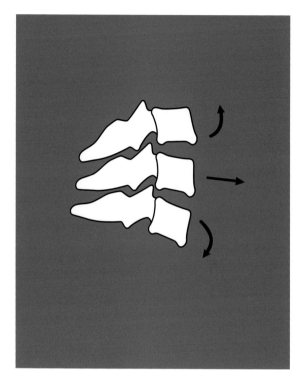

图 199　椎骨体的前面 "打开"，以便可复位脊椎骨向前

须曲弓在反方向，伸展脊椎以便椎骨体的前面 "打开"（图 199）。然而，过度伸展会阻碍脊椎骨移动；当施加推力时，小平面会挤在一起而阻碍椎骨体前移。

矫正向下偏位

当脊椎骨滑移向下，髓核会移动向椎间盘的前面。为了正确地复位脊椎骨，必须向上移动椎骨体，使它升高且回到髓核上。

如果棘突为接触点，医师的手指须放在棘突尖端的下方，推力方向是向上和向前（图 200）。

患者采取坐姿来复位脊椎骨通常最易达成。另一方式为患者俯卧，根据其下脊椎骨的位置，传递推力仍然是向上和向前（图 201）。

以患者仰卧来复位颈椎骨向下偏位，升高

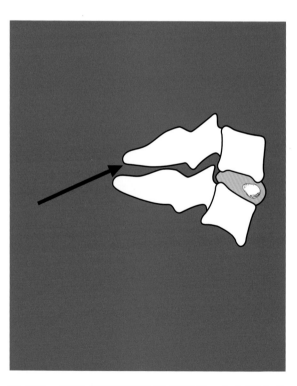

图 200　接触点在棘突尖端的下方，向上和向前复位脊椎骨

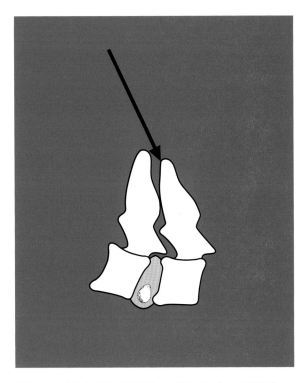

图 201 以患者俯卧姿势，推力方向一样是向上和向前

椎骨体向上和向前回到髓核上 (图 202)。

偏位方向

　　解析前－后 X 线片，颈椎骨偏移在相同方向的情形如其他脊椎部位的脊椎骨。椎骨体会旋转棘突向右或向左，然而，**较低处颈椎较不易有旋转相较于较高处颈椎**。而且，**枢椎特别容易有椎骨体旋转**。任一脊椎骨均可能有侧向楔形之偏移。

　　重要的专一法则，施加推力一定是在楔形的开口侧。因此，若棘突旋转向楔形闭口侧，必须接触在对侧，接触点为椎弓板而非横突，因为横突无法触摸到。关于接触点，下列叙述适用于颈椎部位：当颈椎骨旋转以致棘突移动向楔形的闭口侧，对侧的椎弓板 (即在楔形的开口侧) 为施加矫正的接触点。

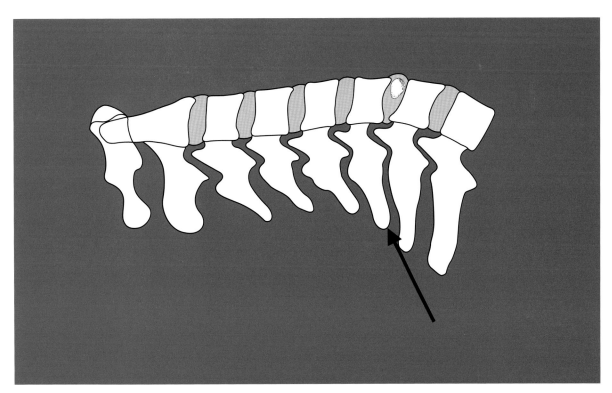

图 202 以患者仰卧姿势，升高椎骨体向上和向前回到髓核上

前－后 X 线片分析

决定哪个颈椎骨是半脱位之后，医师参照前－后 X 线片来找出它**如何偏移**。X 线片的偏位记录一定相互关联动态触诊的显现，所以半脱位的真正位置可获得确定。

判别椎骨体旋转，请留意棘突位置相对于椎骨体中心的关系。棘突上方的椎弓板接合甚至更可靠，若它是可辨识时，须加以运用。

如同腰椎和胸椎的情形，画平面线通过椎骨体来决定侧向楔形。每一直线代表邻接椎间盘的椎骨体表面。

在颈椎 X 线片分析中，画直线平行于椎骨体投影的侧方尖端，此直线是椎骨体平面的可靠指标 (图 203)。画小黑点在这些尖端的位置和平行尺对齐它们，然后推移尺缘到椎间盘间隙之下和画直线，这些直线代表椎骨体的平面，因此可观察楔形椎间盘的情形。若椎骨体投影的侧方尖端有磨损或骨赘时，直线须从邻接有问题椎间盘的椎骨板来确立。

图 203 和 204，分别是没有偏位和有偏位的颈椎骨。必须臆测它有向下偏位 (图 204)，这要从侧面 X 线片确定。

由于枢椎有不同的特性，运用其他标志来判别旋转和侧向楔形。

为了确定枢椎的椎骨体旋转，首先画小黑点在齿状突基部的中央，然后画另一小黑点在棘突上方的椎弓板接合。画直线通过这两点，向上、下延伸。直线的下端指明棘突的侧移方向。例如，当棘突向左，直线的较低端会在左侧相对于较高端 (图 206)。

有时候，头部侧方倾斜或枢椎有侧向楔形，则这个方法会无效。齿状突倾斜太偏一侧而不能代表椎骨体的中央。判别椎骨体旋转的较可靠方法是比较横突孔的相对形状和大小 (图 205，箭头所示)。若棘突旋转向一侧，此侧横突孔会模糊不清，而对侧横突孔会扩大 (图 206)。当然，如果可能的话，须运用动态触诊来证实所有 X 线片的显现，特别是关于枢椎骨体旋转。

为了判别枢椎的侧向楔形，可沿着椎骨体

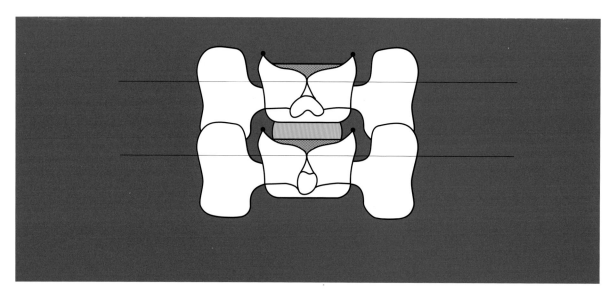

图 203 颈椎没有偏位，画小黑点在椎骨体投影的侧方尖端

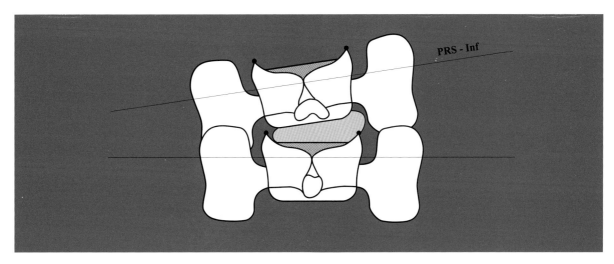

图 204　颈椎 PRS-Inf

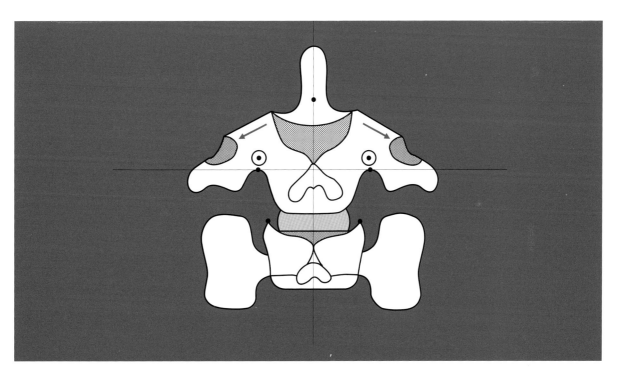

图 205　显示枢椎没有偏位。通过齿状突和椎弓板接合的直线是垂直的，横突孔的大小和形状相等（箭号所示），通过椎弓的直线没有楔形

的下缘画枢椎平面线；或者，画直线通过椎骨体两侧椎弓最上缘的小黑点（图 205）；第三种可选择的方法，画枢椎平面线通过椎弓上方的白色不透明小点，这些小白点是因通过椎弓根的骨头致密部分而形成。

表 207 列出，出现在 C2 到 C7 的所有颈椎偏位记录。其中有些偏位可对照图 208 到 216 的前－后 X 线片影像。从侧面影像确定整个脊椎骨偏移向下时，在偏位记录之末要加上缩写"Inf"（向下）。

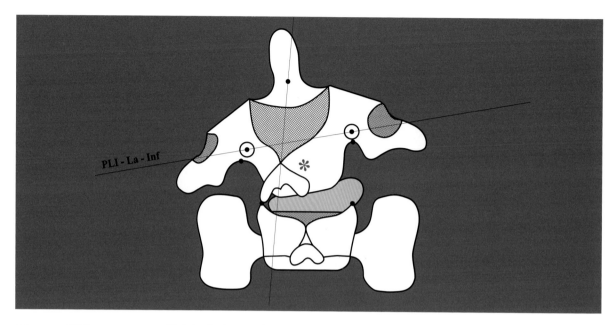

图 206　枢椎 PLI-La-Inf。横突孔的变化和齿状突 – 椎弓板接合的直线显示有旋转偏位，通过椎弓根小白点的直线呈楔形，矫正的接触点在右椎弓板 (星号所示)

表 207　颈椎偏位记录 (C2 到 C7)

偏位记录	向后偏位	旋转	楔形开口	脊椎侧弯凸侧	接触点	Inf
C2-C7						
P	有	没	没	任一侧均可能有	棘突	没
P-Inf	有	没	没	任一侧均可能有	棘突	有
PR-Sp	有	右	没	右侧可能有	棘突	没
PR-Sp-Inf	有	右	没	右侧可能有	棘突	有
PRS	有	右	右	右侧可能有	棘突	没
PRS-Inf	有	右	右	右侧可能有	棘突	有
PRI-La	有	右	左	左侧可能有	左椎弓板	没
PRI-La-Inf	有	右	左	左侧可能有	左椎弓板	有
PR-La	有	右	没	左侧	左椎弓板	没
PR-La-Inf	有	右	没	左侧	左椎弓板	有
PL-Sp	有	左	没	左侧可能有	棘突	没
PL-Sp-Inf	有	左	没	左侧可能有	棘突	有
PLS	有	左	左	左侧可能有	棘突	没
PLS-Inf	有	左	左	左侧可能有	棘突	有
PLI-La	有	左	右	右侧可能有	右椎弓板	没
PLI-La-Inf	有	左	右	右侧可能有	右椎弓板	有
PL-La	有	左	没	右侧	右椎弓板	没
PL-La-Inf	有	左	没	右侧	右椎弓板	有

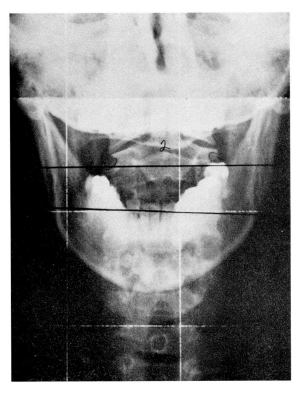

图 208 枢椎 PLI-La-Inf，横突孔投影被描绘

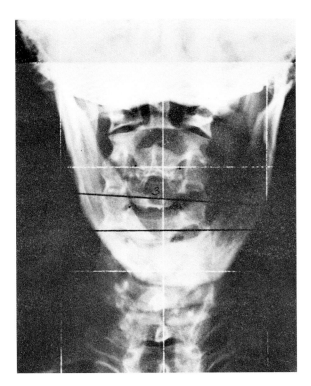

图 209 第 3 颈椎 PLS-Inf

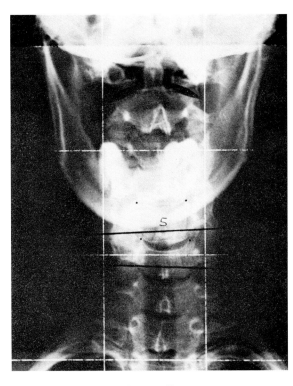

图 210 第 5 颈椎 PRS-Inf

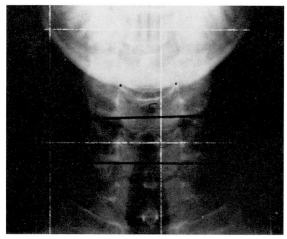

图 211　第 5 颈椎 PRS

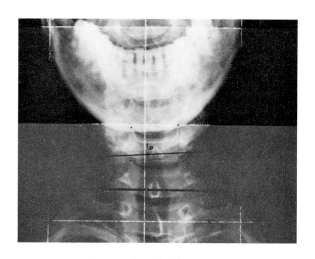

图 212　第 6 颈椎 PRS-Inf

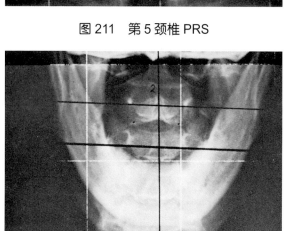

图 213　枢椎 PR-Sp-Inf

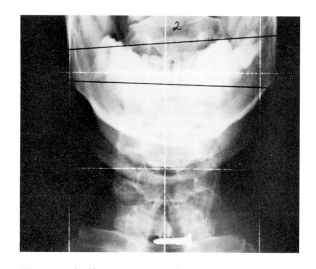

图 214　枢椎 PLI-La-Inf。标记第 7 颈椎的棘突意指"椎隆凸"

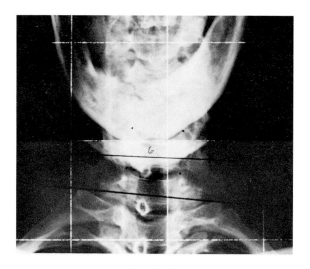

图 215　第 6 颈椎 PLI-La-Inf

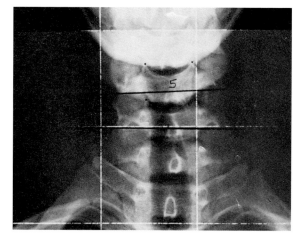

图 216　第 5 颈椎 PRS-Inf

寰椎和枕骨髁偏位

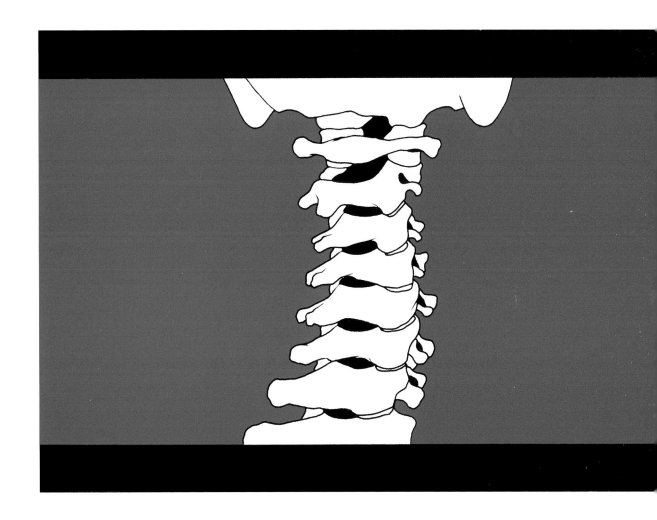

科学 & 艺术的脊椎矫正

科学 & 艺术的脊椎矫正

寰椎和枕骨髁偏位

寰椎是长久以来备受许多脊椎矫正医师争议的骨头。有些人完全忽略它，而将注意力集中于其他脊椎骨；然而，有些人则认为它在神经压迫的根源上有不可比拟的重要性，忽略其下所有脊椎骨。寰椎的确实重要性应是介于这两极端意见之间，它并非唯一重要的，也非无足轻重，寰椎的重要性就如同每一块其他脊椎骨。

针对每一患者的寰椎是否有半脱位，要靠医师来判别它。因寰椎没有整齐排列就列为疾患，绝大多数的情况会是错误的臆测。我们的研究指出 82% 概率的寰椎偏移是补偿作用所致。因此，脊椎矫正医师有必要确定何时和何处出现神经压迫。

认定其他脊椎骨有半脱位的准则，同样也适用于寰椎；亦即，神经发炎和脊椎骨所在之脊椎移动受限的症状。当寰椎所在没有这些具体症状时，那么就须沿着脊椎往下寻找。

寰椎发生神经压迫的方式类似于其他脊椎骨，内部的结构作用是相同的。然而，寰椎有一项不同之处：它会压迫不同种类的神经纤维；这就是争议所在。由于这些纤维之分布和多样化的功能，影响到身体很多不同的部位；例如，头部、心脏、肺部、肝脏和腿部的组织，都会受到寰椎半脱位之影响。因此，很多人认为寰椎是所有内因性诱发疾病的关键原因。唯寰椎论者，认为考量向尾端的任一脊椎骨是抵触此原理。

本章专门探讨寰椎。解析上部颈椎关节如何发生神经压迫，及受影响的神经纤维种类。深入了解这些观念，过去有关寰椎的很多误解，未来就不会再发生。

此外，本章也详述寰椎和枕骨半脱位的各种偏移方向。

上部颈椎的半脱位结构

在冈斯德医师的理论，寰椎和其上、下的这些部位都属于上部颈椎关节。它们包括寰椎－枢椎关节（寰椎的外侧质块和枢椎的上关节突之间），和寰椎－枕骨关节（寰椎的外侧质块和枕骨髁之间）。这些关节和下方脊椎骨之间的关节相比较，很显著的不同就是没有椎间盘。叙述上部颈椎关节如何造成神经压迫之前，先简单复习下方脊椎骨的半脱位结构。

半脱位的先决因素为两相邻脊椎骨之间因偏移而发生椎间盘纤维有紊乱的情形。椎间盘组织受损引起炎症反应，水肿液体渗入椎间盘，造成它膨胀和突出超过正常范围之外。肿胀的椎间盘压迫附近的神经纤维和阻碍正常神经冲动的传导。为了解除此突出的伤害，椎间盘上的脊椎骨必须回正对齐于其下的脊椎骨，以便炎症消退及神经压迫随后消除。

上部颈椎发生半脱位时，也必定会出现相同的连续反应。这里必定有骨头偏移，关节间纤维受损，液体渗入关节间隙，关节间组织突出和邻近的神经纤维压迫。然而，这是关节间组织而非椎间盘，它是关节囊韧带突出和压迫邻近的神经纤维。

当神经压迫的症状显现在上部颈椎关节之一时，必须确认神经压迫所在的位置。直到确立之前，无法知道是否寰椎或枕骨有半脱位。（如同其他脊椎部位一样，使用温感器、动态触诊等，来判别半脱位所在的脊椎骨，X线片无法透显此资料）。若关节囊韧带的神经压迫所在是寰椎和枢椎之间，则寰椎有半脱位（图217）；若关节囊韧带的神经压迫所在是寰椎和

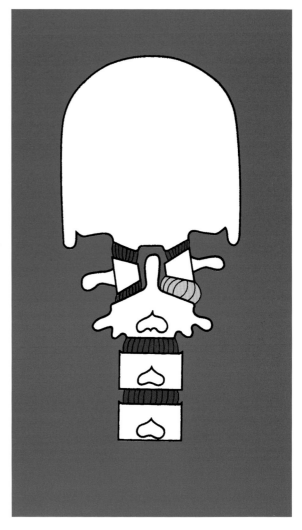

图 217 当寰椎和枢椎之间的关节囊突出且引起神经压迫，就是寰椎半脱位

枕骨之间，则枕骨有半脱位（图218）。

以此方法来辨别寰椎或枕骨半脱位是很重要的，无须再强调。图218显示枕骨半脱位，这里寰椎没有不正的排列，评定寰椎只需和枢椎作比较。如果这两椎之间确实存在某些偏移程度，"调整"寰椎，也就是，复位它相对于枢椎，但不是改善枕骨和寰椎之间的关系。要消除寰椎－枕骨关节囊的突出，偏移的枕骨须被复位来对正寰椎。

实际上，**施加推力于寰椎有两种可能的方**

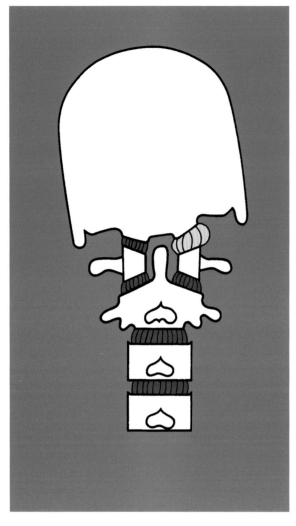

图 218　当寰椎和枕骨之间的关节囊突出且引起神经压迫，就是枕骨半脱位

式而改善寰椎－枕骨关系。**其一**，当寰椎半脱位时，寰椎和枕骨之间常发生补偿性移位，修复寰椎－枢椎关系可消除补偿性移位的需要，因此，寰椎－枕骨排列会自动回正。**其二**，推力撞击似切入于寰椎，主要是"使脊椎骨移动而回位"，但有时意料外也使寰椎对正于枕骨，甚至枕骨有半脱位亦然。寰椎质块较小相对于颅骨质块较大的缘故，使这种情形有可能发生，再加上寰椎和枕骨髁之间的移动范围，实际上不会因齿状突、寰椎关节突、或其他椎关节突

等个别因素所阻碍。

很多脊椎矫正医师认为，当寰椎形成半脱位时，它是从下方滑出，因此偏移于枕骨。所以，他们评定寰椎的偏位方向是依枕骨的观点而非枢椎，当他们使寰椎复位时，便设法使它对正于枕骨。然而，我们的论点，当施加推力于寰椎时，则寰椎－枕骨关系被修复是透过上述两种结构方式之一而做到，**第一种方式最常见**（就是寰椎－枕骨回正属于补偿作用），因为寰椎半脱位的概率远超过枕骨，因此这种矫正方式可完全一致地完成。

这个广泛的误解，因医师不了解神经压迫是关节囊突出所造成的，关节囊突出可能在寰椎环之上或之下。换言之，不了解它的存在源于上部颈椎半脱位的实际结构。此外，认为寰椎是从枕骨之下滑出，乃忽略了最基本的结构观念，此观念我们称为"基础原理"。基础之定义是支撑上方物体的基底，基础原理说明如下：**当支撑结构（基础）和其上所支撑物体之间有排列不齐时，须移物体回到它的基础之上，而非移基础回到上方结构之下，以重新建立它们的正常关系。**

运用此原理在人体脊椎，脊椎柱被视为整个力学结构，整体是单独个体所组成。在直立姿势中，每一个体均依赖其下个体所支撑；因此，任一对相邻的脊椎骨，下方的脊椎骨提供支撑基础于其上脊椎骨。

当半脱位发生时，我们认为，椎间组织突出之上的脊椎骨滑出它的基础。也就是，半脱位脊椎骨已经变成"不正常"位置，它偏离其下"正常"位置的基础脊椎骨，（基础脊椎骨是"正常"位置，因为它没有偏离其下脊椎骨）。

调整半脱位脊椎骨时，将不正常位置的脊

椎骨重新对齐正常位置的脊椎骨，便获得了矫正。例如，若期盼能够调整脊椎骨对正其上脊椎骨，就如同意味着，枕骨是寰椎的支撑结构，这是不符合力学原理。

基础原理适用所有脊椎骨，除了下列两项例外：

1. 骶骨基部向后偏位 – 在这种偏位，必须调整骶骨对正第五腰椎，因为没有确实的方法可由前向后复位第五腰椎。由于骶骨下方没有负重结构，所以调整骶骨不会造成问题的。

2. 尾骨 – 是无负重结构。将半脱位的尾骨复位对正骶骨，因为它的支撑来自其上。

下列有关寰椎和枕骨半脱位结构的实际概要，务必充分了解：

寰椎半脱位发生于寰椎偏离枢椎，神经压迫所在是寰椎下关节突和枢椎上关节突之间的关节囊韧带突出，有效的矫正是将寰椎复位于枢椎上。

枕骨半脱位发生于枕骨偏离寰椎，神经压迫所在是寰椎上关节突和对应枕骨髁之间的左或右关节囊韧带突出，矫正半脱位时，将枕骨复位于寰椎上。

很少见的情况，寰椎或枕骨半脱位时，左和右关节囊受损严重到造成脊椎两侧神经压迫。即使两侧都有问题时，必然有一侧关节囊发炎和突出较严重于另一侧，此侧对神经影响也较严重。

上部颈椎移动受限

每当神经压迫存在上部颈椎关节时，伴随出现脊椎移动受限。正常的关节活动性将大大

减弱在关节囊韧带突出侧，导因于液体渗入关节间隙内。当左、右两侧关节发炎时，每一侧均可能出现移动受限，然而发炎较严重侧也会较移动受限。

脊椎移动受限由**动态触诊**来判别，程序为评定脊椎骨活动于其下脊椎骨的程度。藉比较一个方向的活动范围相较于相反方向，可确定移动受限的明确位置。例如，当寰椎半脱位时，就有相关于枢椎的单侧活动受到限制，触诊到一侧的外侧质块较移动受限相较于对侧的外侧质块。这不仅证实寰椎是半脱位，也确定何侧的外侧质块有问题。

神经纤维受影响

寰椎和枕骨之间的关节囊突出，压迫邻近的第一脊神经纤维或脊椎管内脊髓纤维。寰椎 – 枢椎突出，压迫第二脊神经纤维或脊髓。

造成神经压迫的另一种情形，仅见于寰椎，它的横突之一压迫迷走神经纤维。当寰椎旋转偏移于枢椎时，就可能发生这种情形。横突旋转向前挤压颈动脉鞘，以及压迫附着的迷走神经。

还有一种是由于寰椎半脱位，而使交感神经干的颈上神经节成为神经功能障碍的可能来源。颈上神经节正好位于迷走神经内侧，当寰椎横突旋转向前时，也会压迫到它。

虽然还有其他神经成分，有时也会在寰椎偏位的影响范围之内，但上述部分是特别容易受损和最常见的。

当寰椎偏移时，它的横突造成邻近的神经成分受到压迫，通常寰椎 – 枢椎关节囊韧带之

一突出也会危及第二颈神经；此最常发生在旋转向前侧的关节囊，但并非一定。然而，有时迷走神经或其他邻近的神经受到压迫源于寰椎旋转，却没有影响到第二颈神经。当此情形发生时，关节囊内的液体量足够去造成寰椎在偏移处移动受限，但韧带突出不足以压迫到神经。当寰椎旋转为主要的偏位方向，而其他偏位因子仅是轻微时，就很可能发生这种情形。当关节囊突出很大时，它的突出却没有压迫到脊神经，这也是有可能的情形。

以寰椎半脱位会影响到各种神经结构的观点 (颈部脊髓、第一和第二颈神经、颈上神经节、迷走神经和其他神经如舌下神经、脊椎副神经等)，思考这些神经纤维功能的所有范围 (躯体传入、躯体传出、内脏传入、交感神经和副交感神经等)，就可了解为何这个脊椎骨被有些脊椎矫正医师认为是身体内所有神经压迫直接或间接的根源。观察所得，身体所有部位的很多状况因矫正寰椎半脱位而改善，寰椎似乎有很高的影响力相较于任意其他脊椎骨，这个现象需要有理论来解释。

这是很显然的，脊髓压迫引起的所有神经功能障碍及在第一颈椎髓管节的神经纤维和神经细胞，是因为寰椎环偏移而受到骨的压迫。有些脊椎矫正医师将枢椎也包括在内，这样的脊髓压迫如同寰椎。也有些医师延伸这个推测，主张脊髓压迫刺激 γ 传出运动纤维以及透过伸展反射结构造成脊椎旁的肌肉收缩。他们认为肌肉收缩促成寰椎之下的半脱位，这些再次半脱位根源于寰椎半脱位。他们更进一步主张，藉矫正寰椎半脱位，这些再次半脱位会自动消除。

如果这些后述的主张正确 (寰椎之下的所有半脱位根源于脊椎旁的肌肉收缩，此收缩导因于第一颈椎髓管节的脊髓压迫)，则若不先矫正寰椎，这些半脱位就不可能有永久性矫正。当然，此情形和事实是相反的，因为寰椎对下方脊椎骨的影响不会大过下方脊椎骨对它的影响。严格地说，下方脊椎骨对寰椎有更多的影响，因为调整下方的半脱位，常常会藉补偿作用改变寰椎在枢椎上的位置而使它有所改善。

寰椎半脱位所引起周边症状的典型例子是影响副交感神经系。压迫到副交感神经纤维会引起各种内分泌腺的分泌过多，导致生化障碍而影响甲状腺、肾上腺、性激素和其他内分泌的均衡。结果可能是内分泌紊乱，对体内特定敏感的关节组织有不好的影响。当这个情况发生时，滑膜和黏液囊就会发炎和肿胀。此外，受影响的脊椎关节，椎间盘可能会水肿和突出，造成邻近的脊神经压迫。因此，这样的激素失衡直接造成患处关节的病变，也可能间接造成神经压迫，即使是有问题椎间盘上的脊椎骨并没有半脱位的情形。例如，若脊椎骨水平坐落于其下脊椎骨的平面，可能有两侧的椎间盘突出，引起两侧的坐骨神经痛。

运用这个理论，藉寰椎造成神经压迫的结构作用，以及受影响神经结构的组织分布和功能特征来说明，便很快了解寰椎半脱位的深远影响。

调整寰椎 (或任一其他脊椎骨) 的准则，绝对不可只因偏移之故。主要的依据除了偏移之外，**还要显现本身存在神经压迫**。问题脊椎骨会有可信度很高的症状，这些症状会局限于脊椎骨所在的位置。随后章节将提出如何判别和评定这些症状。

寰椎偏位

寰椎 – 枢椎的整齐排列

我们说明寰椎偏位之前，先要考量寰椎和枢椎的最佳关系。这里提供了参考系统，以便任一偏离最佳关系，可用方向和程度的状况来度量。从侧面 X 线片观察时，寰椎和枢椎之间的完美排列必须先定义。

由于寰椎旋转是围绕在枢椎的齿状突，可使用齿状突作为参考点。齿状突以纵向贯穿的直线来代表。首先，画两小黑点，一点在齿状突基部的中央，另一点在近上缘处平分齿状突。然后，画直线通过这两点，如图 219 所描画，这条直线称为"齿状突线"。

画另一条直线垂直于齿状突线，通过枢椎骨体的中间部分，称为"齿状突垂直线"(图

220)。这条直线一定呈 90 度于齿状突线，且不可与画在靠近椎间盘间隙的那条直线混淆，它代表枢椎骨体的前 – 后平面 (第八章)。

"寰椎前 – 后平面线"在上一章提过，如图 184 所示。首先，画两小黑点在寰椎，一点在前弓的前结节中央，另一点在后弓中央近后结节处 (图 221)。然后，画直线通过这两点，直线之上和之下会显现大约同等份的前、后弓 (图 222)。由于后弓的后结节经常是畸形的，后面的点可画在后结节之前 (在后弓中央)，以便可准确描画寰椎平面。此外，若患者的头部

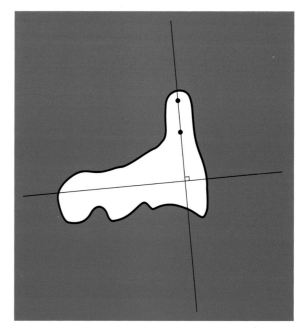

图 220 画齿状突垂直线呈 90 度于齿状突线

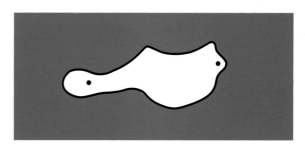

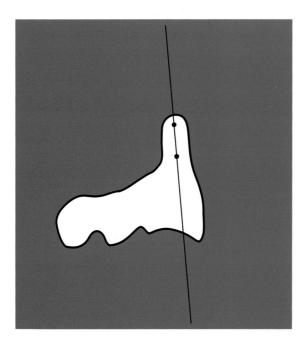

图 219 齿状突线

图 221 画两小黑点在寰椎

倾斜，以致后弓的一侧不再完全重叠于另一侧，后面的点画在后弓变宽影像的中央，或后环两侧之间所形成间隙的中央（图 223）。

当寰椎和枢椎有完美排列时，寰椎前－后平面线和齿状突垂直线呈平行（图 224）。换言

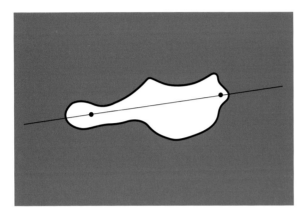

图 222　寰椎前－后平面线

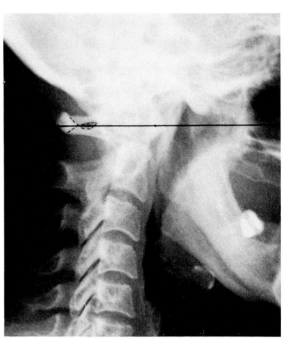

图 223　当寰椎影像呈倾斜时，寰椎前－后平面线仍是平分后弓上、下半部而画出

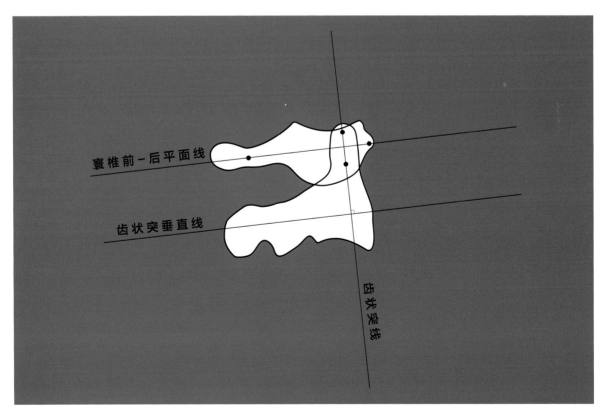

寰椎前－后平面线

齿状突垂直线

齿状突线

图 224　观察侧面影像，寰椎和枢椎的整齐排列

之，齿状突和寰椎前－后平面呈90度角。寰椎绕着枢椎作它的轴转活动时，这提供了最有利的力学点，同时也确保脊椎管有最大的开放度。

当在前－后X线片观察寰椎－枢椎关系时，最佳排列而描画出的直线也会是平行的（图225）。代表枢椎平面的直线详述于第八章111页，这条直线称为"枢椎平面线"，当观察前－后X线片时，它代表枢椎骨体的平面。

寰椎的平面则由称为"寰椎横贯平面线"的直线来代表。这条直线通过寰椎两侧的对应点画出，其中最可靠点为"横突－外侧质块之接合点"（图225）。这些接合点就是横突上、下缘接合外侧质块所在的点。由于横突上缘时常被悬垂的枕骨挡住而不清晰（图未显示），通常会选择下缘和外侧质块的接合点（图225，箭号所示）。其他两侧类似点也可适用，如外侧质块上、下尖端等。然而，最可靠的直线是通过横突下缘－外侧质块的接合点所画出。

当寰椎横贯平面线和枢椎平面线呈现平行时，寰椎和枢椎就是整齐排列。有人认为这两条直线呈楔形排列，只是指明寰椎倾斜于枢椎。但是，当寰椎和枢椎平面在前－后X线片呈现不平行时，也会出现侧向偏位向左、或向右，由于侧向楔形是相关连和同时发生。

向前偏位

不同于其他脊椎骨，寰椎受齿状突阻碍而不会偏移向后。相反的，将齿状突视为参考点，寰椎先偏移向前，整个脊椎骨滑移在其下枢椎的前面（图226）。**由于所有寰椎半脱位都包括向前偏位，字母"A"指明向前，是偏位记录的第一个字母。**在侧面X线片，向前偏位可能很明显，也可能不明显。但是，即使齿状突和前弓之间增加的间隙是不清晰的，仍然推测有向前偏位。

"S"或"I"偏位

滑移向前之后，寰椎通常会偏移在两个方向之一。

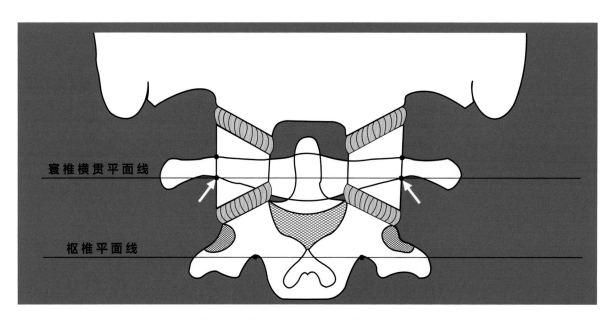

寰椎横贯平面线

枢椎平面线

图225　从背面观察前－后影像，寰椎－枢椎的最佳排列

其一，它和齿状突的关系改变了，以致寰椎前－后平面线和齿状突垂直线向前聚合（图227），在这个情况就是寰椎偏移向下。其二，另一种可能，寰椎偏移向上，造成寰椎前－后平面线和齿状突垂直线向前分散（图228）。

当两直线指明寰椎偏移向下时，偏位记录

的第二个字母标记"I"。若两直线向前分散，则寰椎偏移向上，第二个字母标记"S"。也有可能寰椎没有偏移在这两方向之一。当寰椎和枢椎线在侧面 X 线片呈现平行时，就是这种情况，虽然罕见，不过存在时，偏位记录的第二个字母以"－"来取代。

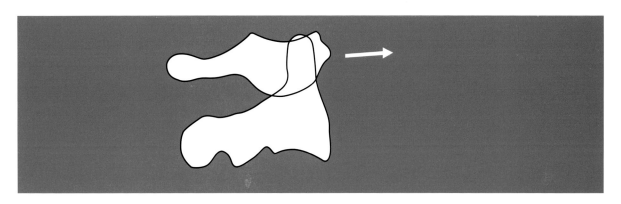

图 226　向前是寰椎偏位的第一个方向

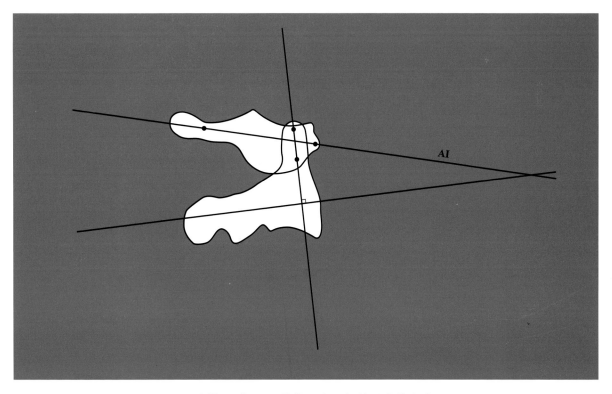

图 227　寰椎"向下"偏位，它已经偏移向前和向下 (AI)

侧向偏位

偏位记录的第三个字母为侧向偏位的方向。侧向偏位从前－后X线片而得知，如前所述，枢椎平面线和寰椎横贯平面线的楔形排列所指明。**若寰椎侧偏向右，则寰椎和枢椎线在右侧分散（图229）；若寰椎侧偏向左，则寰椎和枢椎线在左侧分散。**

因为寰椎在侧偏侧升高，两直线之间的距离会明显增加。例如，升高之因是寰椎偏移向右，它坐落在枢椎的左上关节面。若左外侧质块倾斜向右，右外侧质块也会倾斜向右，就是寰椎本身右侧上升高于左侧。如此，右寰椎－枢椎关节囊韧带的关节间组织扩张到超过它的正常限度，以致组织受损；结果，炎症液体渗入关节间隙造成关节囊肿胀，而且使寰椎在此侧上升更高。于是，因脊椎骨侧方偏移在倾斜面（枢椎关节面），以及水肿液体渗入关节间隙和膨胀关节囊，使寰椎在侧偏侧升高。

若寰椎侧偏向右，涉及右寰椎－枢椎关节，偏位记录的第三个字母为"R"。若寰椎侧偏向左，标记为"L"。到目前为止，所讨论有关偏位类型的典型记录为ASR、ASL、AIR、AIL、A-R、A-L。（请注意：接下来很多前－后图解，寰椎偏位记录的第二个字母为"S"，代表向上。选用字母"S"只是为了一致性的目的，字母"I"也一样可选用。**"S"或"I"偏位方向必须从侧面X线片观察得知。**前－后X线片无法显现这种偏位，也无法显现寰椎的外观是否有向上或向下偏位的少许差异。）

旋转偏位

偏位记录的第四个字母，直到第三个字母明确之后才能判别。确定了寰椎侧偏侧，我们就知道哪侧的外侧质块实际地造成半脱位。这里就是关节囊突出，造成神经压迫和寰椎移动受限所在。现在我们依据这个外侧质块来决定

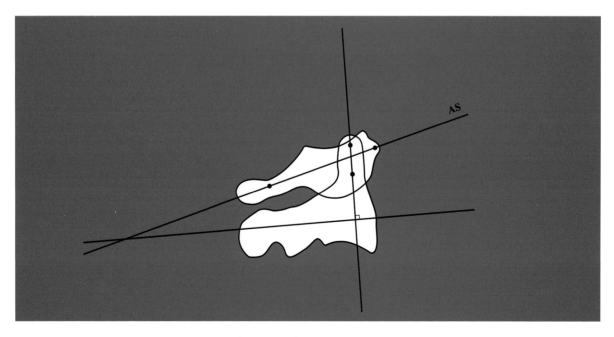

图 228　寰椎"向上"偏位，它已经偏移向前和向上 (AS)

偏位记录的最后字母。

　　必须先确定哪个外侧质块在寰椎侧偏侧，是否向前或是对侧向后。换言之，**偏位记录的第四个字母指明患处外侧质块的旋转方向**。在

前-后X线片，比较两外侧质块的宽度而得知。若寰椎侧偏侧的外侧质块较宽相较于对侧，则它是向前偏移，偏位记录的第四个字母为"A"（图230）。若寰椎侧偏侧的外侧质块较窄

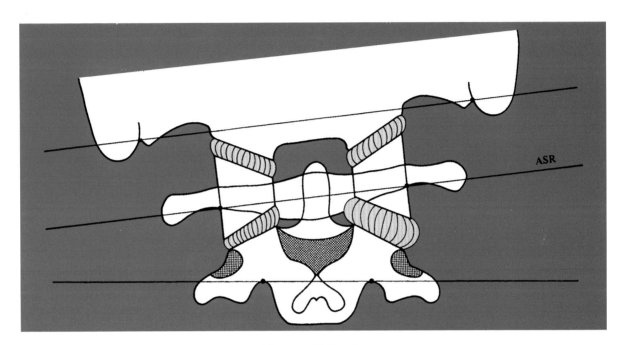

图 229　寰椎 ASR

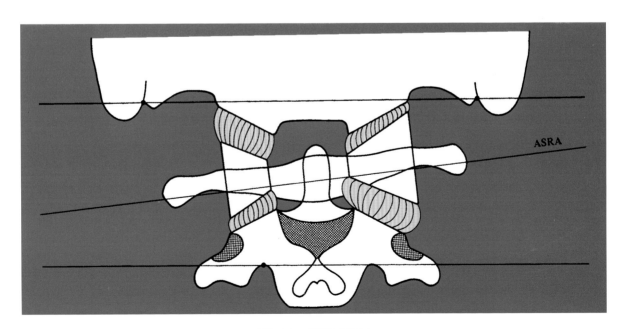

图 230　寰椎 ASRA

相较于对侧，则它是向后偏移，偏位记录的第四个字母为"P"（图231）。

当寰椎旋转时，外侧质块的相对宽度会改变，导因于外侧质块定位在X线片的位置。图232，显现寰椎和枢椎的上－下影像，这里寰椎没有旋转相对于枢椎，所以两外侧质块在X线片呈现相同的宽度。外侧质块的边缘延伸线之间的距离，即箭号所示，描画出两宽度相等。

图233显示，寰椎ASR(或AIR)有旋转偏位。**当寰椎旋转时，外侧质块的斜角宽度在X线片会相对地改变，以致向前的质块变宽**，向后的质块变窄。如箭号所示，右外侧质块的影像宽度增加，而左外侧质块变窄，此情形标记为ASRA。若侧偏侧的外侧质块旋转向后，则寰椎被标记为ASRP。在前－后X线片测量外侧质块的宽度时，两测量值必须在同一平面和度量两外侧质块相同的部分而取得，方可确保准确性。

还有另一种方法，可确定寰椎两外侧质块的相对旋转情形。此方法乃运用两外侧质块内面是凹状的，和凹状面的上部是锯齿状刻痕。锯齿状刻痕和凹状面的组合会造成，外侧质块内缘在前－后X线片呈现射线可透区。当寰椎没有旋转时，两相对黑影区的宽度是相同的，如图234的图左之箭号所示。**若外侧质块旋转向前，黑影区的宽度增加；在向后旋转侧射线可透区变窄**。这些宽度的变化如图234(图右)和图235所示。

第三种方法，观察前－后X线片，藉枕骨的位置判断寰椎旋转情形。当外侧质块旋转向前时，此侧的枕骨髁会下降向寰椎的平面；亦即，**寰椎线和枕骨髁线会聚合在寰椎向前旋转侧**（图230）。因此也可知，**寰椎线和枕骨髁线会分散在寰椎向后旋转侧**。不论旋转是否在寰椎侧偏的同侧或对侧，这些原理均适用。例如，图231，寰椎线和枕骨髁线聚合在外侧质块向

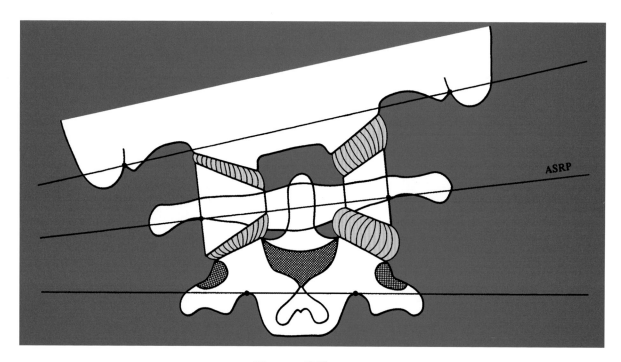

图231　寰椎 ASRP

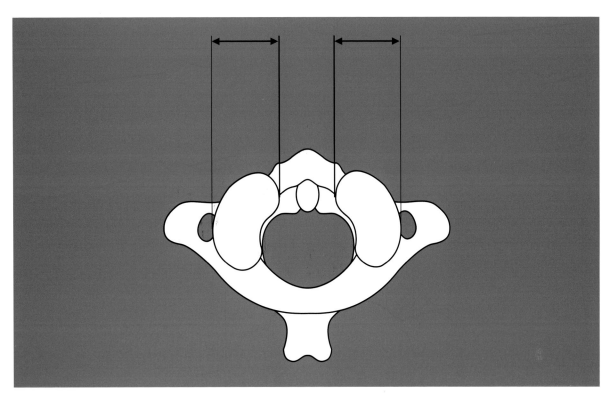

图 232 寰椎没有偏位，两外侧质块显现等宽

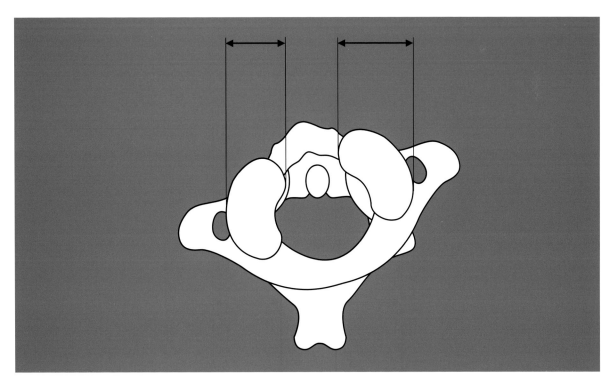

图 233 寰椎 ASRA，右外侧质块的投影较宽相较于左侧

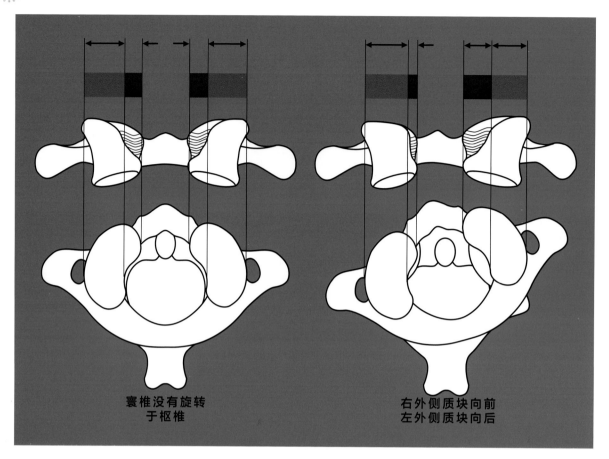

寰椎没有旋转   右外侧质块向前
于枢椎   左外侧质块向后

图 234   外侧质块内缘的射线可透区指明寰椎旋转

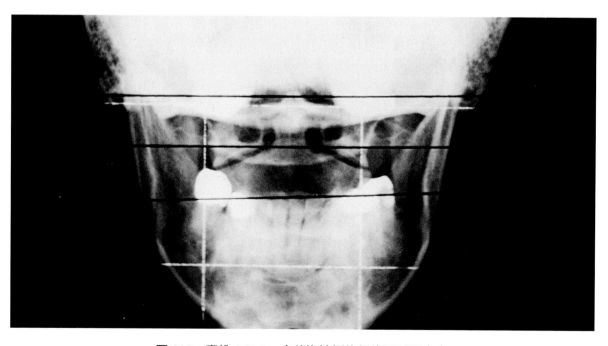

图 235   寰椎 ASLA，向前旋转侧的射线可透区变宽

前侧，但是寰椎侧偏侧在对侧 (ASRP)。相反的情形，图 230，两线聚合在外侧质块向前侧，而寰椎侧偏侧也是在同侧 (ASRA)。

枕骨髁和寰椎的关系也受到寰椎旋转以外的因素影响。例如，枕骨髁可能为了补偿解剖学短腿而上升在较短的下肢侧。畸形的外侧质块或枕骨髁也会改变寰椎和枕骨在 X 线片的外观位置。因为这些变数，枕骨－寰椎之关系不足以作为单独决定寰椎旋转的可靠指标。前述两种方法，其一或两者皆用以做出最准确的判别。

旋转混淆侧向偏位

有人可能以为前－后 X 线片能将寰椎侧偏清楚显现，并认为齿状突和外侧质块之间的间隙会非常容易地显现侧方移动。有些例子是如此，较宽的间隙侧也就是寰椎侧偏侧；然而，当寰椎旋转时，未必如此。图 236，当寰椎排列对正枢椎时，齿状突两侧间隙呈现等宽。当寰椎是 ASR 偏位时，右侧间隙较宽；然而，若右侧向前旋转，造成偏位记录为 ASRA，则会减少这个间隙，可能使它呈现较窄相较于对侧的间隙。此外，若想要在前－后 X 线片观察寰椎 ASRP，它会呈现出非常相似 ASLA 偏位。枢椎旋转也会改变齿状突两侧间隙的大小，枢椎骨体旋转侧的间隙会减少，而棘突旋转侧的间隙会增加。基于这些理由，**判别寰椎侧向偏位必须在前－后 X 线片比较寰椎和枢椎的平面，借以确立何侧的外侧质块是上升的**。

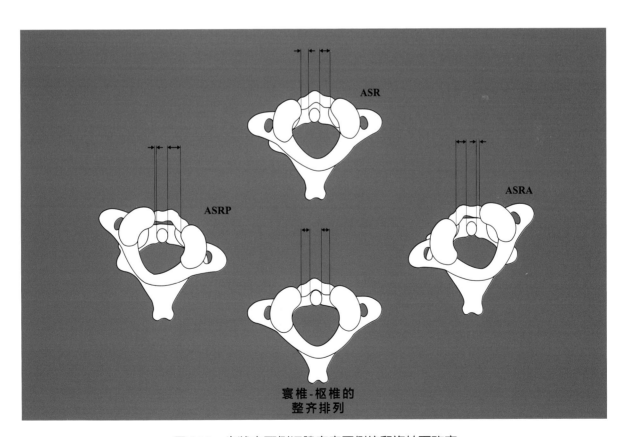

图 236 齿状突两侧间隙宽度因侧偏和旋转而改变

复位寰椎

为了使寰椎回正于枢椎，推力必须移动脊椎骨向它偏移的相反方向。寰椎偏位的四种类型（向前偏位、向上或向下偏位、侧向偏位、旋转偏位）都可在横突以单一推力来回复。图237显示，矫正ASR、ASRP、和ASRA半脱位的三个渐进阶段，请注意每个图示，箭号指向相同的方向，迫移寰椎微前向后和从右向左。

矫正向后旋转(ASRP)，须转动患者头部向寰椎侧偏的对侧来达成；而矫正向前旋转(ASRA)，须转动头部向寰椎侧偏的同侧。图237，转动头部的方向一致于枢椎的方向；实际**上，转动头部的用意只是改变相对于枢椎的位置，**因为这样允许在相同方向施加推力来矫正向前或向后旋转。请注意，寰椎和枢椎在每个渐进偏位记录的最后阶段完全地回正，虽然完成时它们面对在不同的方向。

矫正寰椎向上或向下偏位，施加推力须顺时针或逆时针方向扭，此扭转的力量为整个矫正的必备部分，施加推力之末同时传递。

表238，列出所有寰椎半脱位的可能类型，表格简要说明各种偏位的特性；寰椎向前偏位为特例，所有偏位记录都包括此偏位；也提供矫正半脱位的一些相关资料。

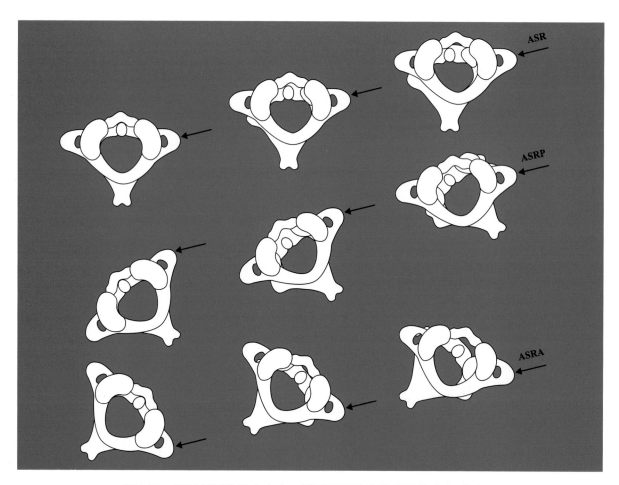

图237　运用相同的推力方向，矫正不同的寰椎半脱位之渐进阶段

表 238　寰椎偏位记录

偏位记录	向前偏位	向上或向下	侧向偏位	旋转偏位	接触点	扭的方向
A-R	有	没	右	没	右横突	没
ASR	有	上	右	没	右横突	顺时针
AIR	有	下	右	没	右横突	逆时针
A-RA	有	没	右	右侧向前	右横突	没
ASRA	有	上	右	右侧向前	右横突	顺时针
AIRA	有	下	右	右侧向前	右横突	逆时针
A-RP	有	没	右	右侧向后	右横突	没
ASRP	有	上	右	右侧向后	右横突	顺时针
AIRP	有	下	右	右侧向后	右横突	逆时针
A-L	有	没	左	没	左横突	没
ASL	有	上	左	没	左横突	逆时针
AIL	有	下	左	没	左横突	顺时针
A-LA	有	没	左	左侧向前	左横突	没
ASLA	有	上	左	左侧向前	左横突	逆时针
AILA	有	下	左	左侧向前	左横突	顺时针
A-LP	有	没	左	左侧向后	左横突	没
ASLP	有	上	左	左侧向后	左横突	逆时针
AILP	有	下	左	左侧向后	左横突	顺时针

图 239 到 249 显示，多种寰椎偏位的 X 线片，侧面和前－后投影来显现如何得知完整的偏位记录。

枕骨髁偏位

寰椎－枕骨的整齐排列

当寰椎孔和枕骨大孔所形成的脊椎管部分有最大开放度时，枕骨和寰椎就有最佳排列。只有当枕骨大孔的平面和寰椎前－后平面呈现平行时，这种情形才会存在。图 250，两小黑点画在枕骨下方表面的内、外缘。在侧面 X 线片，此两小黑点正好位于髁后的枕骨平直面。前小黑点画在平直面和髁后部的接合点，后小黑点画在平直面和鳞部外曲面的连接处。通过此两小黑点的直线代表枕骨大孔的前－后平面，称为"枕骨大孔线"。**当枕骨大孔线和寰椎前－后平面线呈现平行时，枕骨和寰椎之间有最佳排列。**

还有另一种方法，评定枕骨和寰椎之间的排列情形。两小黑点画在髁的前、后边缘，如图 251 所示。通过此两小黑点所画的直线，称

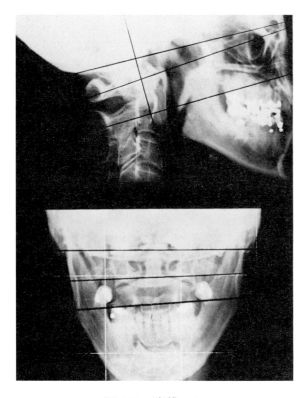

图 239　寰椎 ASL

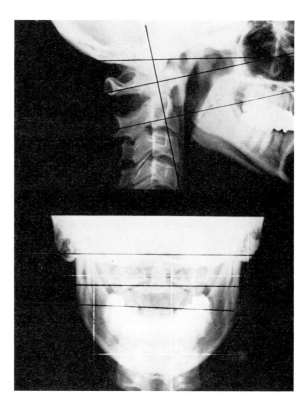

图 240　寰椎 A-R

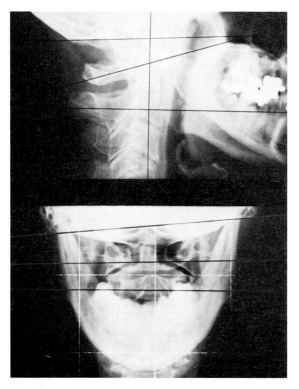

图 241　寰椎 ASRA，枕骨是补偿作用因右腿有
解剖学不足 17 毫米（未显示）

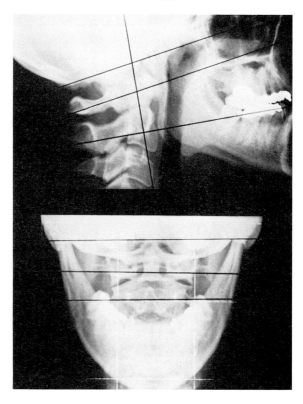

图 242　寰椎 ASLP

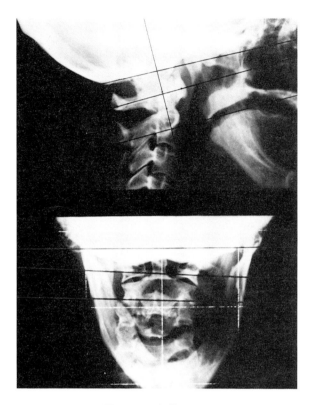

图 243　寰椎 A-LA

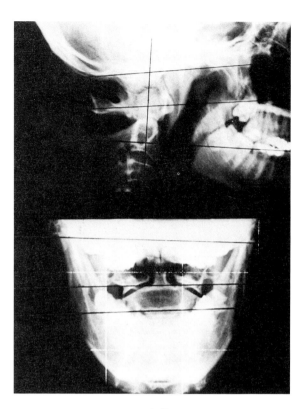

图 244　寰椎 ASLA

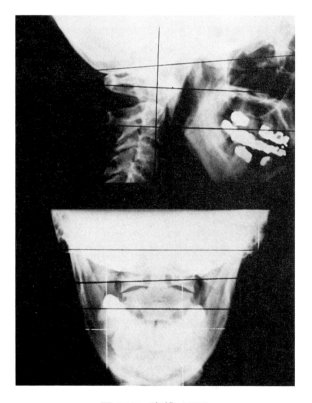

图 245　寰椎 AIRA

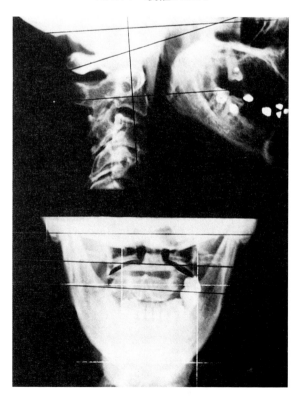

图 246　寰椎 ASRP

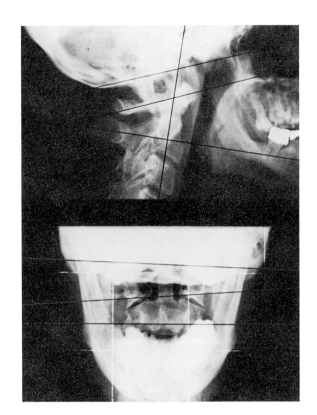

图 247　寰椎 ASRP

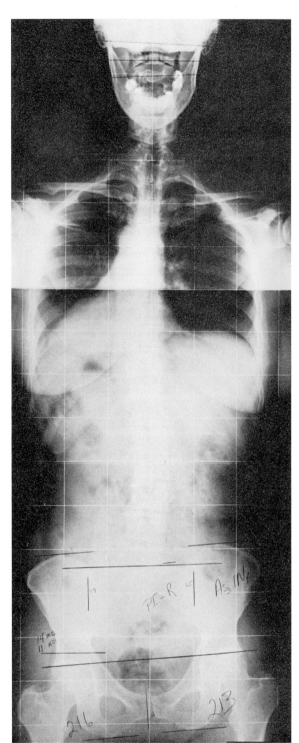

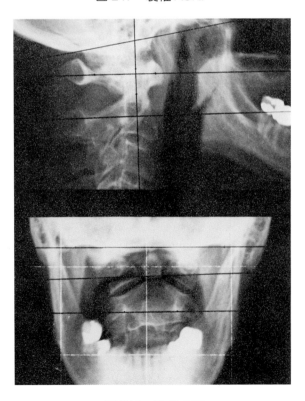

图 248　寰椎 AIR

图 249　寰椎看似 ASLA，但枢椎旋转向左 (PL)，如所有脊椎骨一样，源于骶骨 PI-R。实际上寰椎是 ASLP，会显现于因矫正骶骨而回正枢椎时。因左腿不足而枕骨补偿性移位，因寰椎 ASLP 亦然

为"枕骨髁前－后线"。**当枕骨和寰椎有整齐排列时，通过枕骨髁前－后线所画的垂直线和通过寰椎前－后平面线所画的垂直线之间形成约5度角**。图251，由于寰椎和枢椎有整齐排列，寰椎前－后平面线的垂直线可当做是齿状突线。

后述方法可代替前述方法，尤其是当枕骨底部呈现不平直面，使枕骨大孔线难以确定。然而，因为在侧面 X 线片乳突时常遮盖而模糊枕骨髁，所以比较枕骨大孔线和寰椎前－后平面线是较常用的方法，本章将运用它来叙述枕骨偏位。

在前－后 X 线片，寰椎－枕骨的最佳排列须呈现平行线，如同寰椎－枢椎的整齐排列情形。代表枕骨髁水平的直线，称为"枕骨髁横贯线"，它是通过枕骨两侧对应点而画出。枕骨髁本身的点无法被运用，因为在前－后 X 线片枕骨鳞部下缘的重叠使髁几乎都是被遮盖而模糊不清（请注意：枕骨髁以半图解显示，以便偏位结构能更容易被观察和了解）。

代表枕骨髁横贯线的最可靠构造是"乳突切迹"。它们不是解剖学的辨识标志，但可看出是颞骨乳突部分的凹痕，正好位于乳突内侧（图252，箭号所示）。其他可运用的点，虽然可靠度较低，有乳突本身下方尖端或"副乳突"，副乳突正好位于乳突切迹向内侧延伸处。在 X 线片检查所有这些部位，以便最能代表枕骨髁的平面线能够被确立。图252 显示，枕骨

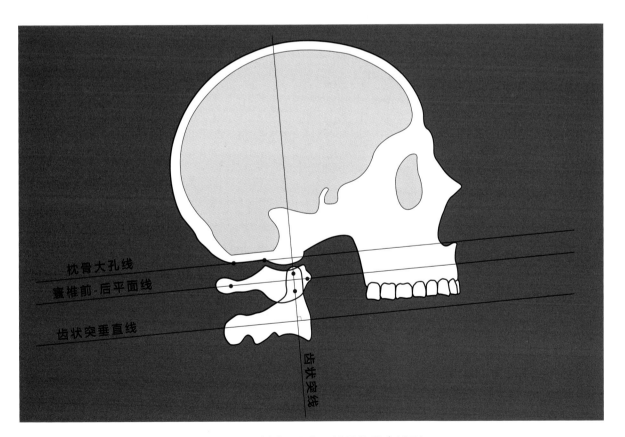

图 250　从侧面观察，枕骨的整齐排列

枕骨大孔线
寰椎前-后平面线
齿状突垂直线
齿状突线

151

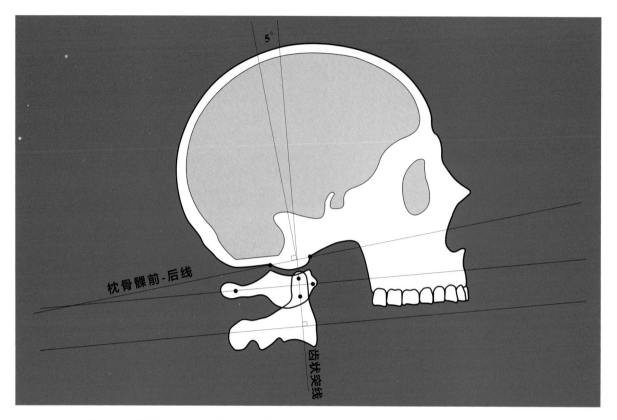

5°

枕骨髁前-后线

齿状突线

图 251 当枕骨有整齐排列时，枕骨髁前－后线的垂直线和齿状突线形成 5 度角

髁横贯线是通过乳突切迹而画出，在乳突和副乳突的尖端所画的小黑点就是这些点。**当枕骨髁横贯线平行于寰椎横贯平面线时，枕骨和寰椎有最佳排列。**

"AS" 或 "PS" 偏位

当枕骨偏移于寰椎时，它会先偏移在两种可能的方向之一。可能是，它滑移向前上相对于寰椎，标记为 "AS" 枕骨；或者是，它滑移向后上相对于寰椎，标记为 "PS" 枕骨。

当枕骨滑移向前上 (AS) 时，枕骨大孔线和寰椎前－后平面线会向后聚合 (图 253)。"AS"偏位，寰椎后弓和枕骨之间的间隙会减少，以

致两构造靠近 (图 253，箭号所示)。因为枕骨和寰椎在这个位置移动受限，即使颈椎弯曲时，间隙仍然靠近。(请注意：运用前述的第二种方法，在侧面 X 线片判别枕骨－寰椎的排列情形，AS 偏位使 5 度角加大)。**当枕骨滑移向后上 (PS) 时，枕骨大孔线和寰椎前－后平面线向后分散 (图 254)。"PS" 偏位，寰椎后弓和枕骨之间的间隙会增加 (图 254，箭号所示)。即使颈椎伸展时，间隙仍然相对地宽。(请注意：运用前述的第二种方法，PS 偏位使 5 度角减小。)**

侧向偏位

"AS" 或 "PS" 偏位之后，枕骨也可能侧偏

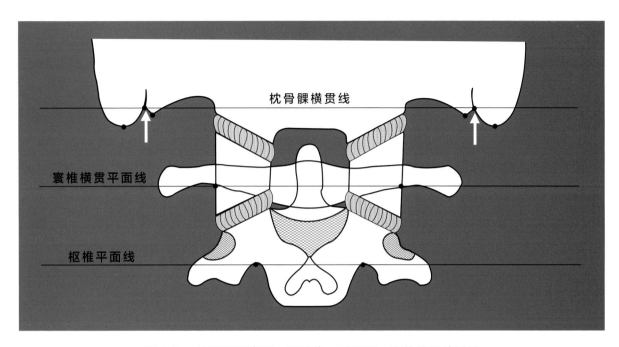

图 252　从背面观察前 - 后影像，枕骨髁 - 寰椎的最佳排列

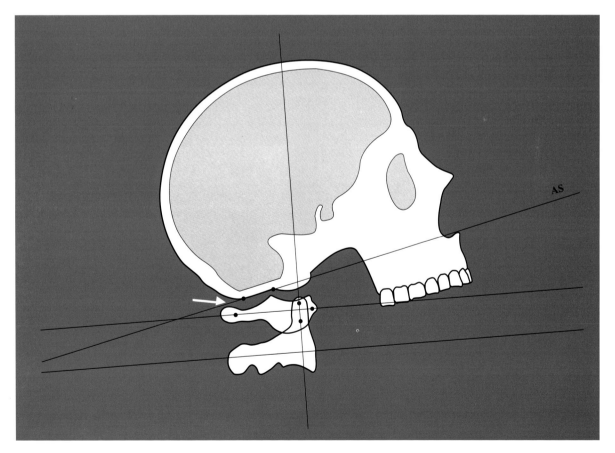

图 253　"AS" 枕骨

向右或向左。**若枕骨偏移向右，前－后 X 线片会显现寰椎线和枕骨髁线在右侧分散 (图 255)**。发生这种情形，源于髁－外侧质块关节的右关节囊韧带渗入液体；所以，关节囊肿胀和升高此侧枕骨。由于，枕骨在侧偏侧升高向上，偏位记录也要包括向上偏位；因此，枕骨侧向偏位乃分别滑移向右或向左，称为 "RS" 或 "LS"。

由于患者寰椎和枕骨同时半脱位的情形非常少见，每当枕骨有问题，几乎一定可预期在前 - 后 X 线片寰椎线和枢椎线呈现平行 (图 255)。有人认为寰椎为了补偿枕骨半脱位，而在前－后 X 线片呈现楔形于枢椎；这种情况是不会发生，源于寰椎被容许的活动类型是旋转于齿状突，寰椎在枢椎上的正常活动中侧倾活动是极小的。然而，**寰椎会补偿**

枕骨的旋转偏位，这是要叙述的下一个偏位方向。

旋转偏位

枕骨侧偏之后，枕骨髁在侧偏侧可能旋转向前或向后，这样会造成寰椎旋转向相反方向来补偿。依寰椎补偿性旋转的结果，比较外侧质块的宽度可推论枕骨髁的旋转情形。若在枕骨侧偏侧的外侧质块较窄相较于对侧，则枕骨髁旋转向前；若在枕骨侧偏侧的外侧质块较宽相较于对侧，则枕骨髁旋转向后。

例如，图 256，枕骨右侧偏移向上 (RS)。右外侧质块较窄相较于左外侧质块，指明是右外侧质块补偿性向后。因此，右枕骨髁已经偏

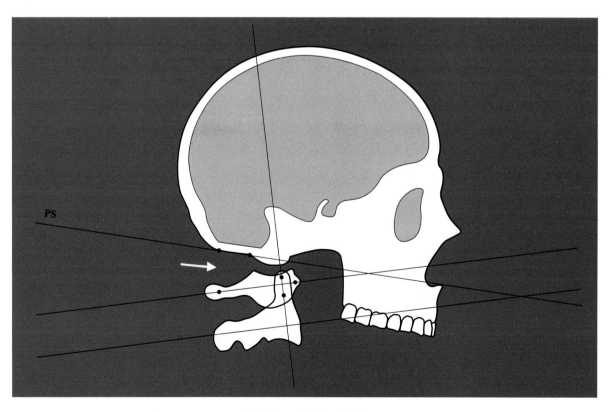

图 254　　"PS" 枕骨

154

移向前。

枕骨髁的旋转偏位，标记"RA"，意为"右枕骨髁旋转向前"。整个偏位记录为 AS-RS-RA，意为"枕骨偏移向前上相对于寰椎，这是从侧面 X 线片确立；它滑移向右上；右枕骨髁旋转向前"。(请注意：在前 - 后 X 线片，枕骨髁偏位 PS-RS-RA 看起来如同 AS-RS-RA。图解中，选用"AS"偏位是为了一致性，"PS"偏位也一样可选用)。图 257，枕骨的偏位记录为 AS-RS-RP，在枕骨侧偏侧显现较宽的外侧质块，这意味着右枕骨髁旋转向后 (RP)。

复位枕骨

所有的枕骨"向后"半脱位，亦即，以"PS"偏位开头的偏位记录，矫正方向是以推力

迫移枕骨向前下 (图 258)。枕骨"向前"半脱位，就是包括"AS"偏位的偏位记录，矫正方向是以推力复位枕骨向后下 (图 258)。

矫正"PS"或"AS"偏位因子的同一推力，也可复位枕骨侧偏和旋转。图 259，箭号指出，矫正枕骨向右侧偏的推力方向和接触所在。**"向后"枕骨，接触点在耳后颞骨；"向前"枕骨，接触点在额骨的眉间。**

如同寰椎半脱位的情形。若有向前旋转偏位，转动头部向侧偏侧；若有向后旋转偏位，转动头部向侧偏的对侧。这样允许在相同的方向施加推力，而不论枕骨髁向前旋转、向后旋转、或根本没有旋转。

表 260 为各种枕骨偏位记录的表格，包括偏位因子的特性，以及矫正半脱位的相关资料。

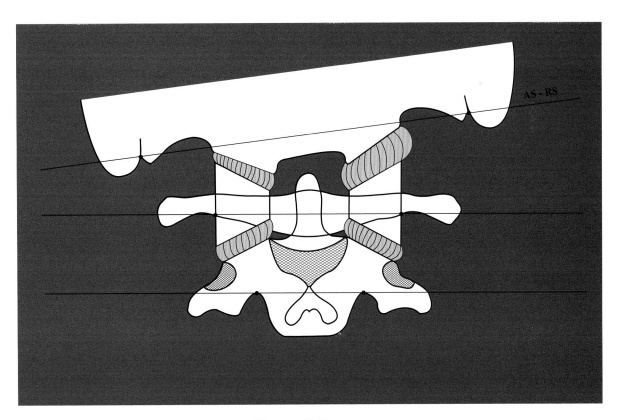

图 255 枕骨 AS-RS

155

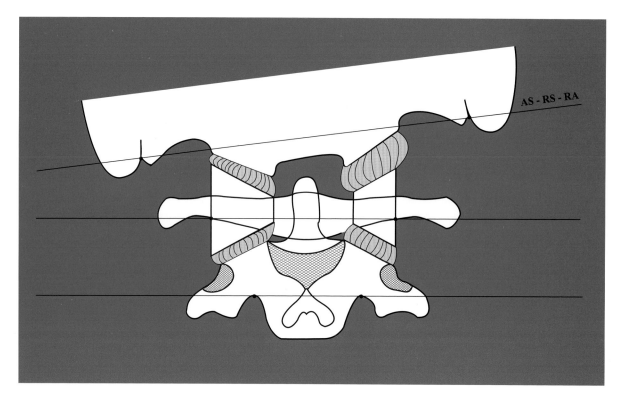

图 256　枕骨 AS-RS-RA

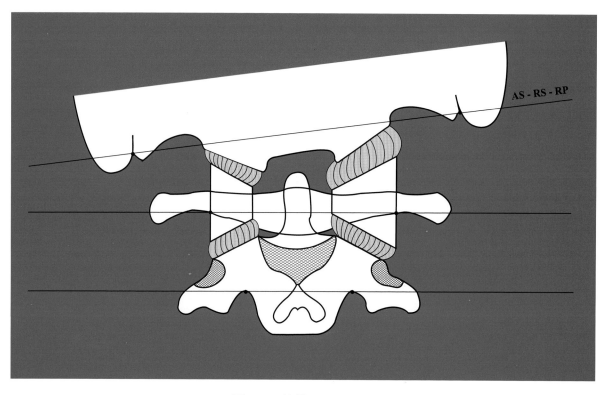

图 257　枕骨 AS-RS-RP

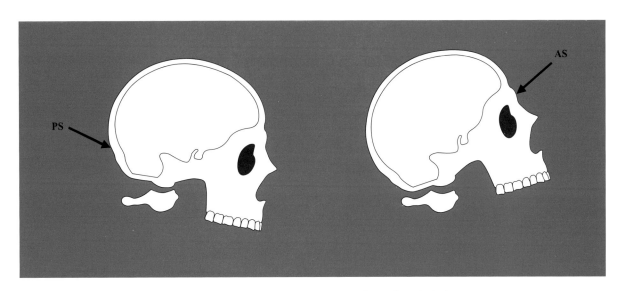

图 258　"AS"和"PS"枕骨，矫正的推力方向

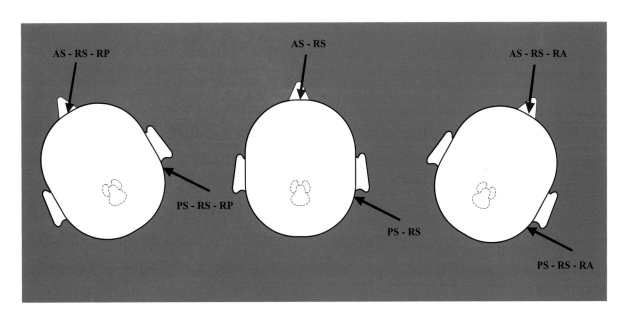

图 259　枕骨向右侧偏，矫正的推力方向

表 260　枕骨偏位记录

偏位记录	向前或向后	向上	侧向偏位	旋转偏位	接触点
AS	前	有	没	没	眉间
AS-RS	前	有	右	没	眉间
AS-RS-RA	前	有	右	右侧向前	眉间
AS-RS-RP	前	有	右	右侧向后	眉间

偏位记录	向前或向后	向上	侧向偏位	旋转偏位	接触点
AS-LS	前	有	左	没	眉间
AS-LS-LA	前	有	左	左侧向前	眉间
AS-LS-LP	前	有	左	左侧向后	眉间
PS	后	有	没	没	颞骨
PS-RS	后	有	右	没	右颞骨
PS-RS-RA	后	有	右	右侧向前	右颞骨
PS-RS-RP	后	有	右	右侧向后	右颞骨
PS-LS	后	有	左	没	左颞骨
PS-LS-LA	后	有	左	左侧向前	左颞骨
PS-LS-LP	后	有	左	左侧向后	左颞骨

　　图 261 到 275，藉 X 线片说明一些枕骨的偏位记录。还有，呈现"向前"枕骨的一系列侧面 X 线片，有不同的发展阶段，从严重偏位到完全矫正。

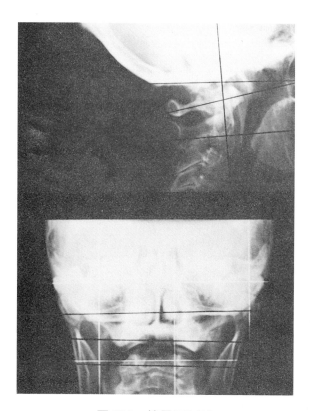

图 261　枕骨 PS-RS

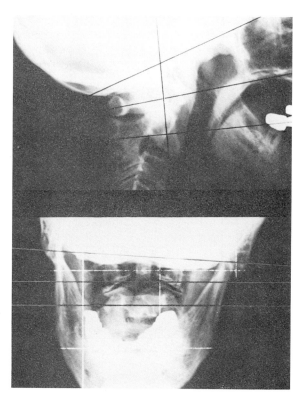

图 262　枕骨 AS-LS

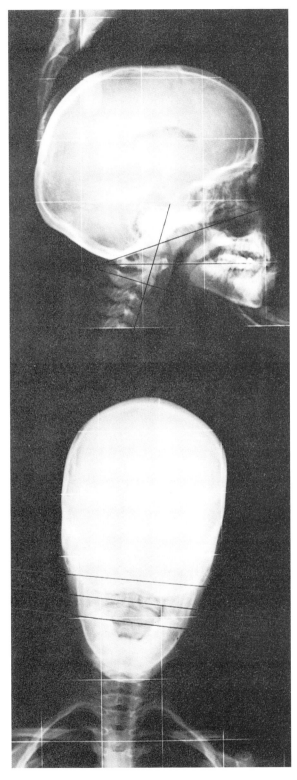

图 263　儿童的 "向前" 枕骨，偏位记录为 AS-RS-RA

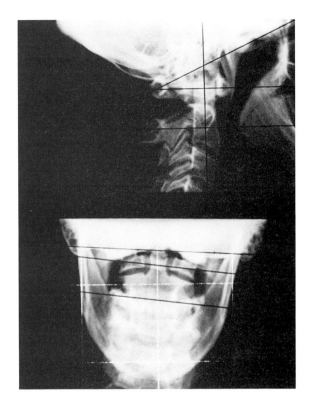

图 264　枕骨 AS-RS

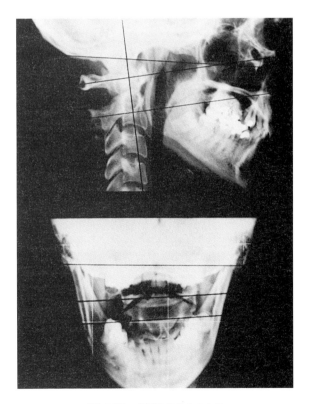

图 265　枕骨 PS-LS-LP

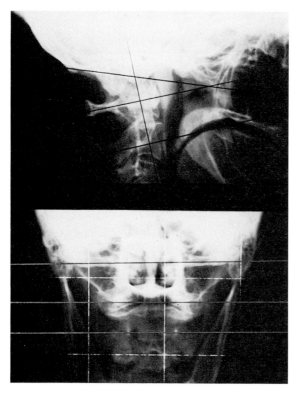

图 266　枕骨 PS-RS-RA

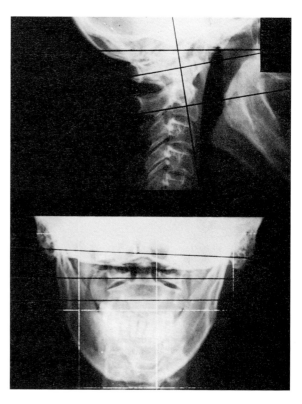

图 267　枕骨 PS-LS-LA

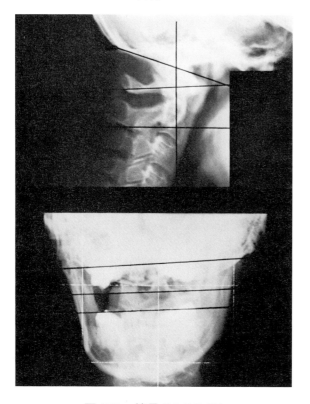

图 268　枕骨 PS-RS-RP

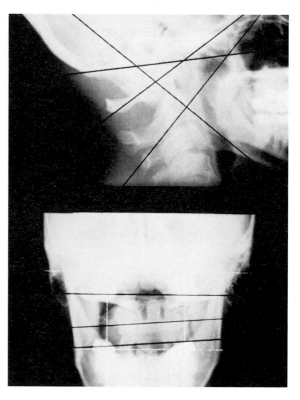

图 269　枕骨 PS-LS-LA

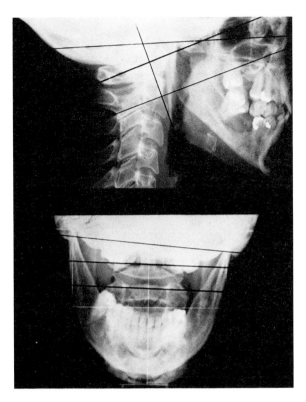

图 270　枕骨 PS-LS-LP

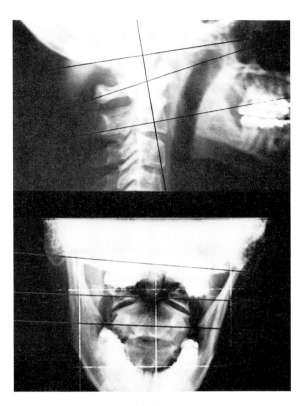

图 271　枕骨 PS-LS-LP

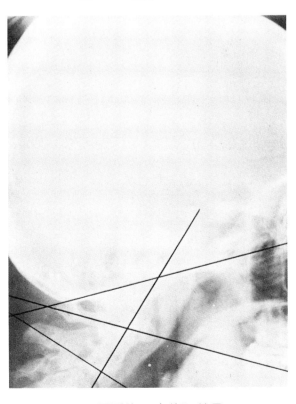

图 272　严重的 "向前" 枕骨 (AS)

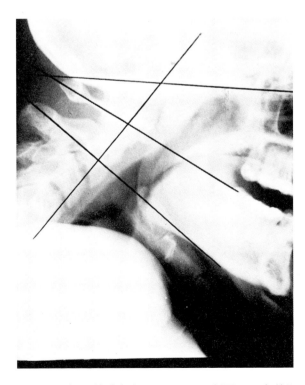

图 273　相同的实例如图 272-275 所示，"向前"
　　　　枕骨获得部分矫正

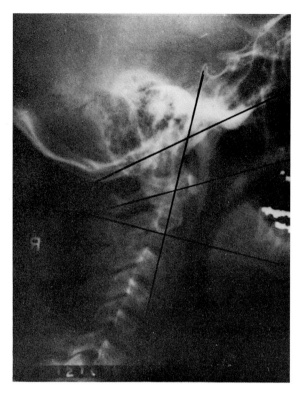

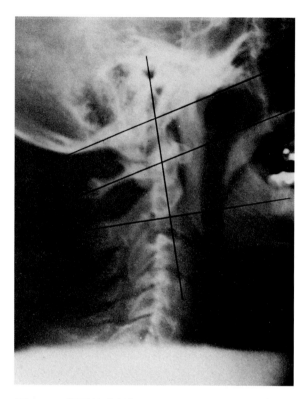

图274 相同的实例如图272-275所示，"向前"枕骨近乎完全矫正

图275 相同的实例如图272-275所示，"向前"枕骨已经完全矫正

全脊椎 X 线片
（基础原理）

第十章

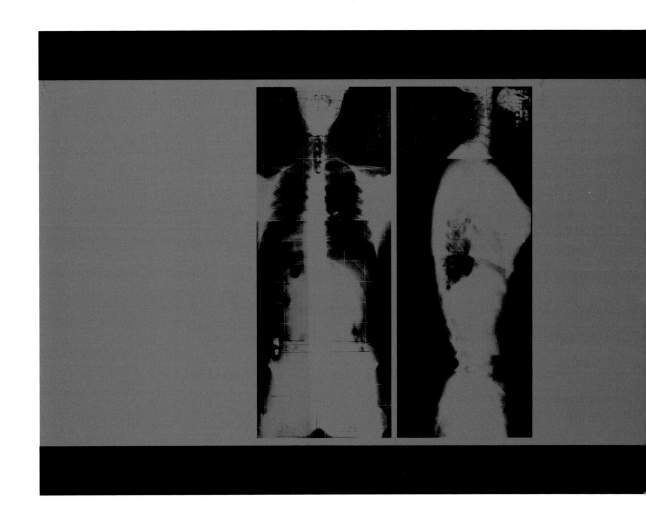

科学 & 艺术的脊椎矫正

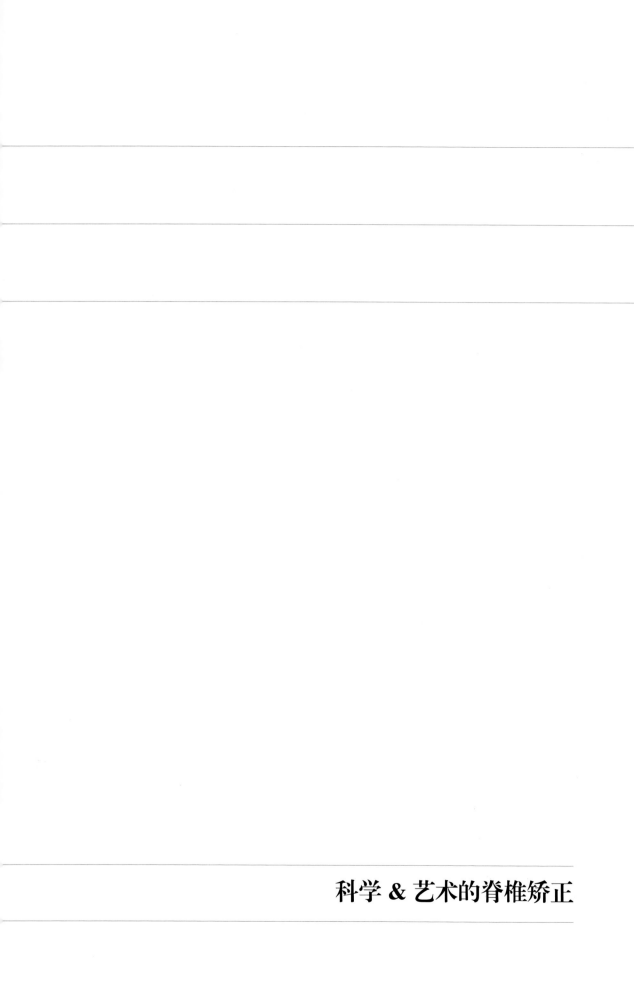

科学 & 艺术的脊椎矫正

全脊椎 X 线片
（基础原理）

全脊椎 X 线片的必要性

有些医师因全脊椎 X 线片的过度歪曲变形而提出它是不准确和少有价值。相较于较小的 X 线片而言，14″×36″ 全脊椎 X 线片歪曲变形较大是可能的情形。我们必须牢记在心，运用 X 线片判别偏位方向而非发现半脱位所在。如果我们运用 X 线片判别半脱位所在（这是不可靠的分析方法），那么歪曲变形就是一项重要的因素。这是因为**歪曲变形会改变脊椎骨所呈现偏移的程度，但不会改变脊椎骨偏移的方向；**换言之，歪曲变形效果不会造成脊椎骨 PL 偏移却呈现 PR 偏移。此理由为，确定偏位记录一定是根据解剖学某个结构和相邻结构的位置作比较，而两相邻部位受歪曲变形的影响几乎是相同的。例如，若患者有骶骨基部向后偏位，乃根据骶骨基部向后偏移相对于第五腰椎骨体而确立，由于骶骨基部和第五腰椎承受相同的歪曲变形程度，所以没有任何歪曲变形方式会使第五腰椎呈现向后偏移相对于骶骨。

有时候反对使用全脊椎 X 线片的另一项争议是，患者没有症状的部位不必要拍摄 X 线片。例如，如果患者抱怨头痛，有些人认为只有颈椎须拍摄 X 线片，当然，这是错误的，因为其他脊椎部位的问题也会造成头痛。

有些医师认为某些脊椎点与头痛有关，但他们仍然提出骨盆和胸腰椎不必要拍摄 X 线片，例如，患者有颈椎症候群。我们并没有提出调整骨盆或腰椎而会矫正第六颈椎半脱位，但我们确信存在于第六颈椎之下的问题，常常**阻碍**第六颈椎**半脱位经调整之后的正位维持**。另一方面，当矫正骨盆或下背问题时，上方的脊椎部位常常无法适应下方所做的改变，以及另外的症状因新的半脱位而发展，尤其是慢性状况。

拍摄 14″×36″ 全脊椎 X 线片，还有另一项重要的理由，为了准确的前 - 后 X 线片分析，从坐骨到枕骨的连续影像是必要的，不可有中断或漏失部分脊椎。以两张 14"×17"X 线片取代一张 14"×36"X 线片，常常会有中断或漏失的情形。

基于上述的理由，若医师想为患者提供完整的脊椎矫正服务，不论症状为何或他深信它们发生于何处的脊椎部位，整个脊椎和骨盆的 X 线片是必要的。

心中有了这个观念，脊椎矫正医师在分析和矫正的步骤全然注视着患者，并且明白脊椎是一个动态的结构体，没有任一部分在力学或功能可独立于其他部分。

本章的目的乃是详述，取得最佳骨头细节的全脊椎 X 线片，和从其中提供细节及完整脊椎矫正分析所需最大量资料的步骤。

为患者做准备工作

女性患者应穿着长袍，且告知她们，男性亦同，取下所有饰物和其他辐射透不过的物品，避免显现在 X 线片。男性可穿着他们的裤子拍摄 X 线片，但须取下皮带和清空口袋。

拍摄 X 线片时，患者应穿上自己的鞋，而鞋不可是全新的，也就是穿惯的。若他们一直穿着加高的鞋跟或一只鞋制作得较高，则一定得穿上这些鞋。若他们穿上高跟鞋，但并不常穿，拍摄 X 线片时，应脱掉高跟鞋。

提供棉纸或纸巾给戴义齿的患者，拍摄前－后影像时，必须取下义齿。

为患者测量体重和身体厚度。体重的千克数和身体厚度的厘米数，这两个因子用来确定最适合患者生理特征的曝射技术，和选择适当 X 线片匣的依据。使用以厘米为单位的测量器，测量患者胸部和腹部的前－后厚度（图 276），测量时患者必须站立，胸部测量值和腹部测量值的平均数作为患者的"厚度厘米数"。**患者的**

体重决定 X 线照射的千伏特值 (KVP)，而患者的"厚度厘米数"则用来选择毫安秒值 (MaS)。

冈斯德 X 线片匣和"分段式"感光胶卷

前－后 X 线片匣之选择

最适合患者的 X 线片匣是根据他的体重而选择。然而，患者的重量分布，亦即腹部和胸部厚度的比例，也要列入附加考量。

这里有 3 种前－后 X 线片匣可供选择，其差异为不同型号的加强感光胶卷和感光胶卷如何分配。身体较厚部分需要较感光的感光胶卷相较于较薄部分，以便提供整张 14"×36"X 线片有一致曝光度的影像。这里有 3 种不同"速度"的感光胶卷可使用，每一种有不同的感光度。

"A 型" X 线片匣使用全长 36" 的"标准速度"感光胶卷。当患者从头、颈、胸到腹部的前－后厚度和密度相近时，它能产生一个均匀的影像。标准速度的感光胶卷产生中感光度。"A 型"感光胶卷适用于体重 100 磅（约 45 千克）以下的成人和儿童。

"B 型" X 线片匣适用于体重 100 到 225 磅（约 45~100 千克）之间的一般患者。这型 X 线片匣在颈椎部位配有标准速度感光胶卷、在胸椎部位为"高速度"感光胶卷及在腹部为"超高速度"感光胶卷。高速度感光胶卷有两倍的感光度相对于标准速度感光胶卷，而超高速度感光胶卷几乎也有两倍的感光度相对于高速度感光胶卷。

"C 型" X 线片匣适用于体重更重的患者，特别是那些腹部和骨盆极厚而胸部相对较薄的患者。这型 X 线片匣在腹部配有高速度感光胶

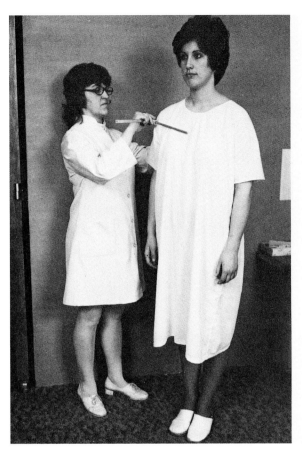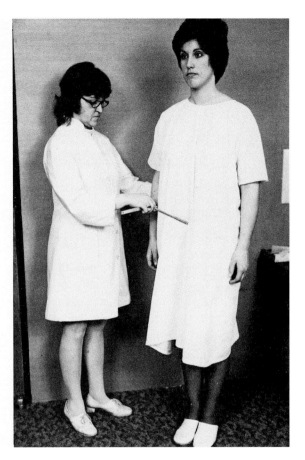

图276　患者必须以站姿，测量胸部和腹部来计算 "厚度厘米数"

卷、及胸颈部为标准速度感光胶卷。

侧面 "F 型" X 线片匣

拍摄侧面 X 线片时有一个重要情况产生，相较于颈部，通过肩部和无名骨的组织厚度和密度是较多样性，此外，胸部的密度大于颈部，但小于肩部和无名骨。针对侧面 X 线片的多样性使用 "F 型" X 线片匣来克服，它在颈椎部位配有 "慢速度" 感光胶卷、照射透过肩部为超高速度感光胶卷、透过胸部为高速度感光胶卷、及骨盆为超高速度感光胶卷。慢速度感光胶卷的感光度为标准速度的 1/4。当拍摄侧面 X 线片时，"F 型" X 线片匣是很有用的，因为它使

脊椎产生很一致的影像，尽管组织厚度和密度有很大的多样性。

拍摄前 - 后 X 线片

测量患者的体重和厚度，且根据体重和身体厚度选定适当的 X 线片匣之后，则须设定 X 线机在适当的曝光值。冈斯德诊所使用的技术值表，编印如表277，可作为操作指南。基于各个医生的 X 线机不同输出特性，每一重量类别可能必须加上或减去 2、4、或甚至更多的千伏特值，以便拍出一致性和高质量的 X 线片。这份表显示重量类别从 90 到 330 磅，厚度厘米数从 16 到 38 厘米。

表 277　前－后技术值表，患者体重从 90 到 330 磅之间，体重决定 KVP 值，身体厚度决定曝光时间（1磅 ≈ 0.45 千克）

磅	KVP	厚度	以秒为单位	
		公分数	100 mA.	200 mA.
90 ~ 99	70	16	1.3	0.6
100 ~ 109	72	17	1.4	0.7
110 ~ 119	72	18	1.5	0.7
120 ~ 129	74	19	1.6	0.8
130 ~ 139	76	20	1.7	0.8
140 ~ 149	78	21	1.8	0.9
150 ~ 159	80	22	1.9	0.9
160 ~ 169	82	23	2.0	1.0
170 ~ 179	84	24	2.1	1.0
180 ~ 189	86	25	2.2	1.1
190 ~ 199	88	26	2.3	1.1
200 ~ 209	90	27	2.4	1.2
210 ~ 219	94	28	2.5	1.2
220 ~ 229	98	29	2.6	1.3
230 ~ 239	100	30	2.7	1.3
240 ~ 249	104	31	2.8	1.4
250 ~ 259	106	32	2.9	1.4
260 ~ 269	106	33	3.0	1.5
270 ~ 279	108	34	3.1	1.5
280 ~ 289	108	35	3.2	1.6
290 ~ 299	110	36	3.3	1.6
300 ~ 309	112	37	3.4	1.7
310 ~ 319	114	38	3.5	1.8
320 ~ 330	116			

依患者的体重来设定千伏特值，平均厚度数决定曝光时间。尽可能选择 100 毫安 (mA.) 而非 200 毫安 (mA.)，因为这样允许在大部分的情况可使用较小的焦点，当然，这样会产生更清晰的 X 线片。

但是，当患者难以稳定时，例如肌肉营养不良或萎缩，或是当他们的动作无法控制时，例如痉挛性斜颈或儿童运动机能亢进，时间须减到最小值。因此，增加毫安值到 200，则曝光时间可以减少一半；增加 12 千伏特于 KVP 值，则时间也可以减少一半。

值表所示的曝光时间，对于 100 和 200 毫安以 0.1 秒的幅度递增。如果您的定时器不是以 0.1 秒的幅度递增，使用最接近值表所示的时间。千伏特值也必须随着调整。

表 278 所示的曝光技术，使用于婴儿和体重至 89 磅的儿童。千伏特值随着体重变换，为了减少晃动到最小量，每次曝光计时器设定在 0.5 秒，毫安设定在 100。曝光距离 (FFD) 调到 72 英寸；但仰躺在平台体重 35 磅以下的婴幼儿，曝光距离调到 60 英寸。

表 278　前 – 后技术值表，婴儿和儿童体重从 8 到 89 磅之间

磅	KVP	秒	mA.	FFD
8 ~ 10	46	0.5	100	60"
11 ~ 14	50	0.5	100	60"
15 ~ 24	62	0.5	100	60"
25 ~ 34	66	0.5	100	60"
35 ~ 44	78	0.5	100	72"
45 ~ 54	82	0.5	100	72"
55 ~ 64	88	0.5	100	72"
65 ~ 74	92	0.5	100	72"
75 ~ 84	96	0.5	100	72"
85 ~ 89	100	0.5	100	72"

对正患者拍摄前 – 后影像

当对正患者在射线光阑台的前面时，有两项非常重要的因素不可忽略。其一，**患者不可压靠着光阑台的前面**；其二，**患者的脚跟后缘必须平行于 X 线片**。如果患者太向后或太紧密压靠着光阑台，在 X 线片所看到的骨盆旋转可能是不准确的旋转方向和程度。此外，患者的脚跟后缘必须对齐平行于 X 线片（亦即，平行于光阑台），以致真实的骨盆旋转能呈现。

虽然患者的后脚跟要平行于 X 线片，但双脚应保持在它们的自然位置，不用刻意平均"张开"，也不用修正为内八字或外八字。

对正患者使骨盆旋转能正确呈现的最有效方式。首先，患者站在光阑台前面的中央，靠近但不要接触到光阑台。然后，请他以非常小的碎步向后，直到身体某个部位轻触到光阑台；也就是说，仅轻触到光阑台而非靠着它（图 279）。同时，脚跟必须在一直线平行于 X 线片，分开约 4 英寸。在这个姿势，患者能够舒服和自然站立，还可借光阑台轻轻固定。通常是，左右臀大肌之一、或有时两者，轻触到光

阑台；但有时是，胸椎肌肉先轻触到它；这要视患者站立的位置、排列、和姿势等而定。

有时候，当患者以不痛的姿势拍摄，因正确的姿势是不能忍受的，则医师认为引起症状

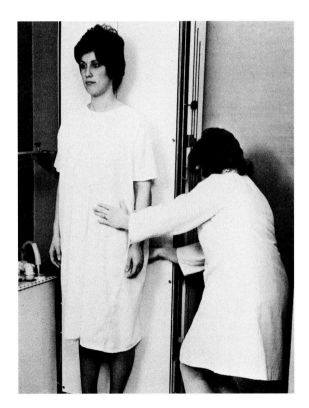

图 279　医师引导患者向后退直到身体某个部位轻触到光阑台

的半脱位所在部位应置于 X 线片的中央。当患者能较正常站立时，补拍第二张 X 线片，以免诊断错误。

患者以正确姿势站立后，必须使光阑台垂直对正患者。首先，必须确定两坐骨的下缘会包含在 X 线片上。确定患者的坐骨位置，然后，上下移动光阑台使 X 线片能涵盖坐骨下缘约 1 英寸，这通常大约在臀皱襞的水平处。再来，查看患者是否太高而使乳突不能涵盖在 X 线片上 (大约在将画出之横贯枕骨髁线的水平处)。如果患者很高，X 线片范围无法包含寰椎或枕骨髁，就依照前 - 后 X 线片的片匣范围，上面颈椎的遗漏部分可以补拍一张 "少量范围" 的 X 线片。

如果患者很矮，将画出之枕骨髁线上方有相当多的 X 线片空间区，降低 X 线片匣使 X 线片的上下空间区相等；换言之，枕骨髁上方和坐骨下方有均等的 X 线片多余区 (图 280)。

对正 X 射线管

当患者和光阑台在正确的位置时，现在必须对正 X 射线管于 X 线片。射线管距离 (FFD) 应该设定在 72 英寸，在这个距离影像歪曲变形和扩大是最低的。如果在这个距离 X 射线单位没有足够的输出能量，则可以缩短距离，所提供的射线距离不要少于 60 英寸。

然后，垂直对正 X 射线管，使 X 线束中心落在 X 线片中央之下两英寸。X 线束中心在 X 线片中央的这个距离，对骨盆的透射力较强，颈部较弱，结果有较佳的均衡曝光。由于 X 线投射区域的角度，射线管距离在 60 到 72 英寸，也会获得极佳的胸椎投影。

当依照技术值表 278 所提供的系数为儿童或婴儿拍摄 X 线片时，应将他们置于 X 线片正中处，且 X 线束中心应落在 X 线片中央之下 1 英寸、或剑突的水平处附近。

头部姿势

曝光前，患者头部必须在适当位置以确保寰椎影像之呈现。头部姿势的改变只能弯曲或伸展颈部。绝不可有转动的动作，如此可能改变寰椎和其他脊椎骨呈现在 X 线片上偏移的补偿性特征。因为，前 - 后曝光拍摄时，口要张开，下排牙齿才不会遮住寰椎的影像；但是，若颈部弯曲太过，寰椎可能被上排牙齿遮住；另一方面，若颈部伸展太过，枕骨鳞会下降且重叠于寰椎。因此，颈部必须适当的弯曲或伸展，使寰椎位于上排牙齿和枕骨最下缘之间的中间地带。

没有牙齿的患者，头部位置较易对正。然而，上排牙齿完整的患者，要找出最佳位置则可能要一些练习。有些患者，当被要求张大嘴巴时，同时会伸展颈部，以致枕骨下降。为了避免这种情形发生，医师应站在患者前方，用手指支撑枕骨和寰椎后弓；然后，指示患者张开嘴巴，若感觉枕骨下降会覆盖寰椎，医师可轻轻弯曲患者的颈部来修正 (图 281)。

确立患者最适当的头部位置之后，应告知他维持这个姿势，和下腭向下张而使嘴巴张开。同时，手臂在两侧放松、两膝固定不动、和保持自然呼吸。现在可以进行前 - 后曝光了 (图 282)。

对正患者拍摄侧面 X 线片

实际上，侧面 14"×36"X 线片是组合两次 14"×18" 曝光拍摄的单一张 X 线片。第一次曝

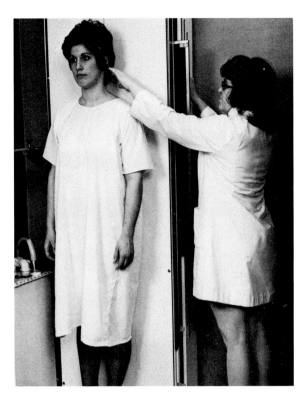

图 280　垂直对正 X 线片匣，枕骨髁上方和坐骨下方有均等的 X 线片多余区

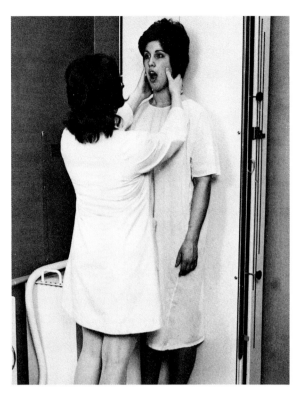

图 281　修正头部位置，以便寰椎影像没有被枕骨或上排牙齿遮住

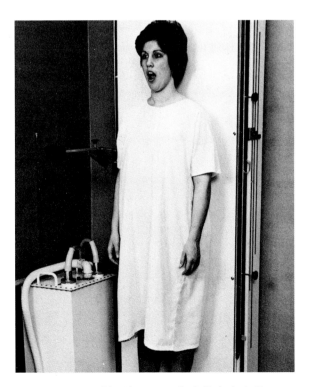

图 282　拍摄前－后 X 线片的患者姿势

光，拍摄颈椎且向下至大约第九或第十胸椎骨；接着再一次曝光，拍摄骨盆、腰椎、和较低胸椎部位。应告知患者这个情形，并要求上部曝光完成之后不可移动脚步离开光阐台。**两次曝光取代一次曝光是为了得到椎间盘间隙的较佳影像**，由于，单次只拍摄半部脊椎时，X 线束中心的投射角度较呈直线于椎间盘。

上部（颈、胸椎）曝光

拍摄前－后影像之后，紧接着，设定好 X 线机做侧面 X 线片的第一次曝光。表 283 说明侧面颈胸椎曝光技术值，体重范围从 90 到 200 磅以上。仅依体重来决定系数，并没有测量身体的厚度值，值表所列的时间系数为 100 和 200 毫安。

171

表283　上部和下部曝光的侧面技术值表

上部（颈、胸椎）曝光

以秒为单位

体重	KVP	100 mA.	200 mA.
90 ~ 99	88	1.0	0.5
100 ~ 129	90	1.0	0.5
130 ~ 159	90	1.5	0.7
160 ~ 179	92	2.0	1.0
180 ~ 199	92	2.5	1.2
200PLUS	94	3.0	1.5

下部（胸、腰椎）曝光

KVP	以秒为单位
增加 10 于前 – 后 X 线片的 KVP 值	增加为前 – 后 X 线片时间值的两倍

针对体重范围从 8 到 89 磅的婴儿和儿童，侧面 X 线片和前 - 后 X 线片使用相同的技术值，仅针对每一重量类别加上 2 千伏特于 KVP 值（图 278）。婴儿和儿童的侧面 X 线片，因为他们的尺寸小，以单次曝光取代两次曝光。

安置患者拍摄侧面 X 线片之前，医师应检查患者是否有脊椎侧弯。若发现脊椎侧弯，**患者以侧弯的凸侧接近光阑台站立**，这样可使歪曲变形减至最低程度及椎间盘间隙会有良好的影像呈现。若患者没有脊椎侧弯，以任一侧接近光阑台站立都可以。

定位患者姿势，以便腰椎呈直线于光阑台中央，后脚跟在一直线且呈直角于 X 线片。接近光阑台的肩膀应轻触光阑台以帮助固定患者。两臂抬起置于大约剑突水平处的横杆上（图284）。

患者的身体不可转动，通过双肩的直线应垂直于 X 线片。患者头部以自然的方式，近似

向水平的位置摆放（图 284）。

患者姿势定位之后，必须将 X 线片匣垂直对正。侧面 X 线片匣的前面，也就是"F 型" X 线片匣，在电木表面顶端算来 8 英寸处标记一水平线。此线标示上部慢速度感光胶卷和下部超高速度感光胶卷之间的"分段"或分界。X 线片匣必须降低或升高，使此线大约在第七颈椎骨体下缘的水平处。当从侧面观察一般患者时，这就是颈椎和稠密肩膀地带的分界点。

X 线片匣定位后，须对正 X 射线管来曝光 X 线片的上半部。X 射线管距离 (FFD) 设定在 60 英寸；然后，瞄准仪或探照系统调整到可涵盖 14"×18" 面积。垂直移动 X 射线管的位置，以便 X 线束中心能通过片匣电木表面顶端算来 9 英寸处的直线。这条直线位于"分段"线之下约 1 英寸处，应标记此线在 X 线片匣的外面，使 X 射线管易于对正。现在可以进行第一次曝光拍摄了。

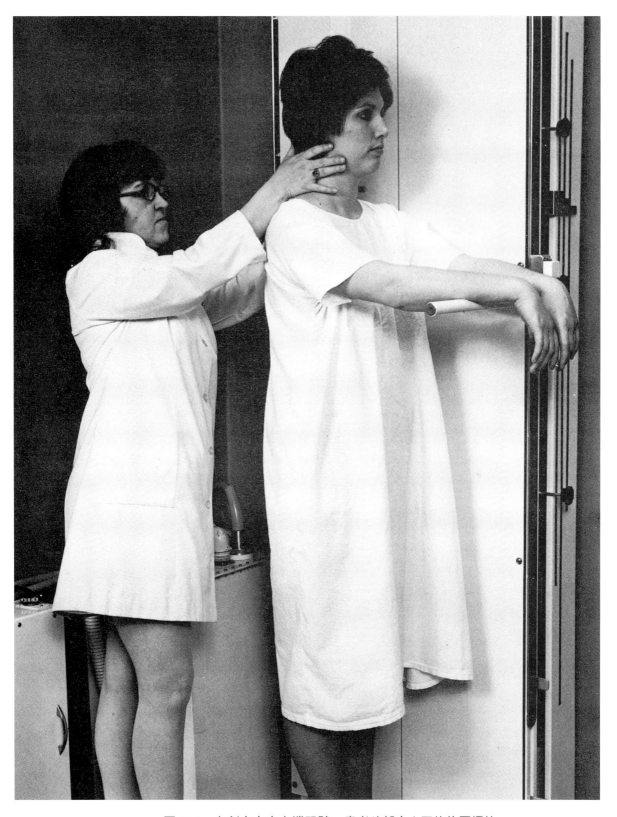

图 284　在剑突高度支撑双臂，患者头部向水平的位置摆放

下部（胸、腰椎）曝光

第一次曝光完成之后，叮咛患者不可移动脚步离开光阑台。然后，医生设定机器的曝光系数，进行复合 X 线片的下半部。表 283 说明，如何计算 X 线片的胸腰椎部分之技术值。增加 10 千伏特于患者前－后 X 线片的 KVP 值，MaS 值增加为两倍。例如，如果前－后 X 线片设定为 90KVP、100 毫安 2.4 秒，则侧面 X 线片的胸腰椎部分设定为 100KVP，200 毫安 2.4 秒。

如前所述，当体重在 8 到 89 磅之间的婴儿和儿童拍摄侧面影像的 X 线片时，增加 2 千伏特于前－后 X 线片的 KVP 值，但维持相同的时间 (0.5 秒) 和毫安值 (100mA)。"分段"线仍定位在第七颈椎骨体的水平处，但 X 线束中心对准第二胸椎骨。单次曝光拍摄 X 线片，瞄准或探照范围为 14" × 36"。

X 射线管和 X 线片匣现在必须重新对正，以便进行下部曝光拍摄。**首先，须将 X 线片匣升高 4 英寸**，如此是为了确保整个脊椎投影在 X 线片。由于曝光是在两次不同的高度所拍摄，若是 X 线片匣没有上移 4 英寸，重叠的影像会导致 X 线片漏失部分的脊椎影像。

升高 X 线片匣之后，然后，降低 X 射线管 14 英寸，以便 X 线束中心呈直线于 X 线片下半部的中央。下部 "14x18" 曝光的中央位于电木表面底端算来 9 英寸处。这条直线被标记在 X 线片匣的前面，使 X 射线管易于对正。X 射线管在这个位置，可以进行第二次曝光拍摄了。

膝部的前－后 X 线片

由于为四肢关节进行 X 线拍摄是非常基本的，其定位步骤被说明在许多其他教科书中，在此不再叙述。然而，在冈斯德诊所，有关四肢的 X 线拍摄，设定 X 射线管距离为 60 英寸，所使用的曝光值编印技术值表，如表 285 所示。

膝部是例外的，以站姿进行 X 线拍摄，设定 X 射线管距离为 72 英寸。为了有效的 X 线片，拍摄承担体重的膝部，应遵照下列步骤。

表 285　有关四肢关节，冈斯德诊所使用的技术值表

关节	KVP	秒	mA.	FFD
膝部（前－后，站着)*	74	0.5	100	72"
肩部（前－后，站着)*	68	0.5	100	72"
膝部（前－后，靠着）	54	0.2	100	60"
（侧面，靠着）	56	0.2	100	60"
胫骨－腓骨（前－后）	48	0.2	100	60"
脚踝－足部（前－后）	52	0.2	100	60"
（侧面）	54	0.2	100	60"
中跗骨（前－后）	44	0.2	50	60"
肘部（前－后）	52	0.2	100	60"
（侧面）	54	0.2	100	60"

关节	KVP	秒	mA.	FFD
腕部（前 – 后）	40	0.2	100	60"
（侧面）	42	0.2	100	60"
掌部 – 拇指（前 – 后）	46	0.1	50	60"
踝骨刺（侧面）	42	0.3	100	60

* 请注意：曝光使用标准速度感光胶卷。所有拍摄没有使用光阑台，但以站姿拍摄膝部和肩部除外。

患者以前 - 后位置站立，两脚分开约 4 英寸，脚跟后缘的连线平行于 X 线片。然而，双脚必须**垂直**于 X 线片，且它们须互相**平行**。使用 14" × 17" 标准速度感光胶卷的 X 线片匣进行曝光拍摄。X 线片匣置于中央，以便膝部关节位于 14" × 17"X 线片上下缘之间的中间地带，设定曝光技术值为 74 千伏特、100 毫安 0.5 秒和 FFD 值为 72 英寸。

仪器之使用

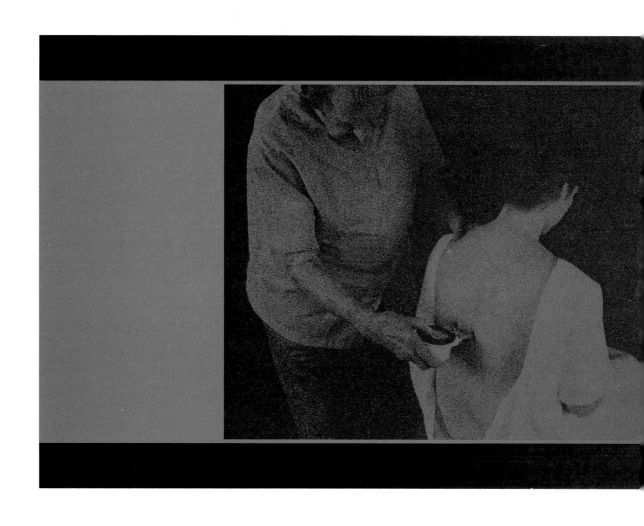

科学 & 艺术的脊椎矫正

科学 & 艺术的脊椎矫正

第十一章

仪器之使用

脊椎矫正仪器之用途

任何一位寻求脊椎矫正照顾的患者，心中最重要的问题就是医师能否帮助他。脊椎矫正医师对这个问题的解答，以及他是否受理个案的原则，取决于一项基本原则的思考：这名患者有半脱位吗？幸运的，这里有个方法让脊椎矫正医师能高度确定是否有半脱位存在。

每一个半脱位均会产生其存在的客观证据，这个证据会以很多方式显现。最可靠的征兆就是脊椎旁组织的温度异常形态。

冈斯德医师之作法，运用温度记录器证实脊椎半脱位的存在，以及指明它们的正确位置。当知道精确位置时，脊椎矫正医师就能确认患处的脊椎骨，而施加必要的矫正。

大部分的半脱位在矫正完全之前需要多次的调整，在调整脊椎骨的过程中，温度记录会显现矫正的进展如何。最后，**当脊椎骨被矫正且完全复位时，温度记录不再显现读数偏移的存在，指明没有必要再调整**。

除了上述的功能之外，温度记录器之用途也提供半脱位的质和量之描述。亦即，读数会指明半脱位的强度是轻微或严重，也可以显现它究竟是急性或慢性。

因此，可以看出，脊椎矫正仪器之用途提供很多重要的功能。读数可显现是否存在半脱位、存在于何处、若半脱位被矫正则何时完全复位。它们也可指明半脱位是急性或慢性、轻微或严重。

本章将建立温度记录器的操作理论，并教导冈斯德诊所提供的仪器操作技术。

179

身体表面的温度

热是体内细胞新陈代谢而附带产生。当细胞组织释放热时，会传送到身体表面，并散发或传导到周围。当产生热过多时，例如运动，大量的热必须被排除，才能使体温维持在正常范围内。在这些情况下，透过交感神经系统的作用，降低血管收缩，让更多的血液被运送到皮下静脉丛，使过多的热经由身体表面散发。

由于新陈代谢热扩散到身体表面的方式，以及静脉丛大量分布遍及皮下组织，从表面一处到他处皮肤温度的差异是极小。确实发生温度差异时，程度上通常是渐进且温和的。此外，当不同的表面温度确实存在时，两侧都会呈现；即是，身体一侧的温度变化，也会呈现于对侧相同结构的表面区域；例如，虽然双臂的温度可能不同于双腿，但双臂彼此的温度应是相同的。

有一项显著的例外，是一些较大皮下静脉之上的皮肤温度。由于静脉在身体两侧的分布不同，它们通常会导致两侧皮肤温度的差异，以热感应法和红外线感应法这是很明显。然而，针对我们的用途，这些差异的影响很小，将在随后说明。

温度差异

出现在身体表面的温度差异通常是局部引起的，较小的组织区域会比邻近组织产生较多或较少的热。例如，比邻近处较收缩的肌肉会有较高的新陈代谢率，因而会产生较多的热。

肌肉新陈代谢率的不同，可能导因于骨骼系统的解剖学变异。例如，解剖学短腿会造成身体肌肉收缩情况的差异，结果是单侧温度的改变。这样的温度差异也可能归于生理学偏位所导致的肌肉不平衡，骶髂偏位可能导致一腿或一侧脊椎的肌肉必须更费力支撑身体重量来抗拒地心引力。在解剖学和生理学上，这些和类似的身体结构变异，将会是许多单侧皮肤温度改变的原因。

单侧身体表面温度改变的另一个原因，是皮下血管以舒张或收缩来反应皮肤的局部受热或受冷。这是局部血管收缩神经的反射作用来协助控制身体温度；此外，局部流汗的反射作用，透过蒸发冷却，也会改变单侧的皮肤温度。

还有许多其他情况会造成局部的皮肤温度改变；包括受伤，如挫伤或烧伤，血管障碍所造成局部的充血或缺血；也包括真菌或细菌感染，以及其他许多类型的发炎性损害。

半脱位改变身体表面温度

除了上述情况外，脊椎半脱位也会导致身体表面局部的温度变化。**半脱位乃是脊椎的损害，它引起炎症反应在椎间盘突出和神经压迫的接触位置，**神经压迫和发炎会改变神经的功能，以及妨碍受刺激的末梢神经之正常传导。此外，一般认为**压迫和炎症会改变神经本身的新陈代谢率，**如前所述，新陈代谢率的改变会引起新陈代谢热变化。神经炎症和神经新陈代谢热的改变都会引起温度变化，并可从皮肤表面测得。

急性半脱位时，所有炎症的特征都会呈现，包括热、红、肿、痛和功能障碍。神经的新陈代谢率升高，产生热较正常率高，热会从受损组织（即神经被椎间盘压迫处）传导到周围组织（图286）。

当半脱位转变为慢性时，急性炎症的症状会消失，以及神经的新陈代谢率会降低。因此，神经的新陈代谢热较正常少，并且热会从周围组织流向受损组织 (图 287)。

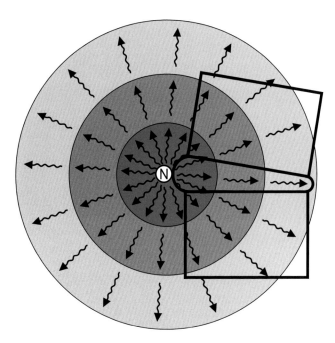

图 286　急性半脱位，热会从受损组织的区域散发到周围，源于患处神经 (N) 的新陈代谢率升高

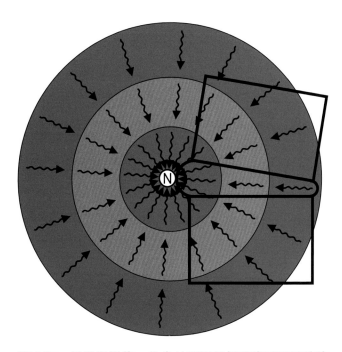

图 287　慢性半脱位，热会从周围组织散发到受压迫的区域，源于患处神经 (N) 的新陈代谢率降低

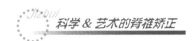
找出半脱位

神经温度感应器

由于半脱位引起身体表面的温度改变，意味着运用温度记录器可找出半脱位。冈斯德医师之作法，所选用的仪器为**神经温度感应器**（图288）。神经温度感应器为两个温度计组串联一个微伏特计组成，温度计组安装在两个输入感应端，以致伏特计指针会偏移向接收较多热量的感应端。测量器所呈现的偏移量和两感应端的温度差是成正比，因此，神经温度感应器可说是**温度差异记录器**。

由于我们所关心的是找到半脱位，以及半脱位表示着神经新陈代谢的改变，它的

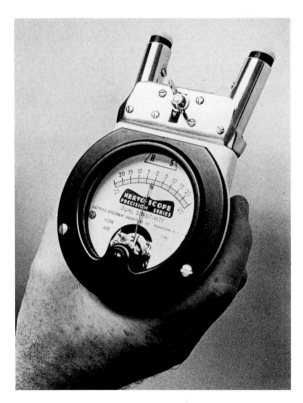

图288　神经温度感应器

影响会传导到表面，所以我们比较神经正上方组织的温度。我们就是比较脊椎左侧和右侧神经周边的温度，亦即，比较左侧和右侧神经。

藉比较两侧神经，我们将会知道是否存在半脱位。事实上，**半脱位几乎一直是影响脊椎一侧神经多于另一侧**。若两侧确实呈现均等的影响，这是很少见的，有一项仪器操作技术仍可显现半脱位，稍后将说明。

神经温度感应器的读数

当温感器沿着"正常的"脊椎（即脊椎没有半脱位）移动时，指针移动被绘制为记录图，它可能呈现如图289。当温感器沿着脊椎周围组织垂直移动时，指针移动可能是渐进的，表示温度有轻微的变化，起因于肌肉不平衡、血管舒缩反射作用和类似的原因，以缓和且渐进的方式影响表面温度。为了简化之便，我们称这些温度变化为"肌肉－血管舒缩"读数。一个人脊椎两侧周围温度呈现完美的平衡，且形成指针完全不偏移的读数，这是很少见的情形。

图290，表示脊椎有半脱位所绘制的记录图。半脱位所形成读数的基本辨识特征：温感器沿着脊椎移动时，在极短的垂直距离，指针偏移随即又回来。**指针右移或左移的水平距离，与温感器读数是否代表半脱位无关**。但是，在相当短的感应端垂直移动距离之内，指针必须偏移随即又回来，这种急剧且快速的指针偏移才是半脱位读数的特征，而且它和其他温度变化的读数是有所区别的。

图290代表不同类型的半脱位读数。

在第二胸椎水平处的半脱位读数，是最典

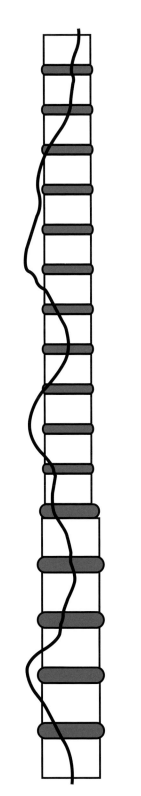

图 289 脊椎没有半脱位，指针移动的记录图，温度变化是轻微且渐进的

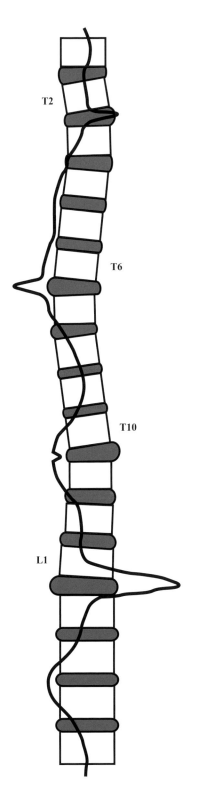

图 290 脊椎有半脱位，指针移动的记录图，在 T2、T6、T10、和 L1 的椎间盘水平处可看到半脱位读数的特征

型的代表。它显示，在很短的垂直距离之内，指针急剧偏右且随即返回。从 0 到 25 度的刻度，指针摆动横过大约 10 度。指针偏移向楔形宽口侧，亦即，向椎间盘突出侧（经 X 线片证实），指明半脱位较正常情况产生更多热，故属急性半脱位。

在第六胸椎的读数，程度上是缓和的，但呈现指针急剧偏移和返回。然而，这个急剧偏移发生在指针正处于一个广的"肌肉 - 血管舒缩"偏移途中。急剧偏移另一个 10 度之前，指针的刻度向左大约 10 度，若没有"肌肉 - 血管舒缩"热，指针应是偏移左大约 20 度。指针偏移向椎间盘突出侧，因此是急性的。

在第十胸椎的半脱位读数指明，肌肉热偏移左大约 10 度，而指针返回偏移右 4 度。若不受肌肉热影响，应是返回偏移右 14 度。同样的，指针急剧偏移向椎间盘突出侧。

在第一腰椎的读数呈现慢性半脱位。指针偏移远离椎间盘突出侧，指明右侧正常温度明显高于左侧异常温度，指针偏移右 25 度。

在第三腰椎椎间盘的水平处，记录图是渐进的曲线，代表"肌肉 - 血管舒缩"读数，而非半脱位读数。指针偏移是缓和且渐进的，而非急剧且快速的。

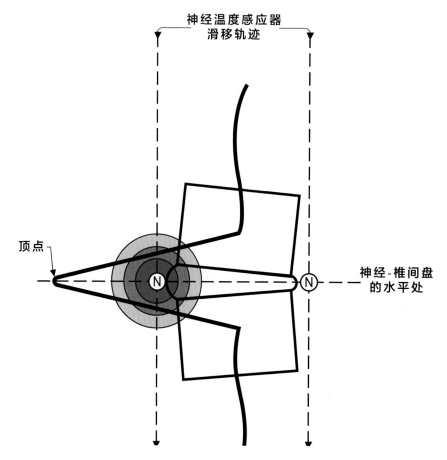

图 291　当温感器沿着脊椎垂直滑移时，"顶点" 会呈现在椎间盘突出和神经压迫的水平处

偏移的顶点

急性半脱位所增加的新陈代谢热，从发炎的神经散发到周围组织。热从热源散发出来，强度会渐弱。若感应端接近热源，指针会偏移向此侧，当感应端在发炎神经的正上方时，会到达最大热度点，且指针也对应偏移，这时指针移动最大量的点称为偏移的"顶点"。图291说明，当感应端接近热源时，指针的偏移情形，以及偏移顶点如何发生在神经的正上方。

慢性半脱位的实例，指针移动情形相同如急性半脱位，只是偏移会发生在相反方向，位于神经正上方的顶点就是新陈代谢热的最低点。

要确定清楚指针移动的侧偏方向为何，它会指出急性或慢性半脱位。临床上证实，当X线片呈现椎间盘侧向楔形存在时，椎间盘间隙的宽侧就是神经压迫侧；单侧征状、温感器读数所在的椎间盘水平处和X线片上的证据，三者相互关连可清楚指明此情形。因此，若神经压迫是急性的，它会产生增加的热，且指针偏移向神经压迫的同侧；若神经压迫是慢性的，它会产生较少的热相较于正常侧，且指针偏移向对侧。(温度测量研究已经指明，慢性半脱位和在神经压迫侧的低于正常温度是相伴相随的。)因此可以了解，**指针偏移不仅指明读数的强度，也指明半脱位存在时间的长短**。

源于半脱位的双侧温度改变

少有的实例，椎间盘向后突出而非向侧边突出，导致脊髓压迫，一般称之为"髓压"。髓压引起双侧温度改变，而非只限于单侧，这类实例以一般方式操作神经温度感应器往往测不出来，当有双侧神经压迫的症状显现时，就必须怀疑是这种情况。当这种情况发生时，倾斜

温感器沿着脊椎滑行，使脊椎骨上、下椎做比较，以这个方式操作，指针的偏移顶点会位于髓压的水平处(图292)。

有时候，当髓压存在时，会发生血管舒缩现象。在髓压的水平处，指针偏移向一侧或另一侧10度、15度或更多，而且维持指针偏移从髓压的水平处一直到骶骨的水平处(图293)。无论何时，呈现这种类型的读数，就必须怀疑是髓压。任何一处的脊髓均有可能发生髓压，但通常发生在上部颈椎地带。请注意这个有趣现象，有问题的脊椎骨被矫正之后，持续的偏移几乎是立刻消除，以及单侧的血管舒缩压障碍会被修复。

先前提到，有时较大的皮下静脉会产生局部热于皮肤表面。这在使用神经温度感应器时不会成为问题，因为脊椎周围组织有一层皮下脂肪覆盖于静脉之上，而将热扩散以致不会有局部的影响。

医师必须牢记在心，半脱位读数是非常特别的。一旦了解它们的形成原因、读数记录图形状为何和其他温度变数如何影响它们的记录图呈现，就可区别半脱位读数不同于其他温度变数。

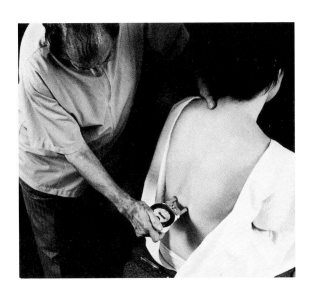

图292 当怀疑有"脊髓压迫"时，必须倾斜温感器来比较上、下椎的温度

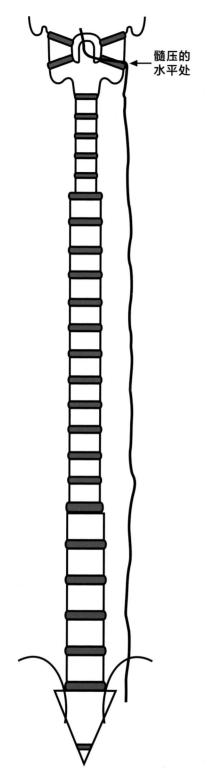

髓压的
水平处

图293　髓压有时会产生这种类型的温感器读数，
源于单侧血管舒缩障碍

神经温度感应器之操作

使用神经温度感应器之前，温感器前面的灵敏度开关设定在"H"位置，指明高灵敏度。（"S"位置为标准灵敏度，只有在"肌肉－血管舒缩"变化过大，导致指针移动过度和太剧烈时才使用。降低温感器的灵敏度有时会使半脱位读数较不连贯。）**感应端设定在最宽的距离**，且旋紧翼状螺丝帽。当使用温感器时，患者应以坐姿，但下背部情况严重的患者以可支撑体重及有利于检查的姿势。感应端先放在大约第七颈椎的水平处，从此处开始往下"滑动"或垂直移动。开始滑动之前，无论如何，应确定指针是完全静止的状态；开始垂直移动之前，必须使感应端在皮肤上停留数秒钟之久；而且，一定要确定感应端臂呈90度于身体表面，使空气渗入的机会减到最小（图294）；握温感器时，手不可触到感应端臂是很重要的，以免影响读数灵敏的精确度。

进行往下滑动时，神经温度感应器必须倾斜来顺应脊椎曲线（图295）。这样允许左、右侧脊椎神经彼此互相比较，而非上、下神经的比较。

当呈现疑似半脱位读数时，在相同地带重复滑动数次，以便读数被读错或误解的出错概率降至最低。**重复滑动**较易查明假的读数，以及使真正的半脱位读数较易辨识；这是因为**末端的摩擦会消除"肌肉－血管舒缩"读数的影响**，和其他变数的影响也会降至最低。

若读数源于真正的半脱位，不会因重复滑动而"消除"。事实上，滑动次数愈多，读数就变得愈明显。连续滑动的摩擦可能改变血管舒缩热，但是偏移仍就维持，且顶点会在相同的正确水平处。当读数被认为是源于半脱位，却因随后重复滑动而消除或模糊不清时，则可能

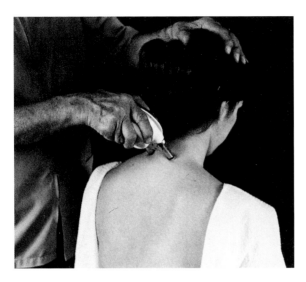

图 294 握温感器一定要呈 90 度于身体表面

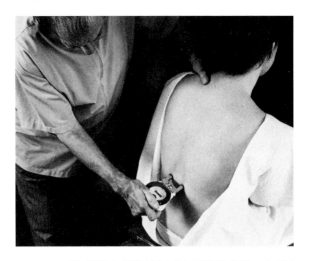

图 295 温感器必须倾斜来顺应脊椎曲线，以便一直是比较左、右侧神经

是"假的"半脱位读数，乃源于血管舒缩热或一些其他变数。

只有正常的神经新陈代谢被修复之后，真正的半脱位读数才会降低或消除， 而通常唯有藉调整和矫正半脱位脊椎骨才有可能如此。

当医师确定发现半脱位时，他应该用皮肤标记画笔在患者皮肤的偏移顶点水平处加以标记，此点正好位于神经发炎和椎间盘突出处。顶点记号应标记在指针偏移向脊椎的那一侧，离中心线足够距离，以免重复滑动越过画笔记号；否则，感应端头会被画笔蜡阻塞，影响温感器的灵敏度。

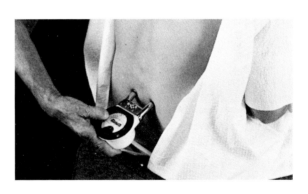

图 296 温感器的滑动范围要涵盖骶髂关节

持续往下滑动到骶髂关节下方，寻找半脱位的工作才算完成 (图 296)。

检查完胸、腰、和骶髂部位之后，应使用温感器检查颈椎。为了正确适合患者颈部，必要时应缩短感应端臂的距离。从第七颈椎下方开始滑动，往上进行一直到枕骨为止。神经温度感应器滑到枕骨时应保持水平，以及不可向下倾斜企图得到更高处读数 (图 297)。最高处读数可能是位于寰椎－枕骨关节的第一颈神经，将温感器往上移到枕骨鳞是不必要的。

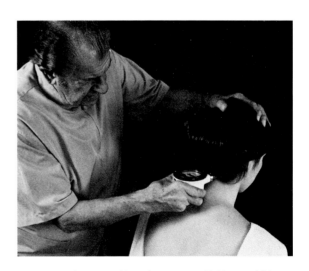

图 297 往上滑到枕骨为止，且涵盖第一颈神经。神经温度感应器要保持水平，且不必往上滑到枕骨鳞

仪器操作的错误

操作神经温度感应器发生错误最常见的原因之一，就是移动温感器太快，没有足够的时间让指针来反应温度变化，很显然，这会造成半脱位读数被错失。滑动必须一直是很缓慢进行。在颈椎部位，一个小范围内却须更多的观察，滑动速度为每英寸约3秒或甚至更慢。在胸椎和腰椎部位，最快速度为每英寸约2秒。

除了移动温感器太快之外，还有若干其他常见的操作错误，若医师不留意，其中的任何一项均会导致不正确的结论。这些操作错误会造成半脱位读数被错失、产生假的读数或造成半脱位读数被标记在错误的水平处。

应避免下列操作错误：

1. 操作温感器时施加不平均的压力，造成感应端的一端摩擦过大。

2. 未施加足够的压力，因此使空气渗入。感应端头须贴紧陷入皮肤，使皮肤完全覆盖住温度计。

3. 感应端没有适合贴紧颈椎，使空气渗入。

4. 未重复滑动足够的次数来减少周围温度的影响而"显示"读数。

5. 没有保持等速滑动。

6. 将皮肤损伤和局部发炎标记为半脱位读数。

7. 没有在顶点处标记读数，源于皮肤松弛或皮肤弹性过大（如婴儿）。在这种情况，可以将温感器沿着脊椎"点"滑移；也就是，当温感器沿着脊椎垂直滑移时，每滑移数毫米就将温感器离开皮肤再接触。这种方式可以很精准的定位顶点处。

8. 发现半脱位读数之后（指针返回之后），停止移动温感器，而且标记顶点记号在感应端头的水平处。在这种情况，感应端已经超过顶点处，在颈椎部位为其下约1/4英寸处，而胸腰椎部位为其上约1/2英寸处。

9. 标记"折返处"为顶点。折返是从顶点返回的指针移动。指针折返有时会超过起始点，源于对侧的"肌肉－血管舒缩"热，且时常被误认是半脱位读数（图298）。

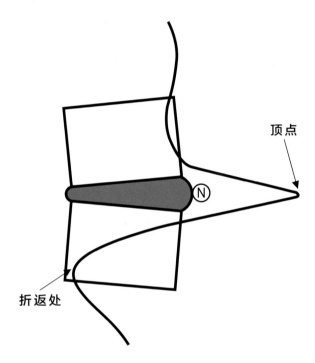

顶点

折返处

图298 "折返处"读数有时被错误标记为顶点读数

10. 未能保持神经温度感应器沿着脊椎中心滑动，尤其是有脊椎侧弯的情况时。医师必须学习同时注意滑动路径和指针动态。

确认半脱位脊椎骨

在患者的背部表面找到患处神经的位置之后，接着，医师必须确认是哪一个脊椎骨发生神经压迫。知道神经的水平处也就是告诉我们椎间盘的水平处。由于我们知道有问题的脊椎骨正好位于患处椎间盘上，藉明了哪个棘突对应哪个椎间盘，我们便可确认半脱位脊椎骨。例如，若我们以触诊确认出所有的棘突，则任一脊椎骨有半脱位时，我们就可以知道何处呈现神经压迫；反之，若我们知道何处有神经压迫(由温感器得知)，我们就可以确认患处椎间盘上的脊椎骨所属棘突是哪一椎。

范例

患者有半脱位读数出现在中胸椎，经触诊，我们确认读数上方的棘突属第 7 胸椎，而读数下方的棘突属第 8 胸椎。哪一椎是半脱位呢？我们知道它一定是第 8 胸椎，因为，第 8 胸椎椎间盘的水平处是位于第 7 和第 8 胸椎棘突之间。

另一位患者有读数出现在下腰椎。我们确认且发现第 5 腰椎棘突在读数下方，接着，往上数，发现第 4 腰椎棘突在读数同高处，以及第 3 腰椎棘突在读数上方。明了第 4 腰椎骨的结构，我们知道第 4 腰椎一定是半脱位脊椎骨，因为，它的椎间盘和它的棘突下缘位于相同的水平处；此外，这个读数若属于第 5 腰椎则太高了，若属于第 3 腰椎又太低了。

第三位患者，读数出现在枢椎棘突略下方。解剖学的知识告诉我们，第 3 颈椎椎间盘位于第 3 颈椎棘突的下方，枢椎椎间盘位于枢椎棘突的下方。因此，我们的结论是，这个读数源于枢椎半脱位。

上述方式被运用来，判别哪一个脊椎骨必须调整。由于解剖学变异是很常见的，应仔细考量每一位患者是否不同于所认定的"一般标准"，企图将棘突对应椎间盘的水平处时，须很谨慎参照患者的 X 线片。然而，下列方法可作为大多数人的一般准则。

寰椎–枕骨：二者的读数所在很接近，在枕骨略下方。必须运用 X 线片来区别二者以找出半脱位。

枢椎至第 3 胸椎：读数在棘突下方。

第 4 胸椎：读数所在相同于棘突的水平处。

第 5 胸椎至第 9 胸椎：读数显现在半脱位脊椎骨棘突上方的棘间间隙。

第 10 胸椎至第 12 胸椎：读数所在位于棘突的水平处。

第 1 腰椎至第 5 腰椎：读数显现在棘突的下缘 1/4 水平处。

骶髂部位：读数会显现在骶髂关节上、下缘之间的任何位置。

图 299 显示，棘突的位置对应每一脊椎骨的椎间盘和神经水平处。一旦明了棘突和椎间盘水平处如何对应，就知道如何确认半脱位脊椎骨。

点数脊椎骨

患处神经(即突出的椎间盘)所属的脊椎骨被确认之前，邻近读数的棘突必须被正确辨识。这项程序不可出错，因为其结果会决定患者能否得到正确的调整。定位半脱位脊椎骨的方法，乃借由触摸棘突，找到辨识上不会有困难的脊椎骨，并运用脊椎骨的解剖学特征和位置来对其加以确认；然后，确定所触摸的是哪一椎之后，再借由触摸棘突一个接着一个到有问题的脊椎骨为止。如此进行，每一相邻脊椎

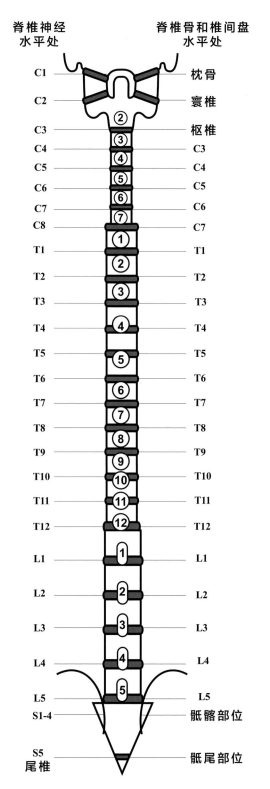

脊椎神经　　　　脊椎骨和椎间盘
水平处　　　　　　水平处

脊椎神经水平处		脊椎骨和椎间盘水平处
C1		枕骨
C2	②	寰椎
C3	③	枢椎
C4	④	C3
C5	⑤	C4
C6	⑥	C5
C7	⑦	C6
C8	①	C7
T1	②	T1
T2	③	T2
T3		T3
T4	④	T4
T5	⑤	T5
T6	⑥	T6
T7	⑦	T7
T8	⑧	T8
T9	⑨	T9
T10	⑩	T10
T11	⑪	T11
T12	⑫	T12
L1	①	L1
L2	②	L2
L3	③	L3
L4	④	L4
L5	⑤	L5
S1-4		骶髂部位
S5 尾椎		骶尾部位

图 299　棘突和神经－椎间盘水平处之间的对应
位置，对照脊椎部位而有所改变

骨均被点数和辨识，直到最后，就可以辨识出
有问题的脊椎骨是哪一椎。

例如，若读数所标记的位置在约第四或第
五颈椎处，先触摸枢椎，借由它的位置和形状
来辨识；然后，医生往下触摸，保持一椎接着
一椎的轨迹，直到触及读数正上方的脊椎骨为
止。然后，这个脊椎骨就是在这个水平处所产
生神经压迫的脊椎骨，因为它的椎间盘位于指
针顶点的水平处。

从相反方向点数来确认所辨识的脊椎骨
也是明智的方法。如上述例子，触摸患者的
椎隆凸，运用侧面 X 线片来判别它是第 6 或
第 7 颈椎；然后，往上点数直到触及读数上方
的脊椎骨。往上或往下所辨识的脊椎骨会是同
一椎。

任一胸椎骨或腰椎骨的辨识，可以借由椎
隆凸往下点数或第 5 腰椎往上点数。第 5 腰椎
因棘突较小以及它和骶骨的关系，通常可被辨
识不同于其他腰椎。

侧面和前－后 X 线片二者都是必要的，可
作为正确的点数依据。前－后 X 线片不仅显现
棘突的形状和尺寸，而且也显现患者每一脊椎
部位的实际脊椎骨数目。例如，若是不知道某
个患者只有十一个胸椎骨，将会造成混淆不清。
侧面 X 线片会显现椎隆凸、棘突的形状和尺寸
以及棘突的间距。

辨识出半脱位脊椎骨之后，它的偏位记录
可藉由 X 线片来判别，并对其施加调整。**矫正
半脱位脊椎骨的进行过程中，经过数日或数周
之后，读数的可辨识度可能会降低**，当读数不
再可辨识时，调整就应该停止。当然，这种情
形指明脊椎骨已充分复位，以致椎间盘不再压
迫神经。

动态触诊

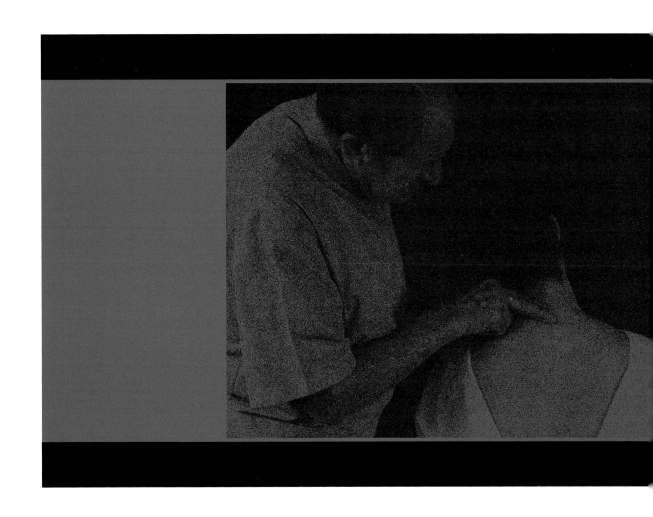

科学 & 艺术的脊椎矫正

科学 & 艺术的脊椎矫正

动态触诊

用手指触摸和感觉而检查身体组织称为触诊，动态触诊就是感觉和评定关节的骨头活动情形。冈斯德医师之作法，运用动态触诊而判别脊椎骨是否活动正常。

运用动态触诊有两个目的。当温感器的显现不能确定时，动态触诊可确认半脱位的正确位置；还有，一旦定位出半脱位，运用动态触诊来证实偏位记录，即脊椎骨的半脱位方向。可以说，动态触诊是温感器和 X 线片的辅助系统，用来确认半脱位的位置和它的偏移方向。

动态触诊本身无法提供完整的偏位记录。针对椎间盘而言，它会透显髓核的移动方向，亦即，它会显现侧向楔形。**在枕骨、寰椎、和骨盆，动态触诊可得知哪侧发生半脱位**，而且，在枕骨和寰椎的例子，也可得知侧偏侧。其他的偏位方向必须由观察和静态触诊来判别。

移动受限

半脱位必然会显现活动性不足。对于低活动性脊椎骨，脊椎矫正的专业用语称为移动受限脊椎骨或移动受限。移动受限的意思是关于大、小程度的活动性不足。这里仍保有一些活动性，但是，若完全的不动性会导致关节粘连。例如，当关节被外科手术固定 (关节固定术)，导致人为的关节粘连。在椎间盘退化的末期，有时脊椎骨是完全的不动性，和关节粘连会自然发生；在这个阶段，没有指明和没有必要施加调整，因为关节炎症已消退，温感器不再显现半脱位读数，然而，这样的长期退化可能导致无法修补的神经损伤和永久性的功能丧失。**只要 X 线片没有显现关节粘连之前，指明脊椎骨要施加调整，因为偏移和活动性不足仍可被矫正。**

移动受限的原因

脊椎骨移动受限的原因很多。其中最重要的，髓核从椎间盘的中央偏移到周围，当然，这只限于有椎间盘的脊椎骨；其次，炎症水肿渗入椎间盘或关节囊源于组织损伤；还有，韧带挛缩、粘连和其他的促成因素。

移动受限和半脱位是关节韧带的问题。在偏移处骨头因韧带而受限。在脊椎矫正领域，目前有些人认为，偏移处脊椎骨的移动受限和半脱位是导因于肌肉挛缩；此理论的提倡者主张治疗肌肉挛缩可以消除半脱位。但是，在冈斯德医师的论述中，坚持肌肉挛缩是移动受限和半脱位的结果而非原因。

肌肉挛缩不会裹紧骨头在移动受限和半脱位处。例如，当膝盖移动受限时，腿部不能弯曲或伸展，这不是屈肌或伸肌裹紧膝盖在移动受限处，而是关节韧带限制它的活动性，使骨头不能恢复正常的排列。脊椎关节也是相同的实际情形。

因水肿而移动受限

当关节韧带发生损伤时，无论韧带是在椎间盘；或者是在骶髂部位、寰椎、枕骨，这些部位的关节囊为患处、水肿液渗入组织以及产生移动受限。当有椎间盘的脊椎骨发生半脱位时，水肿造成椎间盘肿胀和降低脊椎骨的全面活动性。因为活动性大受影响，所以动态触诊脊椎骨可确认半脱位的存在。

然而，当寰椎或枕骨有半脱位时，活动性的质与量都会受到影响。如果动态触诊显现一侧有移动受限相较于对侧，则判别有侧向偏位。例

如，若左外侧质块有移动受限相较于右外侧质块，则寰椎半脱位是在左侧，表示向左的侧向偏位；反之，表示向右的侧向偏位。相同的原理也适用于枕骨髁，移动受限侧指明侧偏的一侧。

寰椎和枕骨的动态触诊是非常重要的，因为两者的温感器读数显现非常靠近。找出受限的外侧质块或枕骨髁会得知两者中何者有半脱位，使寰椎或枕骨得以被调整。

在骨盆的动态触诊，比较骶髂关节的一侧相对于另一侧，而判别哪侧的活动性有较多的限制。半脱位的一侧有移动受限相较于对侧。有时候，两侧皆有移动受限，如 In-Ex 或 Ex-In，如同其他的偏位记录，在这种例子，两侧的骶髂关节都需要调整。

骨盆的偏位记录必须从 X 线片来判别，或者，若 X 线片无法判别时，则从观察和静态触诊来判别。患处的骶骨向后旋转 (P-L、PI-L、P-R、PI-R) 也必须从 X 线片、或者从观察和静态触诊，而辨别不同于髂骨问题。

因髓核移位而移动受限

当脊椎骨排列正确且椎间盘结构正常时，髓核会在椎间盘的中央。在中央位置的髓核允许椎骨体在每个方向环绕它自由轴转。脊椎骨被许可的活动范围和类型主要是受制于脊椎骨形状，尤其是关节突。活动形式会是不同的，遍及各个脊椎部位。针对任一脊椎骨而言，可能有不同的弯曲和伸展程度，但是就两侧的对称关系，侧方的活动形式和程度应该是相同的。当脊椎骨有半脱位且髓核从椎间盘中央移位时，侧方的活动会受到影响。在弯曲和伸展时，棘突移动颇多，但它不会偏离中心线；然而，在侧方弯曲时，棘突会从椎骨体的中线移离。当

动态触诊进行时，棘突的这些移动可作为评定移动受限的指标。

弯曲和伸展活动因个人和依照脊椎部位而不同。在颈椎和腰椎部位，这两种活动性是相当自由的；在胸椎部位，则有所限制。当髓核偏离椎间盘的中央时，正常的活动性会降低。**进行弯曲和伸展时，棘突移动的评定被运用而证实半脱位的位置，但是，它无法透显偏位方向。**

通常，当髓核移位时，它会移离身体的中央线向左侧或右侧。当这种情况发生时，椎骨体在倾斜处会有移动受限；此外，因髓核的轴转作用会失去，而使脊椎骨的活动性受到影响。

当髓核是完整的和脊椎骨被侧方弯曲时，棘突会旋转向弯曲的对侧。当脊椎骨被向右侧弯曲时，棘突会旋转向左；反之亦然，当脊椎骨被向对侧弯曲时，棘突旋转向右的程度会相等于向左的程度。

然而，当脊椎骨有半脱位和髓核移位向一侧时，则向此侧弯曲的弯曲程度会大幅减少，棘突旋转向对侧也不会发生。例如，若髓核滑移向右，造成 PRS 或 PLI-T 的偏位位置；向右侧弯曲时，棘突不会移动向左，但是，向左侧弯曲时，棘突会移动向右。因此，**进行侧方弯曲时，藉触诊棘突向左和向右的旋转程度，两侧相互比较，医师可得知髓核移向哪侧，也可知道偏位记录中的侧向楔形。**亦即，因向左侧弯曲而使棘突移动向右的距离，若大于因向右侧弯曲而向左的距离，就知道偏位记录为 PRS 或 PLI-T。当个别向对侧弯曲时，若棘突移动向左的距离大于向右的距离，就知道偏位记录一定是 PLS 或 PRI-T。

若棘突移动向左和向右的距离是相等的，则髓核可能没有侧方滑移。这种例子的偏位记录不包括侧向楔形，可能为 PL、PR、PL-T、或 PR-T。

除了侧向楔形之外，还要考量另外两个偏位方向。向后偏位必须被臆测，它是每一患处椎间盘之半脱位的一部分，以偏位记录中的第一个字母 (P) 所代表。接下来，第二个偏位方向为椎骨体旋转，当椎骨体旋转向一侧时，则棘突侧移向对侧，棘突的侧移方向标记为 L 或 R，以偏位记录中的第二个字母所代表。

椎骨体旋转侧和对侧，也就是棘突侧移的情形，可借观察来判别。若椎骨体旋转向一侧，此侧的横突会旋转向后；藉比较包覆两横突的脊椎周围肌肉块，可轻易观察到横突的向后旋转；包覆向后横突的肌肉块会较隆起相较于对侧的向前横突。半脱位脊椎骨的旋转一定是比较于其下脊椎骨；例如，若整个腰椎旋转是源于旋转的脊椎侧弯，要考量脊椎骨旋转程度较大或较小必须藉观察来评定。一旦知道椎骨体旋转侧，则棘突侧移被标记为对侧。

避免触诊时的错误

动态触诊是一项艺术，以及必须透过练习到达完美。刚开始的时候，大多数医师触诊用力太过，轻柔的接触不仅是较佳的，更是必要的。由于触诊患者是在调整之前，触诊的方式会影响他对调整的感受。若医师在触诊过程中太用力而使患者疼痛，在调整进行时他可能预期会疼痛而紧张。医师应该察觉到半脱位意味着有炎症和易触痛的组织，须小心触摸它们。触压表面组织以致其下面骨头疼痛是不必要的，不要将注意力集中在触诊的下面组织，医师应该全神贯注感觉其活动性。太用力会使手指尖端的感觉末梢迟钝，而影响医师的诊察能力。

进行动态触诊时，常见的其他错误如下。

当被触诊时，几乎每一位患者对于自己的身体动作均会企图采取主动角色。他会想要协助本身的身体移动，乃相信这是配合和有助于医师。但是，医师应提醒患者保持被动，而让医师完成移动。如果患者自行移动，他的肌肉会收缩而阻碍触诊的诊察能力。还有，诊察脊椎骨的整个移动范围时，患者不可自行移动，因为这样会使医师得到错误的解析。

动态触诊时常见的另一项错误，观察整体活动性而非感觉单一脊椎骨活动性，因而得到错误的结论。例如，针对侧方弯曲而触诊第七颈椎时，患者整个颈部可能向左的弯曲程度较大相较于向右，但是事实上，第七颈椎本身可能向另一方向的弯曲程度较大。因为医师看到患者头部偏离向左，他可能推测第七颈椎的髓核是移位向右，这样可能是一个错误的认定。在此必须强调，**要正确评定脊椎骨活动性，它的参考点一定是其下的脊椎骨**。

活动过度

有此说法，**半脱位脊椎骨总是活动不足**。常有的疑惑是活动过度的脊椎骨有否半脱位。**活动过度总是在补偿作用部位被发现**。因为脊椎的某部位有源于半脱位的活动性减少，另一部位为了补偿活动性减少而增加它的活动性范围。如此缘故，这个脊椎骨的椎间盘必须是功能正常，所以，此处没有炎症现象和没有神经压迫。

韧带伸展达成活动过度，而正常情况韧带是限制活动性的。这使得单一脊椎骨暂时维持其脊椎有完全的活动范围。然而，若半脱位一直没有被矫正，则它的活动性变得愈来愈小，补偿性脊椎骨会失去它的适应能力，它很可能

变成半脱位，而其他部位的补偿作用会需要被发展出来。从急性半脱位发展成慢性半脱位的过程中，在先前补偿作用的部位形成新的半脱位，脊椎功能会逐渐降低。

从急性演变成慢性

在急性半脱位时，活动性时常受到很大的限制，源于椎间盘和周围组织的肿胀。经过一段期间，水肿可能减轻和活动性会稍微增加；若半脱位没有被矫正，随着椎间盘退化，活动性会再度减少；接续着，粘连形成和其他脱水变化会发生，直到最后，所有活动性失去之后，关节粘连会随之发生。

动态触诊的技术

骨盆的触诊

骨盆的动态触诊运用在骶髂关节，和用来判别移动受限侧。一侧的骶髂关节几乎都是较移动受限相较于另一侧，且可认定这是半脱位侧。少有的例子，两侧的移动受限是相等的，则两侧都需要矫正。患者应采取坐姿进行骨盆动态触诊。触诊左骶髂关节时，医师应站在患者的左边，右手放在左骶髂关节处，同时左手扶住患者右肩的前方，如图 300 所示。摆放触诊手，以中指抵住髂后上棘，示指直接越过髂后上棘放在骶骨 (图 300)。然后，医师以扶住的左手来调动肩膀，转动患者身体向左 (图 301)，当转动之际，身体在腰部可能要稍微弯曲。这些动作在正常情形下会造成骶髂关节的活动，而使两指分开，如图 301 所示。触诊左

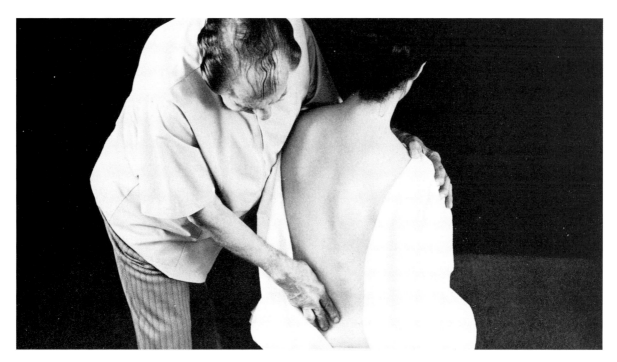

图 300　触诊左骶髂关节

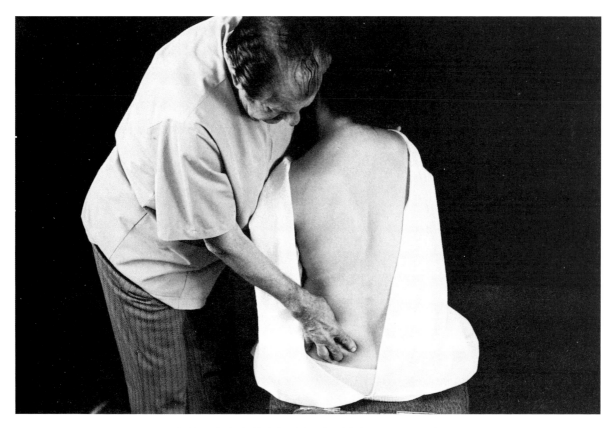

图 301　当转动患者身体向触诊侧时，触诊骶骨和髂骨之间的活动

骶髂关节之后，医师换到站在患者的右边，用左手检查右骶髂关节；然后，转动患者身体向右。确定哪侧是移动受限之前，可能需要回到左边和再次检查左骶髂关节。当触诊任一侧的骶髂关节时，转动患者身体，实际上在双方向都可运用，也就是向左或向右。然而，大部分可察觉出的活动性，显现在身体被转动向所测试的关节侧时。

再次强调，进行触诊时，患者保持被动且由医师来调动患者动作，这是很重要的。同样，为了诊察关节的完全活动范围，尤其是关节活动性很小时，医师的触诊手和前臂肌肉必须完全放松。

判别哪侧骶髂有移动受限（半脱位）之后，可借由触诊关节水肿来做确认。当用手指触压时，半脱位骶髂关节也会较易触痛相较于对侧，可询问患者哪侧较易触痛，或者，施加足够的压力引发疼痛反应。然而，引发疼痛会造成患者焦虑和紧张。如果用较重的力量触压时，必须相互比较两侧的敏感度。

除了移动受限、水肿和疼痛，另一项相关因素为腰椎骨体旋转。正常的情况，半脱位髂骨就是在椎骨体旋转的同侧，这必须藉动态触诊、X 线片或两者并用，予以确定。

医师确定哪侧骶髂是半脱位之后，他就要记录此侧的髂骨。偏位记录几乎都是藉 X 线片来判别；然而，若 X 线片无法判别时，偏位记录应借由观察来判别。实际上，**即使运用 X 线片时，偏位记录也一直是借由观察来确认**。

从患者站立的后方，进行骨盆之观察。判别骨盆旋转，乃是藉比较两侧的髂骨宽度；从髂后上棘内缘到臀大肌侧缘之间的距离，两侧都要测量；较宽侧为 In 髂骨，较窄侧为 Ex 髂骨。判别 AS 和 PI 偏位，在 PI 髂骨侧的臀皱襞会较低，即较下面，相较于 AS 髂骨侧；反之，在 AS 髂骨侧的臀皱襞会较高。

观察这些表面特征的差异，使医师能够准确记录移动受限侧的髂骨。

当移动受限侧的髂骨被判别为 ASIn 偏位时，应查明此侧的骶骨是否向后旋转。请记得，在 ASIn 髂骨侧的骶骨向后旋转必须调整骶骨而非髂骨，因所预设的髂骨偏位是轻微的。骶骨向后旋转通常有相当明显的形态；当观察时，在向后侧从骶骨结节到髂后上棘的距离会增加和骶骨会明显向后；患处关节通常也非常易触痛和水肿。

腰椎的触诊

运用腰椎的动态触诊，可确认移动受限和证实侧向楔形。患者采取坐姿，医师从任一侧均可触诊。触诊手的示指放在受测脊椎骨和其下脊椎骨之间的棘间间隙（图 302）；另一只手放在患者肩膀，以控制脊椎弯曲和伸展，如图 303 所示。若此椎为移动受限，进行弯曲和伸展时，棘突之间正常呈现的活动性会减少。

两椎之间正常呈现的移动范围均因人而异，有些患者整个脊椎的弯曲性良好，然而，有些患者脊椎呈现的"正常"活动性少了许多。就整体而论，如遗传、年龄和某些新陈代谢障碍等因素，都可能影响到肌肉或脊椎。因此，了解移动受限的情形，不仅需要触诊受测脊椎骨，其上、下脊椎骨也要触诊，这样才可确立个别的"正常"活动性。

判别侧向楔形时，触诊手的示指放在受测脊椎骨的棘突，而中指放在其下脊椎骨的棘突（图 304）；医师的另一只手放在患者肩膀，以控制脊椎侧方弯曲（图 305）。当脊椎侧方弯曲

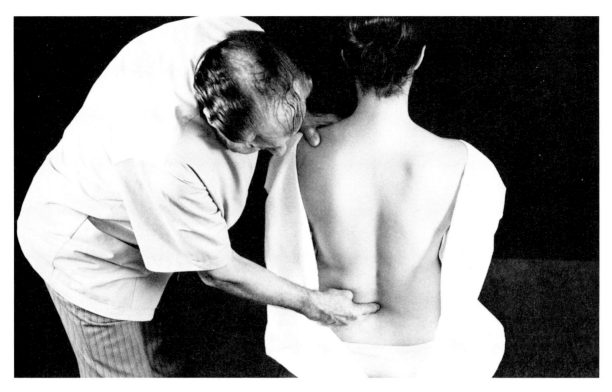

图 302　触诊手的示指放在棘间间隙

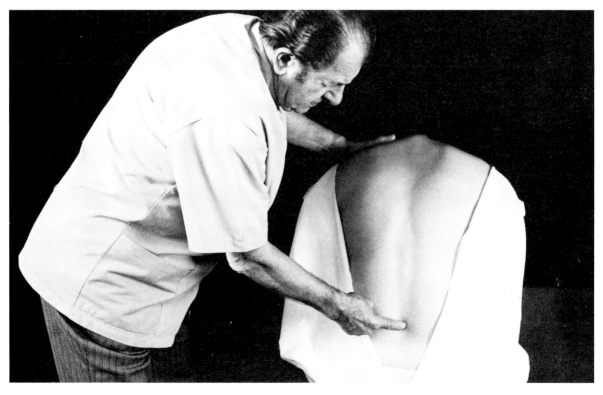

图 303　当弯曲和伸展脊椎时，触诊其活动性

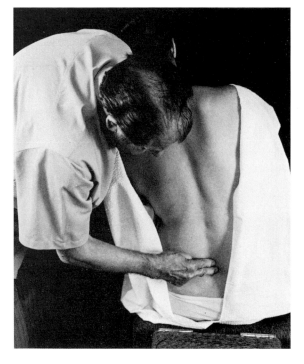

图 304　针对侧向楔形，触诊腰椎活动性

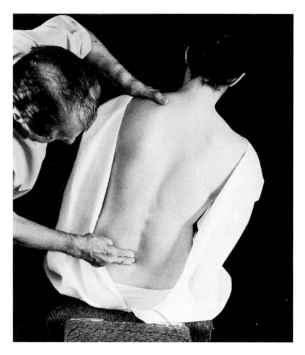

图 305　当向右侧弯曲脊椎时，触诊棘突旋转
　　　　向左

时，棘突旋转向对侧可被触诊到。棘突会旋转较远向侧向楔形侧。

　　一旦确定侧向楔形侧之后，对于偏位记录的其余部分，则腰椎骨体旋转必须被测定。如先前说明，藉观察来比较横突的向后情形，可确定旋转偏位。棘突侧移是向椎骨体旋转的对侧。

胸椎的触诊

　　触诊胸椎的方式，完全相同如腰椎。患者通常采取坐姿，医师可站在任一侧。同样的，触诊手的示指放在受测脊椎骨的棘突，而中指放在其下脊椎骨的棘突 (图 306)；医师的另一只手移动患者肩膀向左、向右，而侧方弯曲他的脊椎 (图 307)。一如往常，棘突会移动较远向侧向楔形侧。观察来判别椎骨体旋转如同腰

椎，棘突侧移是向椎骨体旋转的对侧。

　　因为胸椎有很值得考量的侧方弯曲移动，侧向楔形时常可借观察和动态触诊来判别。进行步骤，患者可采取坐姿或站姿，医师弯曲患者脊椎向右、向左，如图 308、309 所示。在移动受限的水平处，侧方弯曲会向一侧较多相对于向另一侧。图 308，在第 10 胸椎的水平处，向右侧弯曲时，脊椎弯曲程度是正常的；然而，图 309，向左侧弯曲时，弯曲程度是受限的。这指明髓核移向中线的左边，限制了侧方弯曲向此侧；因此，偏位记录就是 PLS，或者是 PRI-T。

　　胸椎也可弯曲和伸展，来确认移动受限的水平处，就如同腰椎的情形。进行步骤，同样是将示指放在棘间间隙，来触诊棘突移动。然而，棘突移动不易查明，因肋骨和小平面的形状对胸椎的弯曲和伸展有很大的限制。

200

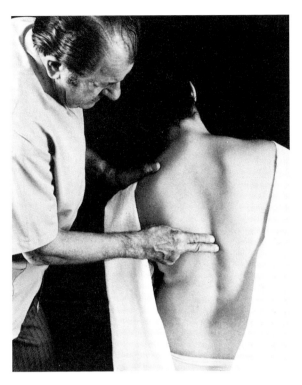

图 306 针对侧向楔形，触诊胸椎活动性

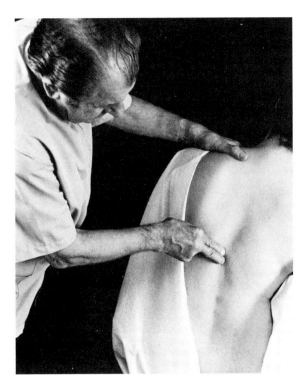

图 307 比较棘突移动向右和移动向左

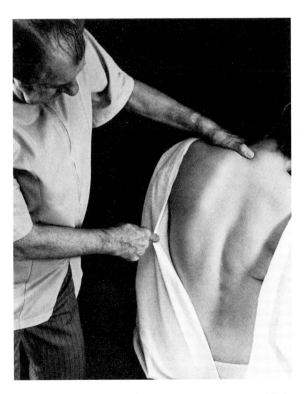

图 308 当向右侧弯曲脊椎时，第 10 胸椎棘突
向左移动正常

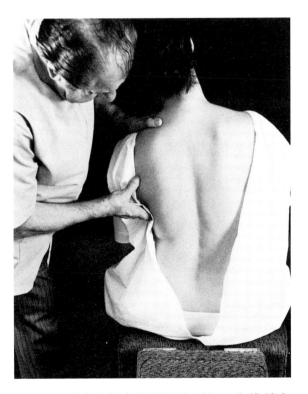

图 309 当向左侧弯曲脊椎时，第 10 胸椎棘突
移动受限

颈椎的触诊

第 2 到第 7 颈椎的动态触诊，类似如胸、腰椎。图 310 显示，进行向左侧弯曲时，第 6 颈椎的触诊。可以看出棘突旋转向右相当受限比较于旋转向左，如图 311 所示。在这个例子，依颈部的侧方弯曲程度，虽然也可清楚看出侧向楔形，但须知整体移动却不一定指明实际的棘突活动性。在颈部可看出向右侧弯曲许多，可能是上方的补偿性脊椎骨活动过度所造成，这就是触诊时感觉的重要性。

如在脊椎的其他部位，藉比较横突来观察椎骨体旋转，可得知棘突侧移侧；但是，当转动头部时，藉触诊棘突偏移，也可得知颈椎的棘突侧移。当转动头部向一侧和对侧时，棘突的正常旋转程度会是相同的；然而，当颈椎骨有半脱位时，棘突旋转会在一侧受限。例如，若转动头部向右，而棘突不能自由旋转向左，则棘突应标记为 PR 偏位 (图 312)。棘突的旋转程度一定是藉比较两侧移动来判别。图 313 显示，当转动头部向左时，棘突旋转向右的情形。

颈椎骨的弯曲和伸展可借触诊棘间间隙来评定，要领就如同腰椎和胸椎。

寰椎的触诊

寰椎的动态触诊可得知移动受限侧，这也是侧偏侧。由于寰椎活动主要是旋转在枢椎上，两外侧质块的旋转程度要相互比较。医师触诊手的示指放在寰椎的横突，而中指触摸枢椎的横突 (图 314)。当转动头部向对侧时，寰椎横突的正常旋转程度会向前较远比较于枢椎横突。当寰椎在移动受限侧时，横突的旋转会受限相较于对侧。图 315 显示，当转动头部向左时，受限的寰椎旋转，这指明为寰椎 ASR 或 AIR。虽然，侧面观察头部的一般倾斜通常可查明；但是，寰椎

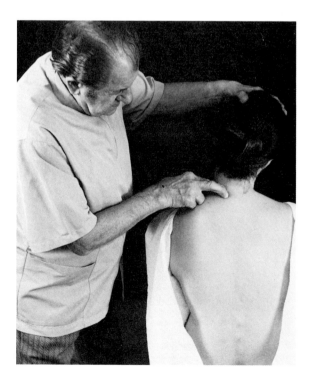

图 310　针对侧向楔形，触诊颈椎活动性　　　　图 311　比较棘突旋转向右和旋转向左

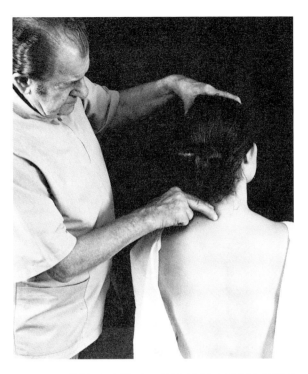

图 312　当转动头部时，藉比较棘突移动可判别颈椎棘突侧移

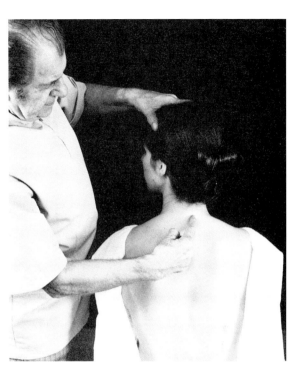

图 313　第 6 颈椎棘突移动向右较远相较于向左，指明为 PR

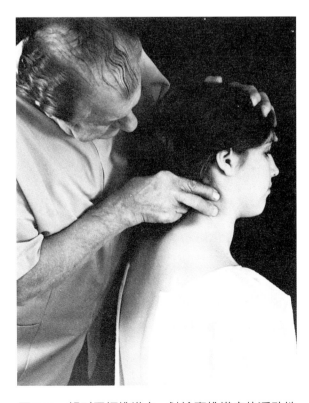

图 314　相对于枢椎横突，触诊寰椎横突的活动性

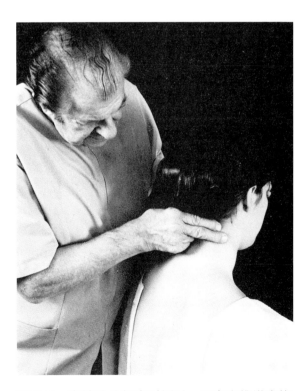

图 315　当转动头部向对侧时，评定寰椎横突旋转向前的程度

的向上或向下偏位最好是借由 X 线片来判别。

藉观察来判别寰椎旋转。当寰椎在侧偏侧向后旋转时，在此侧的枕骨髁会升高。患者以站姿被观察，寰椎向后旋转侧的乳突会较上方相较于对侧；寰椎侧偏侧的向前旋转会导致该侧乳突下移，图 316 指明可能为寰椎 A-LP 或 A-RA。

枕骨的触诊

枕骨的半脱位导致枕骨髁在侧偏侧有移动受限。动态触诊，进行头部上仰、下俯时，藉感觉乳突和寰椎横突之间移动减少可指明移动受限。示指放在乳突，而中指放在寰椎横突，医师用另一只手抬高和降低患者下颏 (图 317、图 318)。通常，当抬高下颏时，乳突会升高和向后移动；反之，当降低下颏时，乳突会向下和向前移动。在半脱位枕骨髁侧，这些移动会大为减少。

枕骨向上或向下偏位最好是藉 X 线片来判别。虽然，从侧面观察头部的位置，通常可被清楚指明。患者以站姿从后面观察可得知枕骨旋转；当枕骨有半脱位时，在向后旋转侧的乳突会降低；在向前旋转侧的乳突会升高（但通常在侧偏的一侧都会升高，且都会移动受限）。

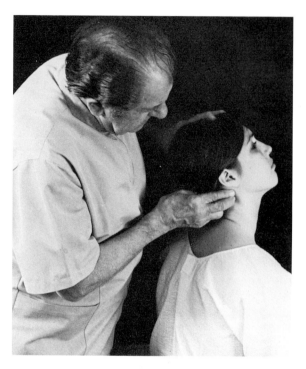

图 317　乳突和寰椎横突之间的移动受限指明枕骨半脱位

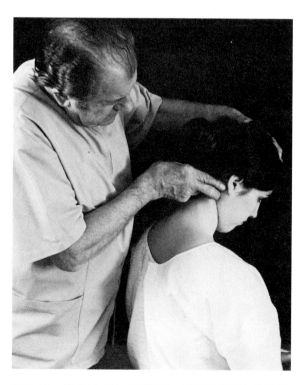

图 318　进行上仰、下俯时，移动受限的枕骨髁指明侧向偏位侧

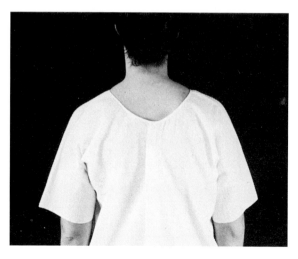

图 316　当 X 线片无法判别时，患者以站姿而评定寰椎旋转

髂骨之矫正

第十三章

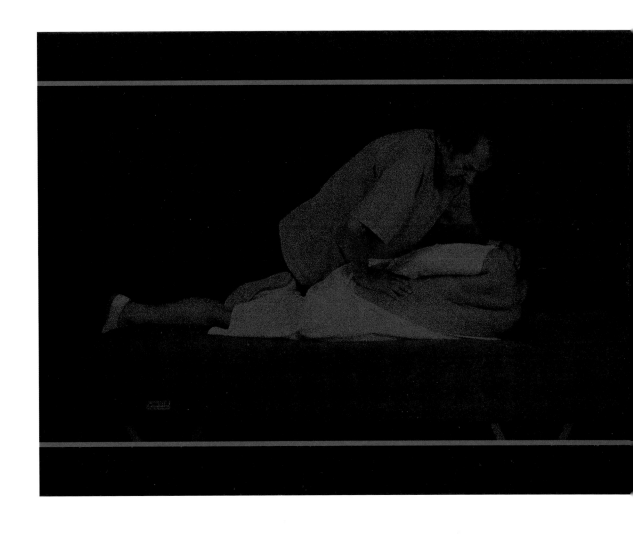

科学 & 艺术的脊椎矫正

科学 & 艺术的脊椎矫正

髂骨之矫正

本章详述矫正髂骨半脱位的步骤。骶髂关节的髂骨半脱位导致很多状况可能发生，源于较上三或四骶骨神经之一受压迫的神经功能障碍影响是最明显的。在骨盆腔内的组织也可能有局部炎症和压迫性影响，导致这些组织的功能上和病理上障碍。

除了这些直接的影响，也可能有向下反应的问题。骶髂关节的半脱位会改变骨盆的正常力学功能，而发生对下肢有不正常的重量分布，进而引发股关节、膝、足和双腿其他部位的问题。

因患处骶髂关节的缘故，也可能有很重要的影响直接向上反应。在骶髂关节的偏位会改变骶骨平面，因此发生脊椎其余部位支撑性不足，这种减弱脊椎基础的方式，需要其上的脊椎骨发生适应性的改变，将会发展出不正常的脊椎曲线，而且特定的脊椎骨会产生补偿性移位，一段时间之后，其中某些脊椎骨会变成半脱位。

考量所有的这些深远发展和潜在有害影响，就会明白骶髂半脱位的严重性；因此，医师完全了解和专精如何矫正它们是必要的。

骨盆矫正床

在骨盆矫正床进行骨盆矫正，患者采取侧卧姿势（图319）。矫正床内所用的海绵乳胶经过仔细挑选来符合骨盆调整的需要，它的密度和厚度可舒适的支撑任何患者的重量，在施加推力时使患者身体不会"下陷"或反弹，包覆海绵乳胶的耐用纺织布料可减少表面滑动。

矫正床可定做为不同的高度，来适合个别医师的需要。最佳高度是让医师俯身面对患者时，能舒适的放松及保持平衡，这个高度通常约在医师膝盖的水平处。

矫正床附有两件布套和一只垫头用的枕头。布套位于矫正床的两端，避免患者的鞋子弄脏纺织布料；枕头可放在矫正床的任一端，视患者左侧卧或右侧卧而定；在患者头部那端的布套必须对折，使枕头和患者衣服可被隔离于弄脏的表面。

矫正床的一侧必须紧靠墙壁，在矫正进行时这样可增加矫正床的稳固；或许更重要的，它让患者知道他不会从床后滚落而安心。

骨盆矫正床的一端有沟缝，于患者俯卧时可容纳脸部。髂骨矫正时不须理会这个沟缝，因为患者侧卧时不会使用到它。

在骨盆矫正床患者的姿势

第一次在骨盆矫正床调整患者时，最好先陈述类似如下的话语："请右侧卧（或左侧卧），靠近床缘，把头置于枕头上"。医师应建议患者先坐在床缘，接着，患者用手和手肘支撑，带动肩膀侧卧和双腿抬起（图320到322）。两腿应先伸直，手臂合拢，如图322所示。然后，教导患者弯曲上方腿，以致脚置于下方腿膝盖的后方。这种姿势如图323所示，在骨盆矫正床患者接受骨盆调整的最佳姿势。

在骨盆矫正床使患者采取正确的姿势是再

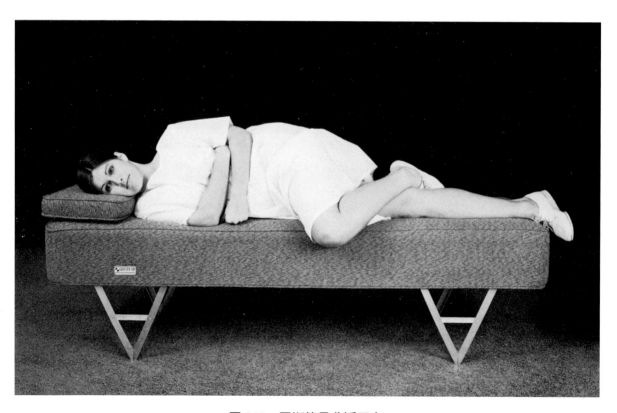

图 319　冈斯德骨盆矫正床

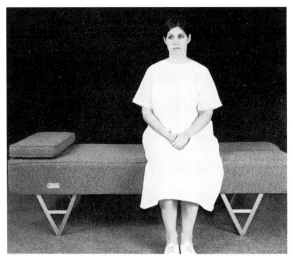

图 320　患者先坐在床缘

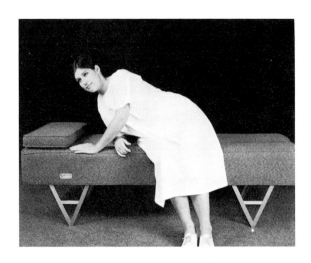

图 321　用手和手肘支撑身体，带动肩膀侧卧和双腿抬起

重要不过了。姿势若不正确，施加有效调整的机会大为降低。若随其意而为，患者必然摆出他认为最安全的姿势，这样可能阻碍医师接近或控制他所需位于调整部位上。极有可能，结果是不充分的矫正；也有可能，完全无效的矫正。下列章节详述骨盆调整时患者姿势常见的错误。

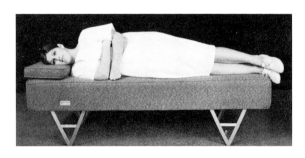

图 322　上方腿膝部弯曲之前，两腿先伸直

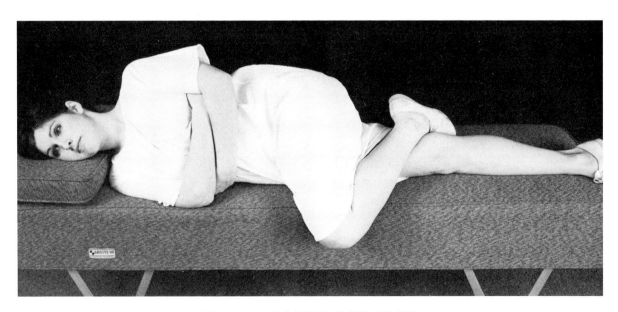

图 323　在骨盆矫正床患者的最佳姿势

姿势错误

为了增加本身的安全感，患者总是想要躺在离医师需其所躺床缘较远的位置，这种情形如图 324 所示。在这个位置，患者的骨盆会太过于后退，使医师无法触及，若医师想尝试去接触它，双脚会不平衡，而阻碍对调整的控制。若患者离医师太远，其上方腿的膝盖在矫正床也会太过于后退，而没有足够的延伸距离超出床缘，藉比较图 323 和 324 可看出这个差异。

另一项很常见的姿势错误，如图 324 所示，在矫正床患者上半身和肩膀部位旋转太过于向后。这样会带动下方肩膀太过于向前，而上方肩膀太过于向后，患者几乎是以上半身背部躺着；他采取这样的姿势，因为他感觉转动远离床缘就不会滚落。然而，脊椎柱如此过度旋转，下腰椎和骶髂关节的位置会"锁紧"；因此，施加推力时它们无法轻易移动。正确的姿势为下方肩膀位于上方肩膀的正下方，如图 323 所示。

图 324 显示另一项姿势错误，这样会引起脊椎肌肉的紧张。患者头部向上旋转，为了看到医师的举动，即使上半身在矫正床没有旋转太过于向后时，也时常发生。**头部的最佳姿势是直接面对前方**，如图 323 所示。

头部的最差姿势如图 325 所示。颈部弯曲且带动头部朝向胸部，患者如此可看到地板，一样是为了安心以防滚落床。这个姿势特别不佳，它使整个脊椎的脊椎肌肉绷紧。这是很明显的，当施加推力于腰椎时，头部会向后滑移，使颈部不自主伸展。为了达到最大的放松，头部在枕头上不要太过于向前或向后。

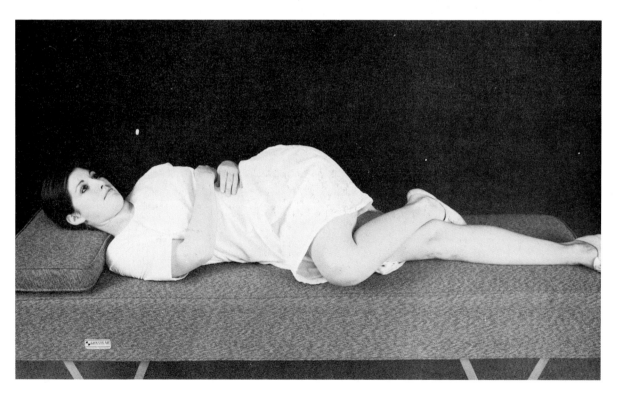

图 324　在矫正床患者太过于退后，他的脸部和左肩膀旋转太过于向后

图 325 也显示，当在骨盆矫正床患者被调整时，可能是最常见的姿势错误。下方腿在膝部是弯曲的，带动脚向后远离床缘，这也是患者为了安心以避免滚落床之故。甚至是其他方面也许做正确了，但是这样的腿部姿势不对会导致患者无法放松，使调整难以达成；如果腿

部不能伸直则例外。下方腿必须保持伸直，如图 323 所示。

向外偏位之拉移

调整髂骨 Ex 之拉移

调整髂骨 Ex 的最佳方式是患侧在下，亦即，患者以半脱位髂骨侧躺下。然后，向外偏位髂骨被"拉移"向骶骨，复位它回到正常位置。患者姿势正确摆放之后，医师靠近矫正床站立，他的双膝跨于患者上方腿弯曲的膝部；医师身体和双脚转动斜对向患者头部呈约 45 度角 (图 326)。当躬身前倾，触及在下面患者骨

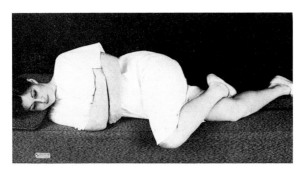

图 325　头部向前和下方腿向后，脊椎肌肉无法放松

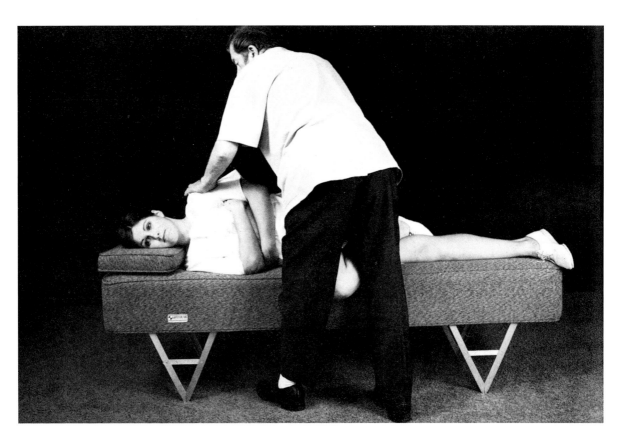

图 326　医师摆好姿势，跨于患者膝部且将稳定手放在患者肩膀

盆时，医师的姿势必须能平衡和舒适。

若患者以右侧躺下，"接触手"即施加拉力的手，应是医师的右手；当患者以左侧躺下，用左手施加拉力。另一只手，称为"稳定手"，放在患者上方肩的前侧方；施加拉力之前，稳定手适度牵引患者脊椎，而移除组织松弛（图326）。

所有髂骨调整均由称为"豆状骨接触"来执行，意思为医师以接触手的豆状骨放在被调整的髂骨来施加拉力。豆状骨放在髂骨上的准确点称为"接触点"。

髂骨Ex的接触点是髂后上棘正侧方。为了正确摆放接触手，医师先用稳定手从矫正床提高患者骨盆，再滑移接触手到在下面半脱位髂骨。接触手摆放以豆状骨在髂后上棘侧方极少英寸处。然后，稳定手放下患者骨盆，告知患者让骨盆的全部重量置于医师接触手上。（如果患者是紧张的，他无法完全放松来达到有效的调整。以接触手来感觉重量，应能查明患者是否紧张，如果接触患者的重量太轻，于施加拉力之前，医师必须再提醒患者"放松"。）然后，稳定手放在患者肩膀，如图326所示。对肩膀施加轻微向上和向后适度且渐进的压力，而温和牵引患者脊椎。如果在肩膀使用太多压力，患者会以本身相反的力量来对抗。过度的肩膀压力，不仅会使患者感到不舒服且造成紧张，也会紧缩骶髂关节，因而阻碍调整。对肩膀施加轻微牵引的同时，接触手也要很轻微向中间拉，使豆状骨被拉到较靠近髂后上棘；这两个同时的动作，牵引肩膀和接触手拉向接触点，称为"移除松弛"。移除松弛的目的是为了减少脊椎韧带和接触点周围组织的宽松，以便施加拉力时，力量能移动髂骨。否则，拉力的力量会被松弛的组织消散；再者，若松弛没有先移除，拉力会造成脊椎的疼痛冲击效应。

决定多少松弛应从组织移除，最好的答案是

患者变得紧张和产生对抗之前的最大容许量；换言之，患者仍能放松的最大程度。要知道何时正好达到限界点，这是必须透过经验而学得。一般而言，医师时常是移除过多松弛而非不足，结果是韧带紧绷和肌肉收缩，都不易于有效的调整。

有时候，特别是患者过胖或组织非常宽松；当接触手移除松弛时，豆状骨会向中间移而超过接触点。这时，医师必须再提起患者，重新摆放接触手伸到在下面较远处患者骨盆。

实际调整Ex髂骨的最后准备步骤，医师以膝部靠着患者膝部来稳住患者骨盆，更精确的，医师以胫部靠住患者的大腿（图327）。这个程序时常被误解其意为，当施加拉力时，由医师腿部运用额外力量于患者上方腿。当接触手执行拉移时，可能呈现医师腿部也施加力量，但事实不是如此。**当施加拉力时，医师腿部仅是稳住患者骨盆而已**；否则，拉力会使患者骨盆升高而离开床面，以及不会产生有效的调整。图327，医师以左腿来平衡，而左腿也支撑他的大部分体重；他的右腿轻靠住患者大腿和臀部。由于，拉力使Ex半脱位髂骨绕着患者脊椎的纵轴旋转，而左髂骨也必定会绕着相同的弧形旋转；当髂骨Ex旋转上升时，左髂骨会旋转下降。医师的稳定脚引导患者左髂骨旋转下降；但是，除了拉力手的力量之外，没有其他力量施加于这个旋转动作。如果施加其他力量，很可能造成左髂骨的向外半脱位。

图328显示，针对髂骨Ex之拉移，医师和患者的姿势。拉力必须迅速且"控制"深度。亦即，施加拉力深度或距离的判别，不仅依半脱位髂骨容许的抗力范围；而且，医师须先在意念中有他想要达到的特定动作量，然后循着这个距离不要超过它。执行拉力没有预设和控制所需要的深度量，即使没有伤害，也时常会造成患者不舒服。例如，髂骨Ex可能被改变

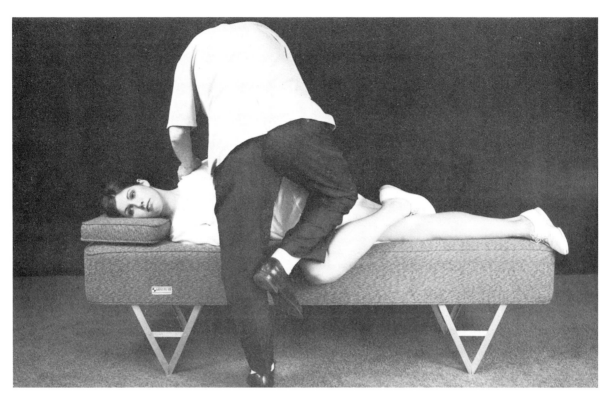

图 327　医师以膝部稳住患者骨盆

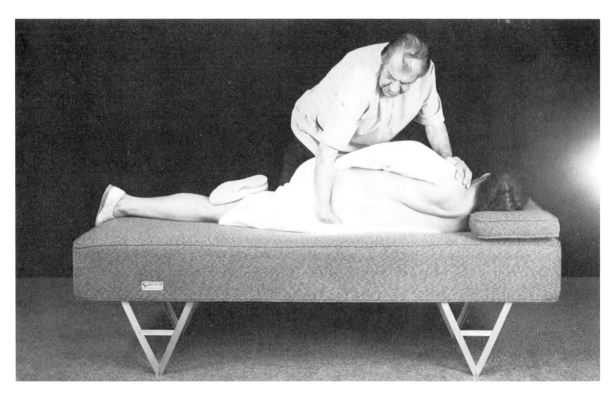

图 328　髂骨 Ex 之拉移，医师－患者的姿势

213

为髂骨 In，而非被矫正；ASR 寰椎可能变成
ASL 寰椎。关于调整技术而言，这是一个很重
要的观念，但许多医师时常忽略了。

髂骨 Ex 的拉力方向是直接向内。在髂后
上棘的水平处，它顺着直线路径行进通过两骶
髂关节的中心。

图 329，在骨骼模型示范姿势和拉力方向。
可以看出医师右臂的纵轴如何平分两骶髂关节；
当施加拉力时，髂骨 Ex 被向内带移朝骶骨的
中心。接触手位置的近距离照，如图 330 所示。

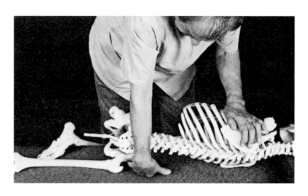

图 329　髂骨 Ex(拉移) 之接触

调整髂骨 PIEx 之拉移

髂骨 PIEx 之拉移是修正 Ex 拉移而来。髂
骨 PIEx 的接触点在髂后上棘侧下方。从组织
移除松弛之后，医师的豆状骨正好在髂后上棘
侧下方，接触手的手指在髂后上棘之下方而
非正侧方 (图 331)，此时，拉力方向是向上和

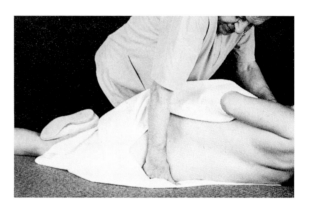

图 330　拉移，调整髂骨 Ex

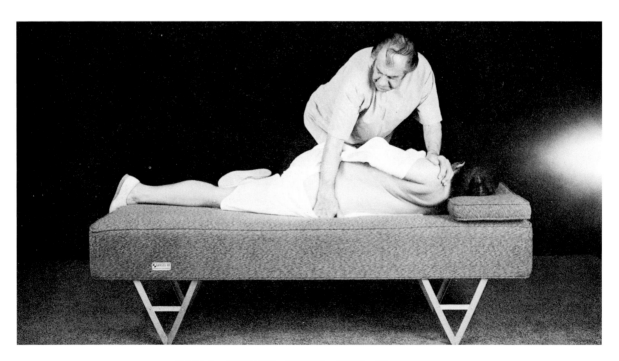

图 331　髂骨 PIEx 之拉移，医师 – 患者的姿势

向中间。若偏位记录指明 PI 偏位大于 Ex 偏位
(例如 PI_8Ex_2)，则拉力方向依此修正，向上的
方向较多；另一种情形，PI_2Ex_8 偏位记录，拉
力方向须从单纯的髂骨 Ex 仅轻微向上变化
(图 331)。

　　例如，PI_4Ex_4 偏位记录，拉力方向须修正
从髂骨 Ex 向上约 45 度。相同的原则适用于全
部的其他髂骨偏位。医师的身体位置必须向上
方挪移，以便施加拉力时，手臂带动接触手向
上和向内拉 (图 331)。

　　图 332，针对 PI_4Ex_4 类型的偏位，在骨骼模
型示范接触和姿势。医师必须保持平衡和放松，
做出控制深度的快速拉力。当施加拉力时，豆
状骨有轻微旋转的动作，方向为向上旋转髂后
上棘，称为"扭"，完全由手腕的动作来操作。

调整髂骨 ASEx 之拉移

　　髂骨 ASEx 之拉移也是修正 Ex 拉移而来。
拉力方向是向下和向内，而非直接向内。接触
点大约在髂后上棘侧方 2 英寸和下方 3 英寸处，
在髋臼后面和坐骨粗隆之上方极少英寸处。当
摆好接触手时，手指在髂后上棘之上方，豆状
骨在髂后上棘之下方 (图 333)。当施加拉力时，
豆状骨扭的方向为向下旋转髂后上棘。图 334
显示，医师位置向下方挪移，以便拉力方向是
向下和向内进行。

调整髂骨 In-Ex 或 Ex-In 之拉移

　　髂骨 In-Ex 或 Ex-In 是复合性半脱位，左、
右骶髂关节都是患处。施加矫正时，Ex 髂
骨"拉"向骶骨中心，而 In 髂骨"拉"离骶骨
中心。除了医师前臂紧靠 In 髂骨的髂后上棘
之外，姿势相同如单纯的髂骨 Ex 偏位，(图

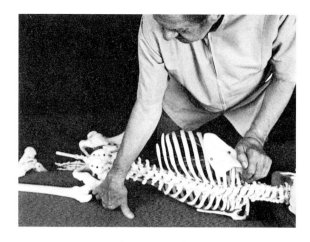

图 332　髂骨 PIEx(拉移) 之接触

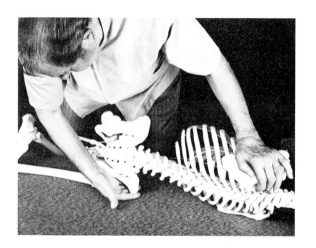

图 333　髂骨 ASEx(拉移) 之接触

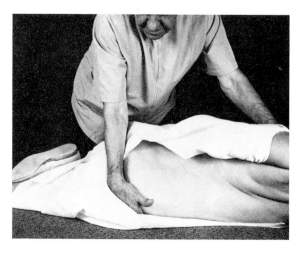

图 334　拉移，调整髂骨 ASEx

335)。拉力方向直接通过两骶髂关节的中心，接触手和前臂二者个别施加力量在 Ex 髂骨和 In 髂骨。

向内偏位之拉移

调整髂骨 In 之拉移

髂骨 In 也可由拉移来调整，只是调整髂骨移离骶骨中心而非移向骶骨中心。这个例子，患者在矫正床的姿势是患侧在上而非在下 (图 336)。接触点在髂后上棘的内缘，以二、三、四指的远节端施加拉力 (图 337)，拉力方向是直接向外通过骶髂关节的中心。医师的腿靠着患者大腿而稳住患者骨盆，以手指尖端施加控制深度的快速拉力。

调整髂骨 PIIn 之拉移

PIIn 半脱位也可由拉移来调整，除了接触点

在髂后上棘的内下缘之外，步骤完全相同如 In 髂骨 (图 338)。拉力方向是向上和向外，向上的程

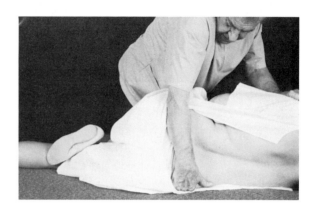

图 335　拉移，调整髂骨 In-Ex

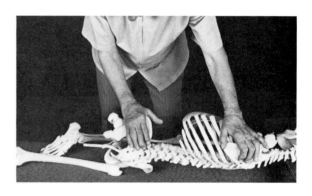

图 337　髂骨 In(拉移) 之接触

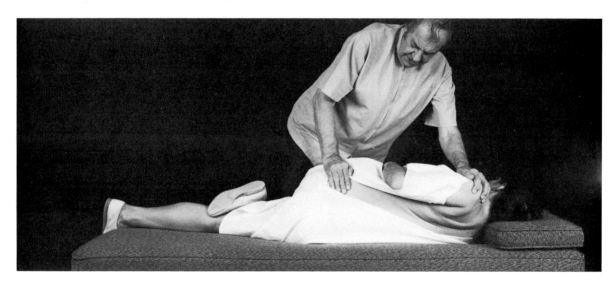

图 336　髂骨 In 之拉移，医师 - 患者的姿势

度依 PI 偏位量相对于 In 偏位量而定。此外，用手指尖端施加扭，方向是向上旋转髂后上棘。

髂骨 ASIn 不易由拉移来矫正，应选择的方式为"向内偏位之推移"。

向内偏位之推移

调整髂骨 In 之推移

"向内偏位之推移"意指，向外推 In 髂骨移离骶骨的中心。这是调整髂骨 In 较被喜好的方式，患者以半脱位髂骨的对侧躺下，换言之，患侧在上。

接触点在髂后上棘缘的内缘，正如同髂骨 In 之拉移，然而，使用豆状骨接触而非手指尖端（图 339）。医师靠近患者的方式大致相同如

拉移的情形，但是，医师以髋部轻靠患者髋部顶端来达到稳住骨盆，而非用腿靠患者腿来稳住骨盆（图 340）。他不是重压在患者髋部，也不是患者髋部支撑他的体重，医师必须用双脚保持平衡，以便这个姿势不会重压到患者。太多重量压在患者骨盆，会造成双方都不舒服和无法放松。

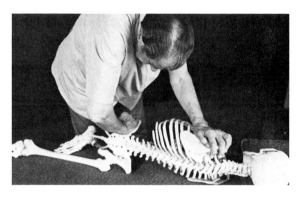

图 339　髂骨 In（ 推移) 之接触

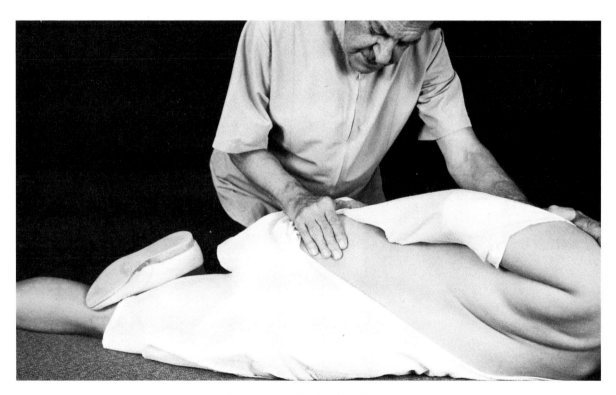

图 338　拉移，调整髂骨 PIIn

217

再次强调，当移除松弛时，不可推肩膀太　　过于向后（图 341）。这是常发生的情形，应予

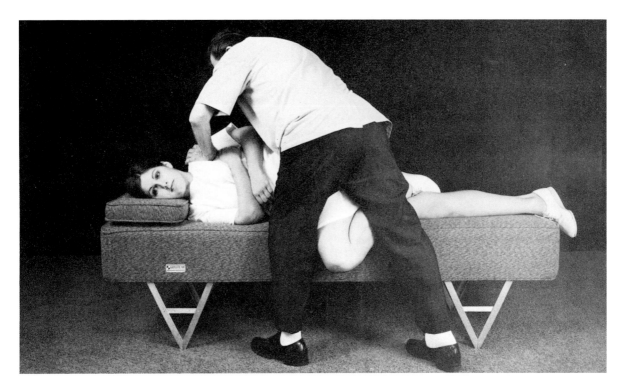

图 340　医师以髋部稳住患者骨盆

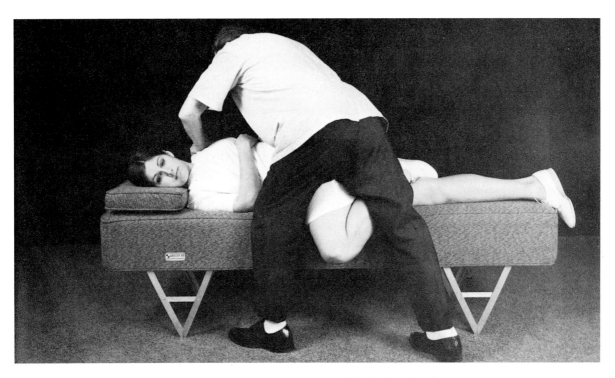

图 341　当移除松弛时，不可推患者肩膀太过于向后

以避免。

　　当接触手移除松弛时，以推力方向推移组织（图342）。髂骨 In 的推力方向是直接向外，通过骶髂关节的中心。施加快速且控制深度的

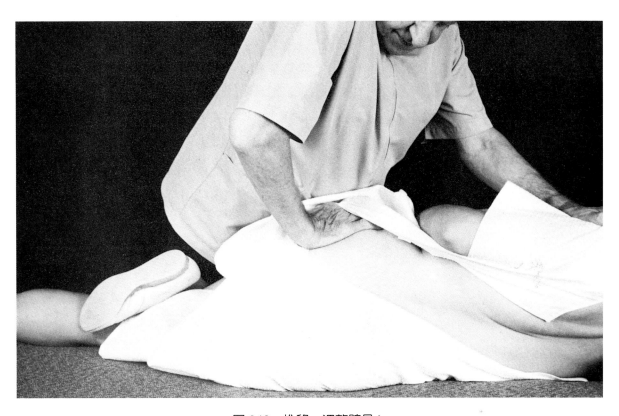

图 342　推移，调整髂骨 In

推力。

调整髂骨 PIIn 之推移

　　调整髂骨 PIIn 较被喜好的方式是推移。接触点在髂后上棘的内下缘（图343）。医师的位置向下方挪动，以便他能向上和向外进行推力。推力方向的向上程度要依照 PI 偏位量相对于 In 偏位量而定，而符合偏位记录。图344 显示类似 PI_4In_4 的偏位记录，这需要从直接向外修正为向上约 45 度的推力。用豆状骨施加扭于接触点，向上旋转髂后上棘。

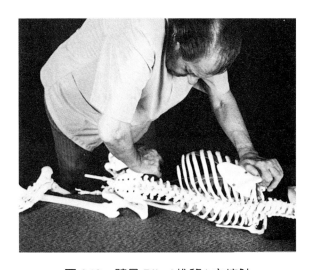

图 343　髂骨 PIIn（推移）之接触

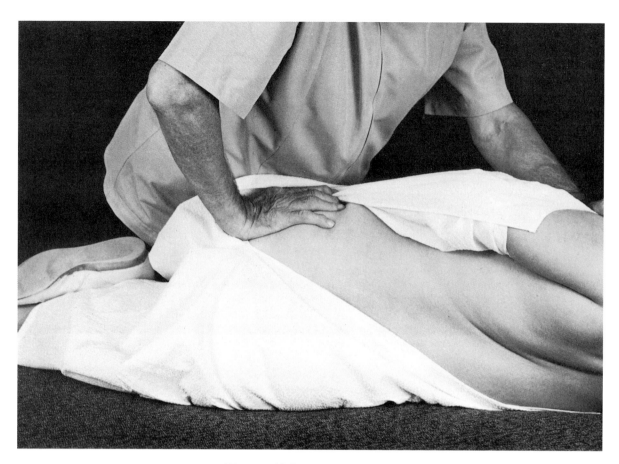

图 344　推移，调整髂骨 PIIn

调整髂骨 ASIn 之推移

调整髂骨 ASIn 唯一有效的方式是推移。接触点在髋臼后面大约髂后上棘侧方 2 英寸和下方 3 英寸处 (图 345)，它必须正好位于坐骨粗隆之上方。有个趋势想要接触在坐骨较下方处，以增加杠杆作用；然而，这样的接触太过于下方，当它被施以推力时，会导致骶髂关节内的束缚。

摆好接触手时，医师向上方挪移身体，以便他能向下和向外施加推力 (图 346)。进行推力的同时，用豆状骨扭接触点，方向为向下旋

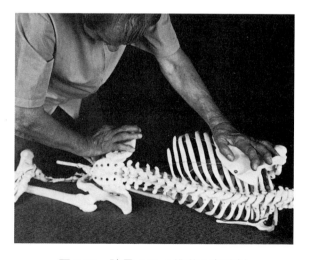

图 345　髂骨 ASIn(推移) 之接触

220

转髂后上棘。

向外偏位之推移

单纯的 Ex 半脱位髂骨是无法有效以推移来调整。事实上，确实指明以推移来调整髂骨 Ex 的唯一情况是，当偏位的 Ex 部分是很轻微相对于其他偏位方向时。例如，在 PIEx 偏位企图运用推移时，必须是 Ex 偏位相对轻微而 PI 偏位较严重的偏位记录（如 PI_8Ex_2）。或者，在 ASEx 偏位运用推移来调整时，只有在 AS 偏位量远大于 Ex 偏位量的情形（如 AS_6Ex_1）。

调整髂骨 PIEx 之推移

接触点在髂后上棘侧下方。使用豆状骨接触，推力方向是向上和向内。扭豆状骨，向上旋转髂后上棘（图347）。

调整髂骨 ASEx 之推移

接触点在髋臼后面大约髂后上棘侧方 2 英寸和下方 3 英寸处。医师向上方挪移身体，以便他能向下和向内施加推力。用手腕的动作施加扭，向下旋转髂后上棘（图348）。

重要事项

领悟到稳定手绝不施加任何的推力是很重要的，这只手只需轻柔牵引患者肩膀。当接触手施加推力时，大部分医师倾向想要用稳定手同时施加推力，这会形成剪刀似的动作，它通

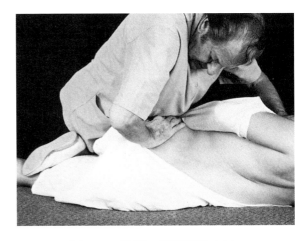

图 346　推移，调整髂骨 ASIn

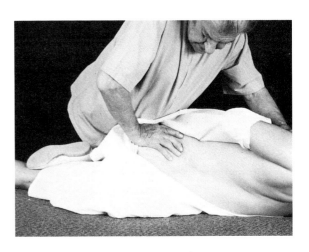

图 347　推移，调整髂骨 PIEx

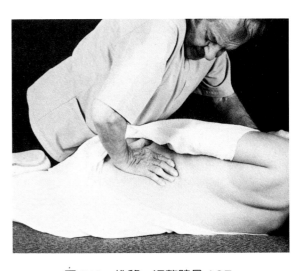

图 348　推移，调整髂骨 ASEx

常会引起脊椎疼痛和脊椎伤害的结果。

也应该了解，几乎每一个正确有效的调整都会产生声响，医师和患者都可清楚听到。少有的情形，医师或患者感觉不出移动。例如，有时只是移除松弛之后和施加推力之前，半脱位就复位了；往往此时，患者不会感觉或听到此移动。

如果医师无法移动髂骨，且确信他施加正确的推力方向，两个最有可能的原因：偏位记录有误或患者紧张而无法放松。后者可能是，因患者身体状况的疼痛经验或因医师移除松弛太过而产生疼痛；另一方面可能是，患者的紧张因害怕医师的伤害。在可能做到的情况下，所有这些因素必须考量和修正。患者方面的担忧，因过去的经验或过度害怕，医师必须很有耐心来获得患者的信赖。

最后这三段要点，不只适用于髂骨之调整，也适用于任何部位之调整。

骶骨之矫正

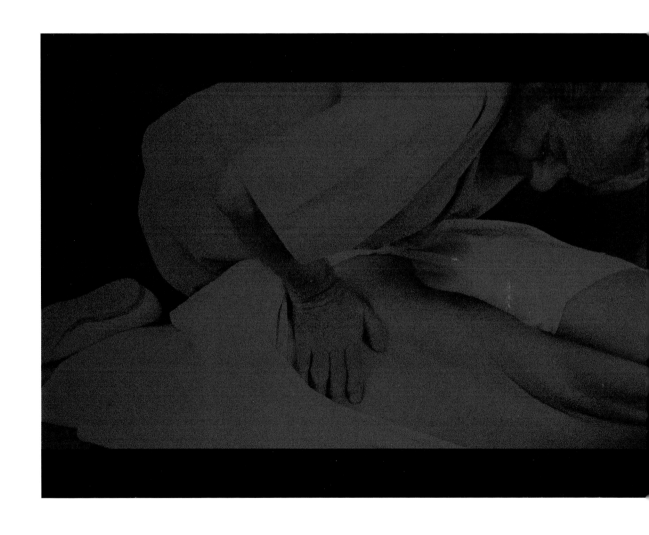

科学 & 艺术的脊椎矫正

骶骨之矫正

骶骨半脱位有两种基本类型。其一，骶骨向后旋转在一侧骶髂关节，称为右侧向后旋转或左侧向后旋转，依哪侧骶骨旋转而定。除了向后旋转之外，骶骨在同侧也可能偏移向下。

其二，患处在腰骶关节，这是骶骨基部偏移向后相对于第五腰椎，称为骶骨基部向后偏位。

骶骨向后旋转造成骶髂关节发炎，可由温感器读数指明，但须藉触诊来确认易触痛、水肿和移动受限。这些显现会指明骶髂关节出现问题，但无法辨别骶骨向后旋转还是髂骨偏位，二者中无论是何者偏位，症状和客观显现是相同的，因为它是相同的关节和相同的神经所造成，**调整骶骨或是髂骨必须藉 X 线片的显现来决定**。这个原则，简要说明：当骶骨旋转偏位量远大于髂骨偏位量，以及只有在髂骨偏移以 AS 或 In 为重时，须调整骶骨。为了完整复习这个原则的叙述，何时应该选择调整骶骨而非髂骨，反之亦然，读者可参考第四章。

骶骨基部向后偏位引起腰骶神经问题，神经受到压迫源于腰骶椎间盘突出。第五腰椎半脱位，引起相同的腰骶椎间盘和神经问题，会造成相同的客观显现和症状如同骶骨基部向后偏位。如前所述，必须运用 X 线片判别何者需要调整。这种情形，**侧面 X 线片可显示骶骨或是第五腰椎偏移向后**。事实上，这是侧面 X 线片的最重要用途之一，如果"调整"对象错误，向后偏位会增加，且情况会立即恶化。

骶骨基部向后偏位时常混淆于第五腰椎滑脱症。当所有腰椎骨体排列成一平整线，骶骨骨体明显向后相对于腰椎骨体，就是发生骶骨基部向后偏位；另一方面，若看到骶骨骨体位于第五腰椎后方，其他腰椎骨体也是向后方相对于第五腰椎，这种情形通常是源于第五腰椎滑脱症，在此处椎骨体因椎弓缺陷而实际滑移向前。二者中无论属那一种情况，矫正做法相同，复位骶骨后移必须调整骶骨基部向前，这样可移除腰骶椎间盘的结构性压力，因此消除椎间盘突出和所引起的神经压迫。读者也可参考第四章来复习骶骨基部向后偏位和脊椎滑脱症的细节。

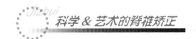

骶髂关节之骶骨矫正

调整骶骨向后旋转

骶骨向后旋转包括下列偏位：左侧向后 (P-L)、右侧向后 (P-R)、左侧向后向下 (PI-L)、和右侧向后向下 (PI-R)。在骨盆矫正床进行矫正时，正确安置患者相同的姿势如髂骨调整。矫正髂骨时应避免的姿势错误，同样适用于骶骨。

患者姿势通常采取患侧在上，亦即，P-L 和 PI-L 偏位时患者向右侧躺。当施加推力时，**患侧在上，通常可提供骶髂关节有较佳的伸展或分离，如此可使骶骨较容易和较深入移动；**

若患者姿势以患侧在下，骶髂关节的伸展多少会受限于矫正床。然而，当调整过重的患者时，让患者姿势以患侧在下，通常提供医师运用患者体重的便利。有时以患侧在上调整患者，似乎无法得到足够或完全矫正，可能有多种原因，例如患者采取这个姿势因疼痛而不能"放松"，在这种情况下，医师应立即让患者采取另一侧躺着，以患侧在下调整患者。

图 349，患者姿势以患侧在上，向右侧躺，指明骶骨偏位为左侧向后 (P-L) 或左侧向后向下 (PI-L)。医师的接触手是右手，用左手稳住患者左肩膀。接触点为骶骨，正向内到左髂后上棘处，更明确描述，接触点在骶髂关节上、下缘的中点，向内约半英寸到髂后上

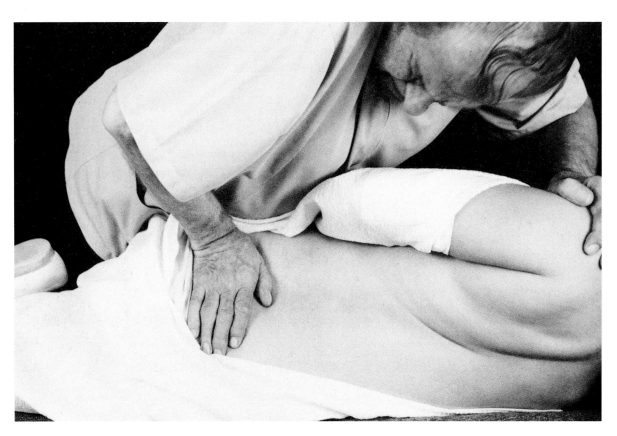

图 349　骶骨左侧向后偏位或左侧向后向下偏位之接触

棘处。

医师先用左手(稳定手)触摸患侧的髂后上棘找出接触点，接着第二、三、四指的尖端放在髂后上棘内缘，随后接触手的豆状骨置于向内紧靠手指尖端(图350)。这个方法，医师可确保豆状骨放在骶骨而非髂骨，这样也使豆状骨尽可能接近髂骨但没有接触到。接触手的摆放，使手指向下方伸展朝着对侧髂骨。

然后，医师的稳定手放在患者肩膀，以渐进压力推肩膀向上和向后，对患者脊椎施以适度的牵引力；同时，用接触手使患者骨盆紧靠医师髋部而稳住。医师前倾很远于患者上，以便推力手的前臂可近乎水平，这样施加推力方

向可通过骶髂关节，使骶骨左翼向前旋转。推力方向除了向前之外，也略向外，符合髂骨平面通过骶髂关节。调整须透过医师的豆状骨施加快捷又深入的推力。图351说明，调整骶骨左侧向后偏位(P-L)，医师和患者的正确姿势。若骶骨偏位记录包括向下(PI-L)，透过豆状骨施加旋转动作或扭的方式，使骶骨左侧向上旋转相对于髂骨。骶骨左侧向后向下偏位的例子，如图351所示，以**顺时针**方向旋转豆状骨来矫正向下，这样可旋转骶骨左侧向上。骶骨右侧向后向下偏位(PI-R)，以相反方向旋转，即**逆时针**扭豆状骨来矫正向下，针对这个偏位记录，患者侧卧以左侧在下(无图示)。

当认定必要或便利以患侧在下来调整骶骨

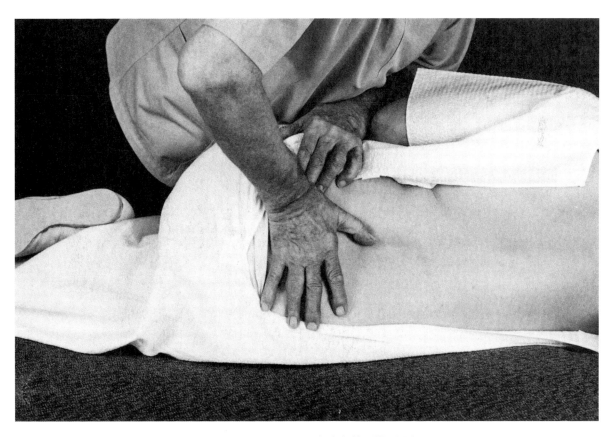

图 350　豆状骨置于向内紧靠手指尖端

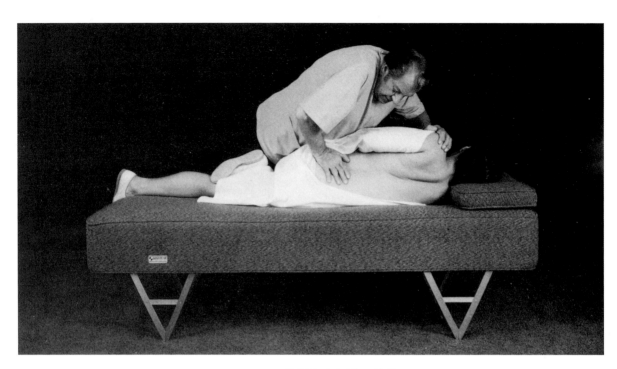

图 351　调整骶骨左侧向后偏位

向后旋转，如前所述，医师和患者的姿势基本上是相同的，唯一重要差异是接触手的摆放。虽然接触点相同，但摆放接触手使手指朝向上方和略向侧方，这样摆放豆状骨在接触点，伸展的手指才不会对相邻的髂骨施加任何可能的力量。

　　图 352 显示，在骨骼模型接触手的摆放。模型中的姿势，患侧在下，矫正骶骨右侧向后偏位 (P-R)、或右侧向后向下偏位 (PI-R)。推力方向通过骶髂关节平面，使向后的骶骨翼向前和向外旋转。施加推力须快捷又深入，如同调整患侧在上；同时，运用扭来矫正向下。当偏位记录为 PI-R，以患侧在下调整时，如图 352 所示，施加豆状骨逆时针扭；若偏位记录为 PI-L，以患侧在下调整，则顺时针扭。

　　对任一偏位记录，须顺时针扭或逆时针扭，不用强记。最好摹想腕的方向，来调整骶骨向下侧向上旋转，然后依此施加推力。

腰骶关节之骶骨矫正

在骨盆矫正床调整骶骨基部向后偏位

　　当调整骶骨基部向后偏位时，第一骶骨椎的骨体是对齐第五腰椎骨体，整个矫正发生在腰骶关节。当调整骶骨前移向第五腰椎骨体时，两侧髂骨随着移动；因此，骨盆如一个整体的单位前移，以及在骶髂关节骶骨没有移动。

　　骶骨基部向后的偏移方向组成整体的向后偏移，没有旋转或侧向楔形的考量。因此，调整患者可任一侧在下，医师安置患者，依据他觉得那只手可传送最佳的调整效果，亦即可施

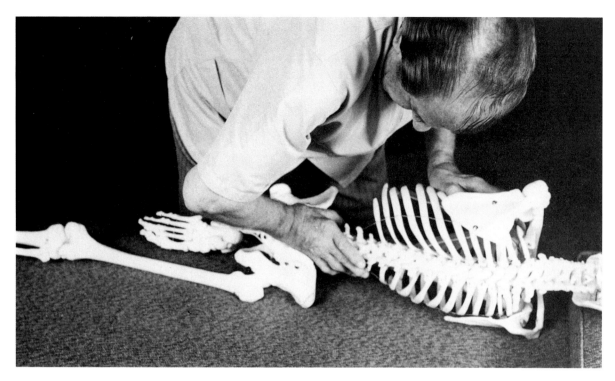

图 352　以患侧在下，针对骶骨 P-R 或 PI-R，接触手的摆放

加精准又快捷推力的那只手。唯一的考量，调整数次之后骶骨移动的情况。如果医师认为推力是正确的，但患者没有适当的改善，可尝试以对侧来调整。

在骨盆矫正床安置患者的方式，相同如其他的骨盆调整。如果患者向右侧躺，医师使用右手为接触手，左手为稳定手，**接触点是第一骶骨结节**。由于矫正移动的发生是透过腰骶椎间盘，接触点必须**尽可能接近椎间盘**。在结节畸形或不存在的情况下，接触点仍应在骶骨结节正常的位置处。结节不一定是一块大的骨突。

摆放接触手使豆状骨在接触点，手指朝着脊椎纵轴约 45 度角 (图 353)。进行推力之前，医师用接触手滚转患者略向前，直到患者骨盆稳靠医师髋部。稳定手在肩膀施加适度的牵引力，移除脊椎组织的过度松弛。

推力方向为由后向前通过腰骶关节的平面线，换言之，直接向前通过腰骶椎间盘。推力须强劲又快捷。实际上，推力须大量的腕部轴转动作，以产生足够的力量和速度克服骨盆的钝性。

图 354 说明，针对骶骨基部向后偏位，医师－患者的正确姿势。

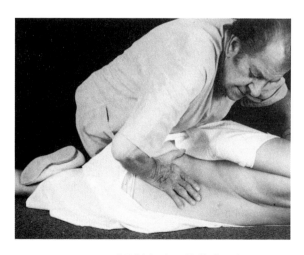

图 353　骶骨基部向后偏位之接触

229

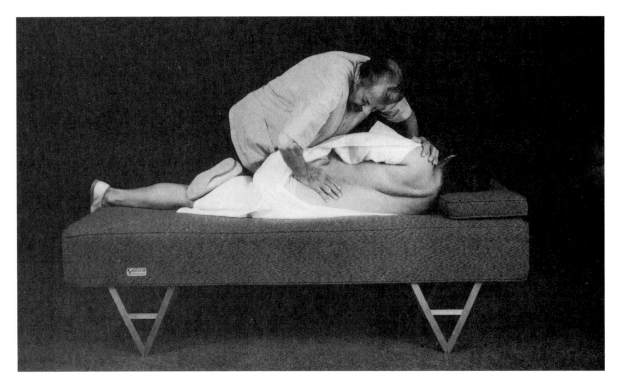

图 354　调整骶骨基部向后偏位

膝－胸矫正床

膝－胸矫正床提供了一个很有效的方法，来调整所有的脊椎骨，从骶骨到寰椎。矫正床包括一个较低平台，可承受患者跪姿的重量，平台的垫子用双倍密度的海绵乳胶，来避免"下陷"，以及允许所施加推力力道对称的反弹作用。还有矫正床也包括一个分段沟槽的胸部支撑台，可调整来适应各种体形的患者，也可调整不同的倾斜角度以符合不同脊椎部位的需要（图 355）。

当正确使用膝－胸矫正床时，移动脊椎骨只需很小的力量相较于其他姿势，原因有二：①膝－胸姿势允许脊椎肌肉有最大的放松。若肌肉收缩，会限制被调整的脊椎骨由后向前移动。②膝－胸姿势允许脊椎向前伸展而不受限

制。因为，不同于其他矫正床，患者下面没有支撑。

无论如何，患者姿势正确是绝对必要的，亦即，他能够完全放松才能发挥膝－胸矫正床的优点。时常，因患者姿势不正确，以致失去平衡、不舒服、和紧张；结果，调整脊椎骨的推力需较大而非较小，以及推力造成疼痛。这是一个恶性循环，预期疼痛会造成较多紧张，而需较强的推力，接着更多的疼痛，引起更多的紧张…。如果膝－胸矫正床让患者厌恶，以及调整时对抗，则无疑是医师的方式有误。

上和下膝－胸矫正床

医师应指导患者上和下膝－胸矫正床的正确步骤。如果患者有疼痛的情形，特别是在下背部，上矫正床的正确方法，可避免扭伤或伸

230

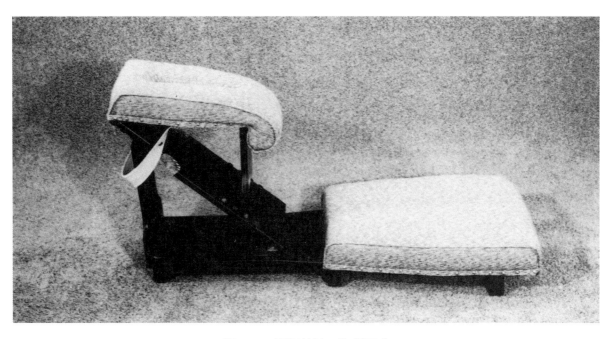

图 355　冈斯德膝－胸矫正床

展下脊椎，而使他的不舒服减到最低。此外，调整之后，下矫正床的正确方法，可减少脊椎骨再次半脱位的可能性。

　　首先，患者伸单脚向前在较低平台的一侧，如图 356 所示。接着，以另一膝跪下，如图 357 所示。然后，靠近胸部支撑台之前，收回另一脚并呈跪姿；双膝平衡之后，用手扶着胸部支撑台 (图 358)，并将头和胸贴在支撑台的沟槽。最后，患者的姿势如图 359 所示，腹部肌肉放松，形成最大程度的腰椎前曲。

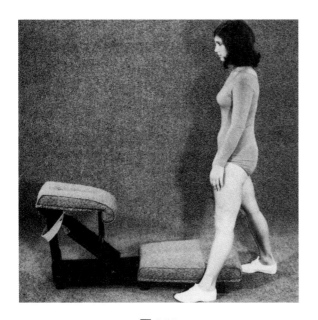

图 356

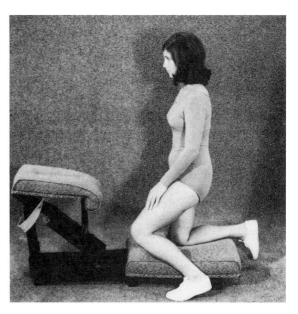

图 357

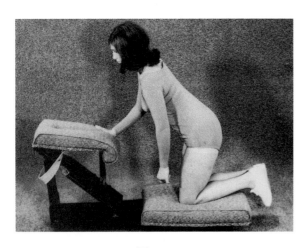

图 358

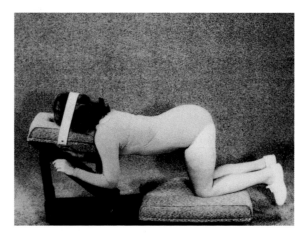

图 359

当下膝－胸矫正床时，步骤为反向次序。首先，患者自己推离胸部支撑台，双膝平衡之后。接着，伸单脚向前在较低平台的一侧。最后，运用向前单脚的腿力，撑起身体回到站姿，以及退离矫正床后面。

在膝－胸矫正床调整骶骨基部向后偏位

图 360 显示，调整骶骨基部向后偏位的患

者姿势。胸部支撑台接近水平或微倾。胸部支撑台的高度，要使患者的胸部等高或略低于骨盆；下颏放在沟槽底端往上约 2 英寸处，这样才有足够的空间呼吸和不会有窒息感。

两膝采取的姿势使患者感觉完全放松。脸和胸正确放在胸部支撑台之后，须调整两膝的姿势，使体重均衡于两膝，和平均分布于膝部和胸部之间；这样通常两股和垂直线呈约 15 度角，但也可能较大或较小，依患者的骶骨角度和腰椎前曲而定。

胸部支撑台附加一条固定带来保护头部，

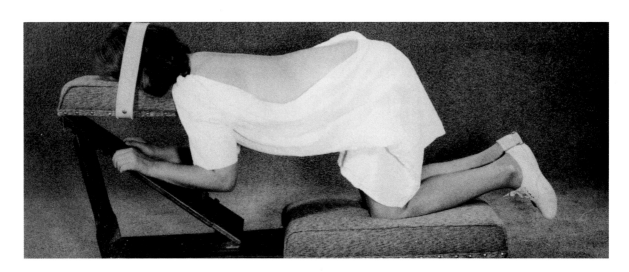

图 360　骶骨基部向后偏位，患者的姿势

施加调整时，可防止颈部过度伸展；所有膝－胸矫正床之调整均须使用。系上固定带之前，患者头部的后面须左转一至两英寸（图 361）；然后，拉固定带到右边，扣住在粘贴式扣带，头部会随着转正；如果不这样做，系上固定带之后，头部的后面会旋转向右。固定带不可太紧，会造成患者脸部不舒服。

胸部支撑台两侧下面备有扶手垫。双手放置在这里，使患者不会用手支撑身体重量，也使手臂和肩膀放松（图 362）。让手放在胸部支撑台下面或地板，效果没有差别。

当在膝－胸矫正床调整骶骨基部向后时，医师可站在患者任一侧。若站在患者右侧，使用左手为接触手；若站在患者左侧，右手为接触手。

医师应面对患者呈 90 度角，如图 363 所示。他需站得够靠近患者，当前倾摆放接触手

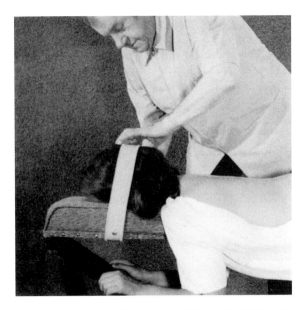

图 361　系上固定带之前，头部的后面先旋转向左

时，不会失去平衡。医师体重平均分布于双脚。摆放接触手使豆状骨位在第一骶骨结节，手指朝向患者头部，以及与脊椎纵轴呈约 45 度角。

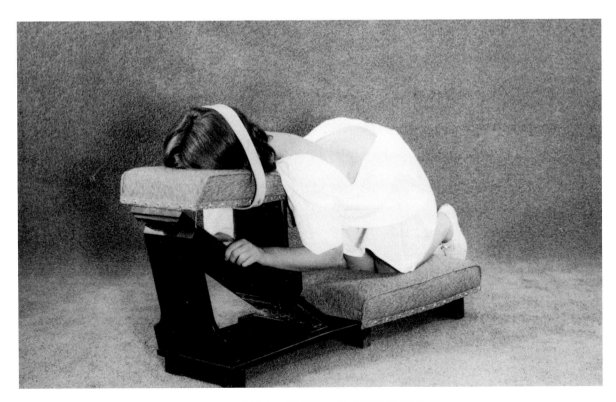

图 362　手部应正确摆放，使肩膀和双臂放松

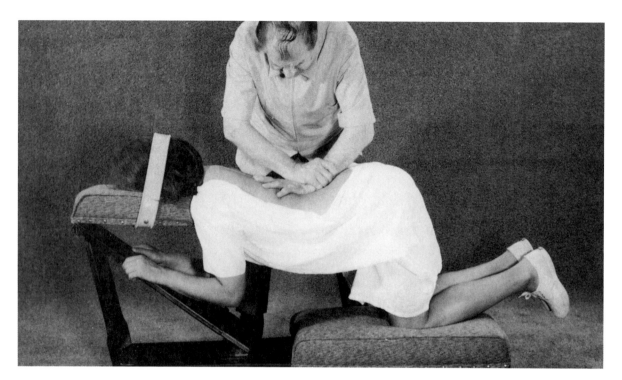

图 363　医师面对患者呈 90 度角

　　如果患者脊椎的肌肉曲线形状，不允许接触手很舒服摆放呈 45 度角，那么也可以选择手指更朝向头部呈较小角度 (图 364)。主要目的是 "贴" 接触手就位，当豆状骨在第一骶骨结节时，使手掌和手指感觉舒服和放松。如果手部的肌肉收缩，推力的效果会减低，显而易见不适合采用 "高弧形"，因为手部的肌肉完全放松时，手部不会弓起，腕部也不会弯曲。

　　稳定手环握接触手的腕，如图 364 所示。稳定手的手指不可紧握住腕部，若是如此，稳定手的肌肉会收缩；应该是，稳定手轻放在接触手的手背顶端，手指放松，以及轻轻环握腕部。

　　然后，用接触手和稳定手两者透过接触点轻压，移除脊椎组织的过度松弛。移除松弛的压力方向相同如推力方向，亦即由后向前通过腰骶关节平面线 (通过腰骶椎间盘)。压力必须非常轻柔，否则患者肌肉会收缩而对抗。

　　施加推力，由后向前、快捷、和控制深度 (图 365)。虽然推力是透过接触手的豆状骨施

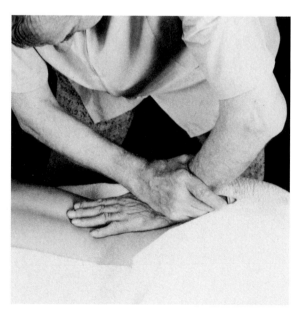

图 364　骶骨基部向后偏位，接触手和稳定手的摆放

加，但接触手和稳定手二者进行的力量要均等。　　只限于他的双臂。

当施加推力时，医师整个上半身移动，而不是　　　　图 366 也显示，针对骶骨基部向后偏位，

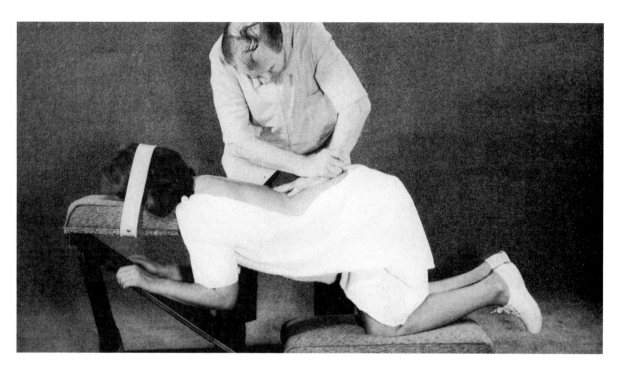

图 365　调整骶骨基部向后偏位

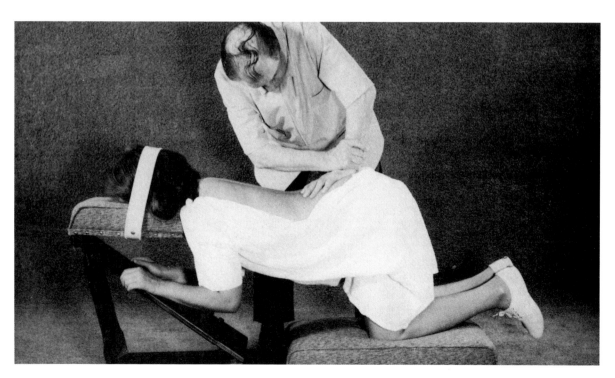

图 366　腰椎前曲增加时，调整骶骨基部向后偏位

医师－患者的姿势。在图解中，推力方向被修正来顺着腰椎前曲增加，推力方向一定须通过腰骶关节的平面线，亦即，通过腰骶椎间盘。

在俯卧姿势调整骶骨基部向后偏位

虽然在骨盆矫正床或在膝－胸矫正床，调整骶骨基部向后偏位是较被喜好的方式，但也可采取俯卧姿势来调整。这种方式不常用，因为，在类似升降矫正床时患者完全受到支撑，腰骶关节通常不够伸展或"打开"，但有些时候，如患者瘫痪或极度虚弱，其他姿势不宜采用。关于医师－患者姿势的所有资料、接触手的摆放和推力方向，皆维持相同。

调整尾骨向前偏位

在升降矫正床患者采取俯卧姿势，较易调整尾骨向前偏位。矫正床的骨盆支座轻微升高，较容易接触到尾骨。医师可站在患者任一侧，除了有向一侧偏移存在时 (A-R 或 A-L)，但这是相当少见的 (详见第四章)。如果出现向一侧偏移，医师须站在偏移侧。若医师站在患者右侧，使用右手为接触手；同样的，若站在患者左侧，左手为接触手 (图 367)。

用接触手的拇指触诊骶骨末端之下，可找到尾骨。拇指放在尾骨后面，使拇指尖端在骶尾关节之下约 1 英寸处，如图 367 所示。然后，稳定手的豆状骨放在掌指关节略下方的拇指处 (图 367)。用稳定手对拇指施加很轻的压力，方向为由后向前和由下向上；然后，接触手拇指逐渐向上拉紧尾骨的松弛组织，直到松弛移除。再来，**透过接触手和稳定手二者的联合动作施加轻微推力，推力方向为向上。**当组织被向上拉紧时，透过杠杆作用会拉尾骨向后，尾骨向前偏位可确实被复位。

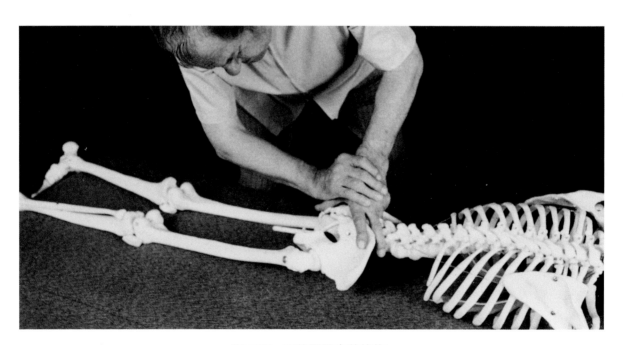

图 367　调整尾骨向前偏位

腰椎之矫正

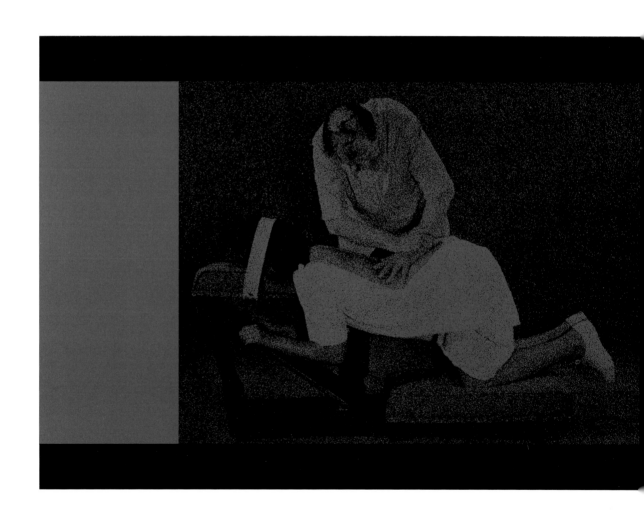

科学 & 艺术的脊椎矫正

科学 & 艺术的脊椎矫正

腰椎之矫正

在骨盆矫正床调整腰椎

推移

　　在骨盆矫正床患者采取侧卧姿势来调整腰椎骨，非常相似的姿势被使用如调整骶骨或髂骨时。**当患者脊椎前曲足够时，想要深入由后向前移动来矫正半脱位时，推移是很有效的方式。若脊椎前曲很小，源于下腰椎旋转过度，则拉移可能是所选定的方式。**

　　推移主要是用来调整第四、第五腰椎。然而，技巧运用得当，这个方式也可调整其他腰椎，只是愈往上的脊椎愈难。这是因为较高腰椎的小平面较矢状面，以及脊椎的任何扭转会有锁紧效用（如：推患者肩膀向后而移除松弛时）。

　　以豆状骨接触施加推移。豆状骨摆放在脊椎骨的位置，即是"接触点"，在棘突或乳状突。棘突为接触点的偏位记录：P、PR-Sp、PL-Sp、PRS、PLS、PRS-Sp、PLS-Sp、PRI-Sp、和PLI-Sp（复习腰椎偏位记录，参照第六章）。

棘突接触，患者以椎骨体旋转侧在下的姿势。换言之，棘突侧移侧在上，使推力在棘突来复位棘突侧移。图 368 显示，患者左侧在下，偏位记录为第五腰椎 PRS-Sp，医师左手为接触手，而右手为稳定手。首先，以稳定手找出接触点，如图示；然后，摆放接触手的豆状骨在

棘突，接触手的手指横过脊椎呈约 45 度角 (图 369)。手的摆放方式相似如骶骨基部向后偏位之调整，一旦细心摆好接触手，医师就将稳定手放在患者肩膀，用接触手滚转患者向前约 45 度角或更小，让患者骨盆稳靠着医师髋部；然后，稳定手推肩膀向上和略向后，移除脊椎组

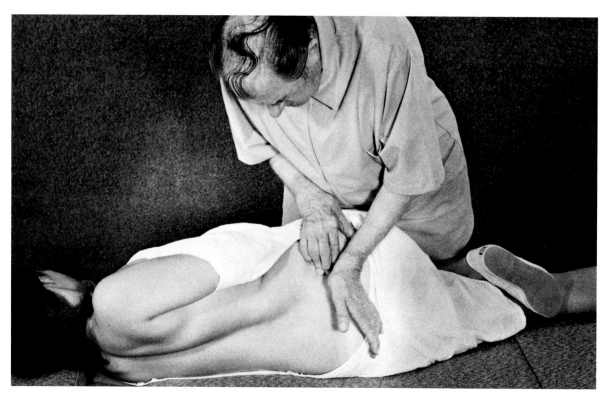

图 368　以稳定手找出棘突接触点

织的松弛；再来，**施加推力通过椎间盘的平面，推力方向是由后向前和由右向左**，如图示偏位记录 (PRS-Sp) 的例子。同时也须施加扭来复位侧向楔形，在这个图示的偏位记录，扭的方向为顺时针；若偏位记录 PRI-Sp 的例子，扭的方向为逆时针。图 370 显示，医师 - 患者的姿势，正确摆放接触手矫正第 5 腰椎 PRS-Sp。

乳状突为接触点的偏位记录：PRI-M、PLI-M、PR-M、PL-M、PRS-M、和 PLS-M。乳状突接触，患者以椎骨体旋转侧在上，即棘突

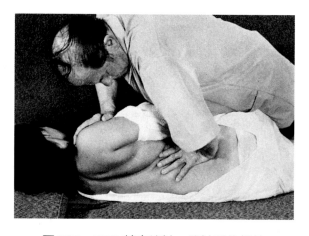

图 369　PRS 棘突接触，接触手的摆放

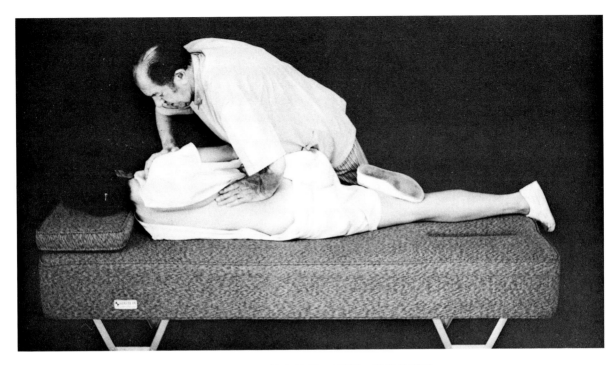

图 370 PRS 棘突接触，医师－患者的姿势

侧移侧在下，椎骨体旋转侧的乳状突为接触点。图 371 显示，患者左侧在下，偏位记录为第 5 腰椎 PLI-M(或 PL-M)。患者的预备姿势相同如使用棘突接触，医师以左手为接触手，右手为稳定手。首先，以稳定手找出第 5 腰椎的乳状突；然后，细心摆放左手的豆状骨在接触点，接触手的手指不是呈角度于脊椎纵轴而是平行于它 (图 371)，手指没有横过脊椎或在棘突上是很重要的，如此会阻碍推力的方向和深度。正确摆放接触手后，以一般方式用稳定手在患者肩膀移除脊椎组织的松弛。

乳状突接触不需要使患者身体前滚幅度很大如使用棘突接触时，而是，医师前倾较远于患者上，以髋部稳住患者骨盆，**推力手的前臂和床面近乎平行 (图 372)，以便较多由后向前的推力方向**，在乳状突以深度推力来复位椎骨体旋转。如果侧向楔形为偏位记录的一部分，依此施加扭。若偏位记录为 PLI-M，为了复位

椎间盘的楔形，扭的方向为顺时针；若偏位记录为 PLS-M，这仅会出现在第 5 腰椎半脱位，

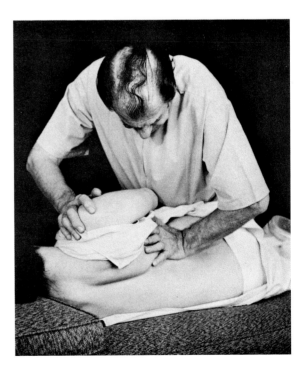

图 371 PL-M 乳状突接触，接触手的摆放

扭的方向为逆时针。图 372 显示，矫正第 5 腰椎 PL-M、PLI-M 或 PLS-M 的正确姿势。

棘突或乳状突接触，手的摆放和推力方向之间的差异，应清楚了解。图 373，偏位记录为 PRS-Sp(或 PR-Sp)，须接触在棘突。接触手的手指横过脊椎呈约 45 度角，医师前臂的姿势清楚指明推力的方向。由于接触在棘突，棘突会由右向左移动，因此矫正了棘突侧移。相较之下，图 374 显示，接触手的手指摆放平行于脊椎，前臂的姿势较平行于矫正床，或垂直于患者脊椎，在后者的例子中，偏位记录为 PL-M、PLI-M，或可能为第 5 腰椎 PLS-M 半脱位。推力方向通过乳状突来矫正椎骨体旋转，由后向前移动乳状突，同时可复位向左侧移的

棘突。

图 375 显示，针对第 2 腰椎 PRS 半脱位，接触手的摆放和医师－患者的姿势。图 376 显示，第 2 腰椎 PL-M 或 PLI-M 半脱位，接触手的摆放和医师－患者的姿势。

拉移

拉移主要被用于腰椎半脱位包括椎骨体旋转 (即棘突侧移) 程度很大时。腰椎前曲减少是因旋转之故，这是常有的例子；类似的情形发生在下颈椎或上胸椎旋转时，造成补偿性的颈椎前曲不足。大多数的例子，良好的由后向前矫正发挥效果之后，也会复位向后

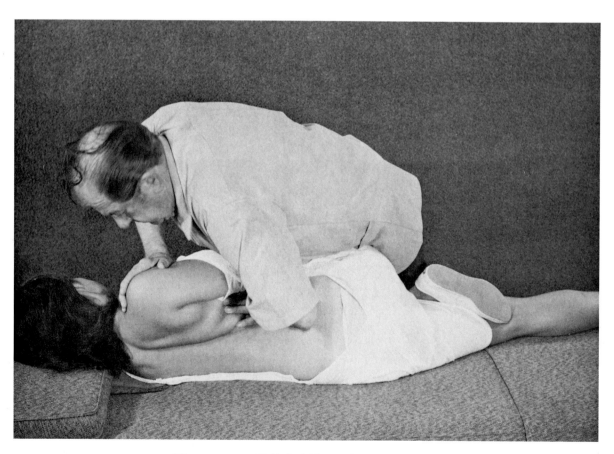

图 372　PL-M 乳状突接触，医师－患者的姿势

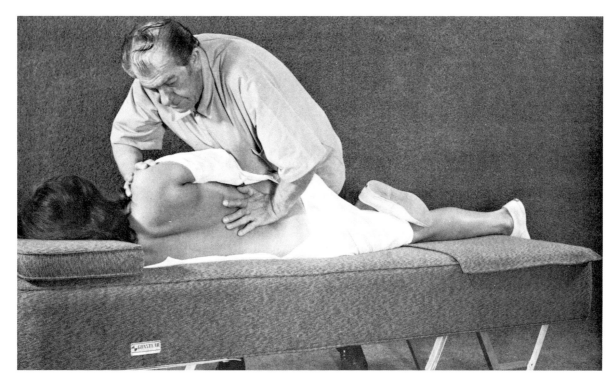

图 373　PR 棘突接触，手和手臂的正确姿势

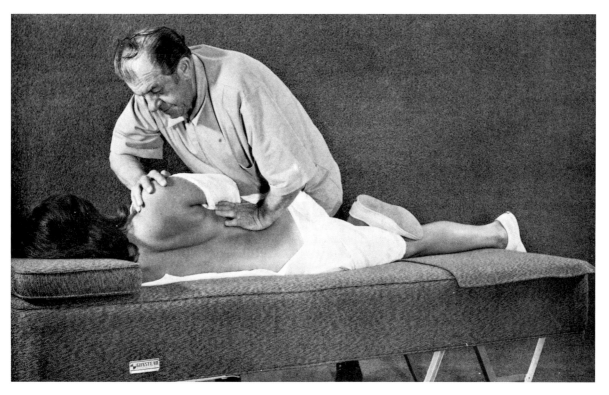

图 374　PL 乳状突接触，手和手臂的正确姿势

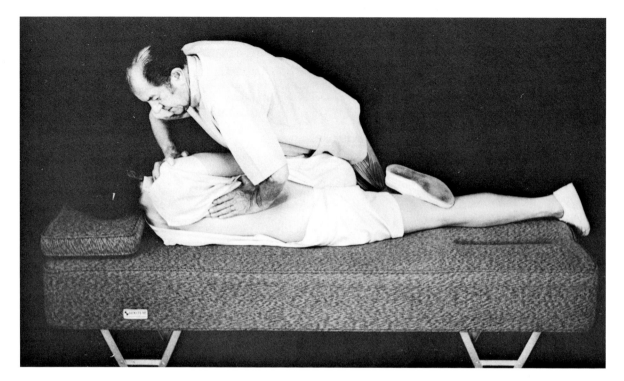

图 375　调整第 2 腰椎 PRS 半脱位

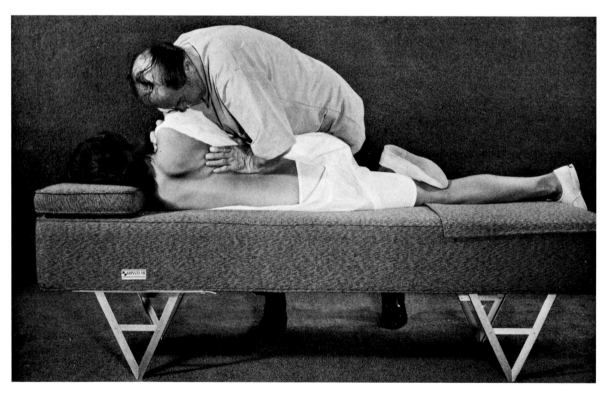

图 376　调整第 2 腰椎 PL-M 半脱位

偏位。"拉移"实际上仍是由后向前的力量来矫正，因前臂的姿势，看起来像由后向前拉椎骨体。虽然前臂位于脊椎的前方，但接触手的手指接触脊椎骨和传递力量都是位于脊椎的后方，以及力量直接由后向前，同时有向外的方向。

针对偏位记录需要棘突或乳状突接触，拉移是有效的方式。当适于**棘突接触时，患者侧卧以棘突侧移侧在下**。若半脱位有 PL 偏位 (PL-Sp、PLS、PLS-Sp、或 PLI-Sp，参照第 6 章 73 页)，患者侧卧以左侧在下，医师使用左手为接触手，右手为稳定手。**接触手的示指、中指放在接触点**，即棘突的左侧；拇指放在棘突的另一侧 (右侧)，距棘突约 4 ～ 5 英寸和略上方，这样可使掌面平行于患者身体 (图 377)。然后，稳定手温和牵引患者肩膀向上和向后，

移除脊椎组织的松弛。施加拉力之前，医师的腿靠着患者大腿来稳住患者骨盆，相同的方式如调整髂骨拉移时。

手腕以快捷的轴转动作来进行拉力，拇指作为轴心。手轴转，以便接触的手指尖端施加**由后向前和向中间的力量通过棘突**，因此同时可移除向后偏位和棘突侧移。当侧向楔形为偏位记录的一部分时，用手指尖端将棘突向上或向下扭而矫正侧向楔形。图 377 显示，调整第五腰椎 PL-Sp 半脱位的正确姿势。

当偏位记录需要**乳状突接触时，患者侧卧仍是以棘突侧移侧在下**。然而，现在棘突不再是唯一的接触点，重点改为乳状突。先前提到食指、中指放在棘突的侧面，现在改为**中指、无名指接触棘突，示指放在乳状突** (图 378)。

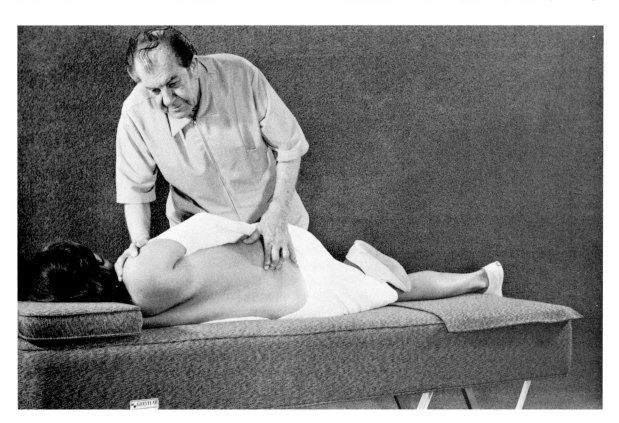

图 377　PL 棘突接触之拉移，接触手的摆放

拉力方向类似如棘突接触时，运用中指、无名指尖端施加由后向前和向中间的力量通过棘突；然而，同时示指尖端施加强劲由后向前的拉力通过乳状突。**施加拉力完全是手腕的轴转动作，拇指作为手的轴心。**请注意，椎骨体旋转之矫正不仅是因向中间的力量通过棘突，也是因施加由后向前的力量通过椎骨体旋转侧的乳状突。此外，大多数腰椎旋转的例子，同时有侧向楔形，因此乳状突也要接收大部分扭的力量而复位侧向楔形。以一般方式施加向上或向下扭。图 378 显示正确姿势，针对第 4 或第 5 腰椎 PL-M 或 PLI-M，或是仅发生在第 5 腰椎的 PLS-M 半脱位。

乳状突接触之拉移也可调整上腰椎骨。图 379 显示，矫正第 2 腰椎 PL-M 或 PLI-M 偏位。

所有的拉移均须医师以胫骨靠着患者大腿来稳住骨盆。患者弯曲的腿部内缘不可被重压靠着矫正床，若这样不仅患者不舒服，而且当移除脊椎组织的松弛时，也会阻碍适当的平衡和控制。患者前滚幅度也不可太大，若这样会造成拉力力量进入矫正床，而不是向着医师。有时还会发生另一项错误，用错了脚稳住骨盆。若医师右手为接触手，则用右腿稳住患者，反之亦然。图 380 显示，当进行拉移时，医师和患者的正确姿势。

第五腰椎之椎弓板 – 横突接触

矫正第五腰椎半脱位，特别是有相当程度的向后偏位时，椎弓板 – 横突接触是很有效的方式。这种拉移方式仅适合于第 5 腰椎，因为横突和椎骨体相结合，也和椎弓根相结合；此外，第 5 腰椎横突比其他腰椎横突坚固得多。当摆放接触手时，示指的尖端在横突，中

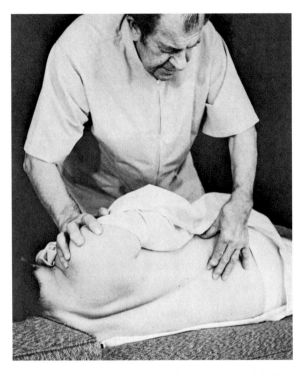

图 378　PL 乳状突接触之拉移，接触手的摆放

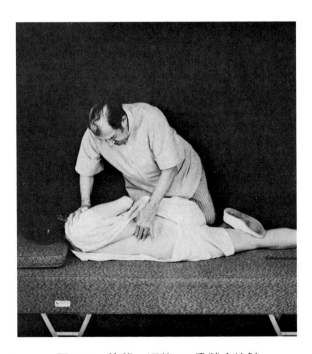

图 379　拉移，调整 PL 乳状突接触

指的尖端在椎弓板，其他的调整细节都维持相同。

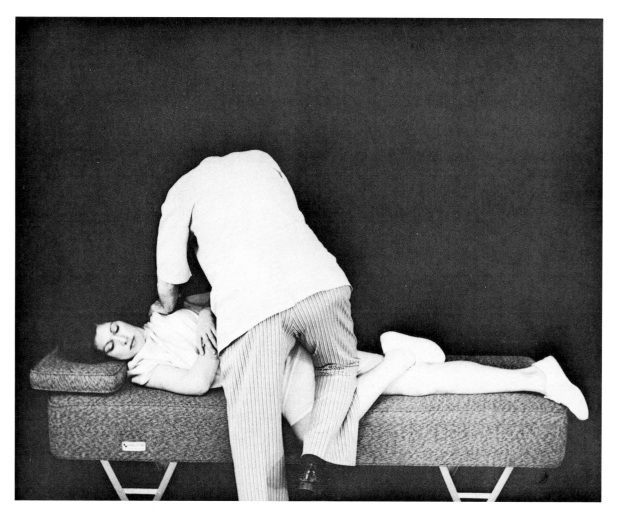

图 380　稳住患者骨盆，进行拉移

在膝－胸矫正床调整腰椎

所有的腰椎骨均可在膝－胸矫正床调整，棘突和乳状突接触都适用。当偏位记录需要棘突接触时，医师站在棘突侧移侧。例如，偏位记录为 PRS-Sp，医师站在患者右侧，以左手为接触手来调整第5、第4或第3腰椎。使用左手，又称"下方"手，是因为推力方向通常略向下，通过椎间盘平面线。当平面线改变为较向上方向，如调整第1或第2腰椎时，"上方"手，即右手，就成为接触手。实际上，左手或右手均可用来调整第3腰椎，因为第3腰椎椎间盘的平面线通常只有后向前的方向，没有向下或向上；所以，完全依据个人腰椎曲度，以及医师觉得顺手而定。若使用上方手施加向下方向的推力，大多数人会觉得碍手。接触手称为上方手或下方手，乃参考医师和患者的位置而定。当医师站在患者左侧，如调整 PL 偏位棘突接触时，医师左手向患者头部为上方手，右手向患者足部为下方手。

膝－胸矫正床的胸部支撑台应调整到，使患者胸椎同高于或略低于腰椎；膝部的位置，使两股是垂直的。如果在矫正床这个姿势使患者无法完全放松和平衡，膝部就要后退一或两英寸，直到腰椎肌肉在最放松状态。医师摆放接触手在患者腹部下面，向上托高腹部减少腰椎前曲和显露出棘突；另一手，即稳定手，则触摸和找出须调整的脊椎骨棘突，当找到棘突的正确位置时，要求患者保持托高的腰椎不动，接着从患者腹部下面抽离接触手；然后，摆放接触手的豆状骨在棘突，让手指横过脊椎呈约45度角（图381）。针对第5腰椎PRS-Sp偏位，或其他腰椎PRS偏位，实际的接触是在棘突的后右侧缘；接着，医师要求患者将腰椎放松下沉，当放松下沉时，细心保持豆状骨在接触点；然后，稳定手放在接触手上端，使手指轻握接触手的手腕（图381）。然后，以推力方向轻微持续的压力来移除脊椎肌肉的松弛。推力方向为向前、向中间、向下或向上（依据下腰椎或上腰椎而定），通过椎间盘平面线。然后，用接触手和稳定手同时施加快捷且控制深度的推力。若侧向楔形为偏位记录的一部分，须向上或向下扭棘突。

图381显示，针对下腰椎PR棘突接触，医师－患者的姿势。图示医师双肘微弯躬身于患者上；施加推力之前，藉手肘伸直将整个身体升高少许英寸，但是不可放掉任何在接触点的松弛；然后，同时双肘微弯和整个身体下沉来施加推力。推力实际上是协调手臂动作和身体下沉而达成，这样可排除使患者疼痛的冲击效应。

当在膝－胸矫正床以乳状突接触来调整时，较佳的方式是医师站在棘突侧移侧，亦即，椎骨体旋转的对侧。对于很高大的患者，可能站在被调整的乳状突侧；但对于一般患者，这样通常会造成推力将患者推离医师。调整之前的步骤相同如棘突接触。下腰椎维持下方手为接触手，上腰椎以上方手为接触手，第3腰椎则可使用左手或右手，依腰椎前曲程度和椎间盘平面线而定。医师以接触手托高腹部，以稳定手找出被调整的脊椎骨乳状突，接触手的豆状骨放在接触点，患者腹部放松下沉。然后，稳定手放在接触手上和移除松弛。施加推力之前，医师下方腿靠着患者髋部进一步稳住患者身体，此非必要，但是对较轻的患者可防止推力将患者身体侧移向医师。然后，施加快捷且控制深度的推力通过椎间盘平面线。在下腰椎，推力方向是向前、向下、和向中间；在上腰椎，推力方向是向前、向上、和向中间。若侧向楔形为偏位记录的一部分，矫正它须向上或向下扭乳状突。

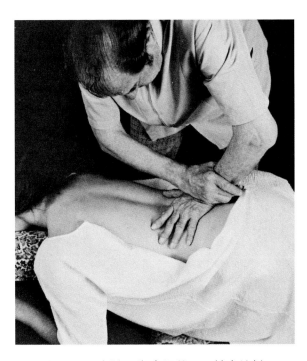

图381　在膝－胸床调整PR棘突接触

248

图382 显示，针对下腰椎 PR 乳状突接触，医师和患者的姿势。医师左腿，即下方腿，稳住患者髋部，以及前倾很远于患者上，以便推力方向可由后向前和向中间，医师也要略右倾斜，使推力可向下通过椎间盘的平面线。图示，双肘弯曲的程度和身体下沉清楚说明最瞬间的推力。

图383，骨骼模型的示范，医师站在被调整的乳状突侧，摆放接触手使手指平行于脊椎而非横过在棘突上。因为被调整的脊椎骨是第 2 腰椎，所以上方手为接触手。

腰椎骨有时会向后半脱位，但没有任何明显的椎骨体旋转或侧向楔形，这种情形特别会在第 5 腰椎发生。膝－胸矫正床是很适合来矫正这种半脱位。医师可站在患者任一侧，依据腰椎的位置以及向下或向上的程度，选择下方手或上方手为接触手。推力方向是向前、向下或向上，通过椎间盘平面。图384 显示，矫正

第 5 腰椎向后 (P) 半脱位，医师－患者的姿势。

在膝－胸矫正床的双鱼际动作

在膝－胸矫正床也可用双鱼际动作，矫正腰椎半脱位。这提供了不同于单手接触的另一种选择，从患者的观点是相当稳定和非常舒适的调整。当偏位记录指称乳状突接触时，运用它是很有效的，但是有时也运用于其他偏位记录。医师站在患者被调整的乳状突侧，亦即，若偏位记录为 PRI-M，医师站在患者左侧。医师站在被调整的脊椎骨略后，约 45 度角于患者纵轴而非 90 度角。针对偏位记录为 PR 乳状突接触，接触手为左手，接触手的鱼际放在乳状突，使拇指平行于脊椎 (图385)。较明确的，

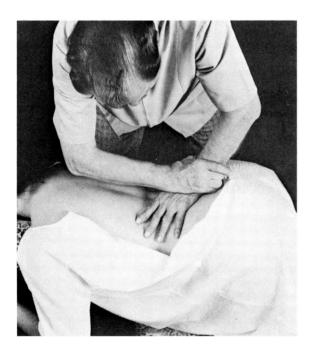

图382　在膝－胸床调整 PR 乳状突接触

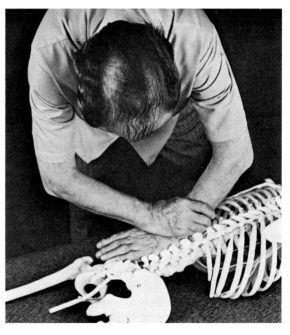

图383　站在乳状突接触侧，调整第 2 腰椎 PR-M

249

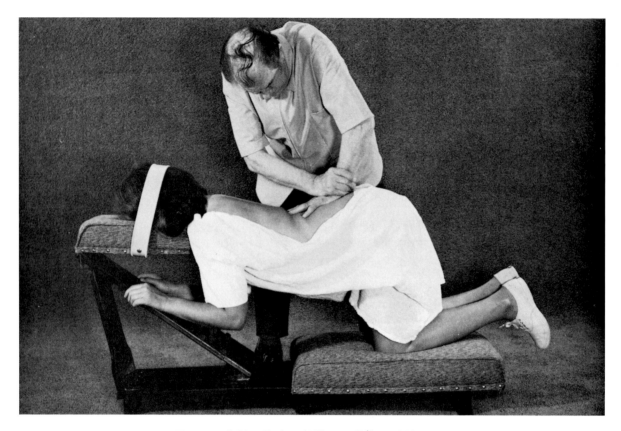

图 384　在膝－胸床调整第 5 腰椎向后偏位 (P)

位于外展拇短肌下方的第一掌骨底放在接触点。当腕部伸展和拇指外展时，第一掌骨底变得相当突起，如图示 (图 385)。摆好接触手之后，另一只手为稳定手，以相同方式将鱼际放在对侧乳状突 (图 386)。然后，以一般的方法移除松弛，施加推力通过椎间盘的平面线。偏位记录为 PR 乳状突，推力方向是向前、略向下或略向上依被调整的腰椎位置而定。若侧向楔形是偏位记录的一部分，以接触手向上或向下扭乳状突来复位楔形。

在此特别强调，虽然稳定手的鱼际也放在乳状突，但是**施加矫正的推力完全用接触手**。若用双手施加均等的推力，椎骨体旋转将无法被矫正。当施加矫正的推力时，**稳定手只是稳住患者的椎骨体而已。**

图 387 显示，双鱼际调整第五腰椎，医师－患者的姿势。可以看到，医师必须前倾，使推力可向下通过腰骶关节的椎间盘。从医师手臂的角度，清楚呈现推力方向，这个角度依据被调整的腰椎位置而有所改变。

图 388 显示，针对第 1 腰椎的双鱼际接触，推力方向需要较向上。虽然医师的脚在相同的位置，但是他没有太过前倾。从医师手臂的角度，清楚指明推力方向，通过第 1 腰椎椎间盘的平面线。用双鱼际调整必须细心控制推力的深度，就如同单手接触时。腕部动作也要快捷，以及协调身体下沉和手臂动作。

双拇指接触

第五腰椎直接向后 (P) 的半脱位，以双拇

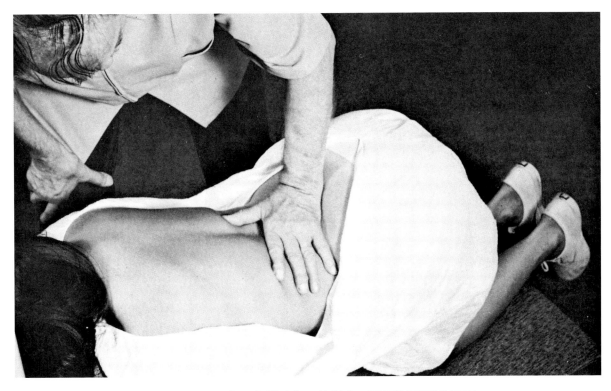

图 385　PR-M 之双鱼际动作，接触点（医师位于两侧皆可）

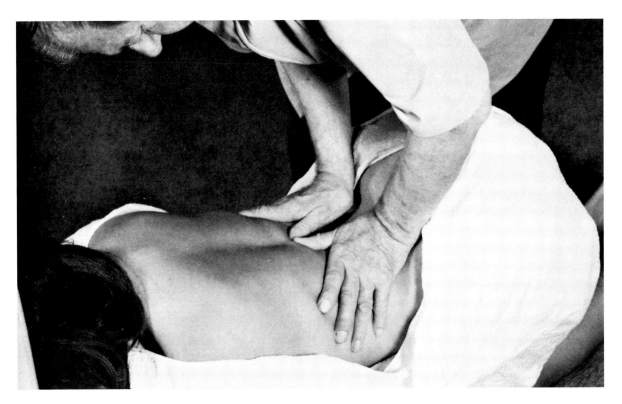

图 386　双鱼际动作，双手的摆放（医师位于两侧皆可）

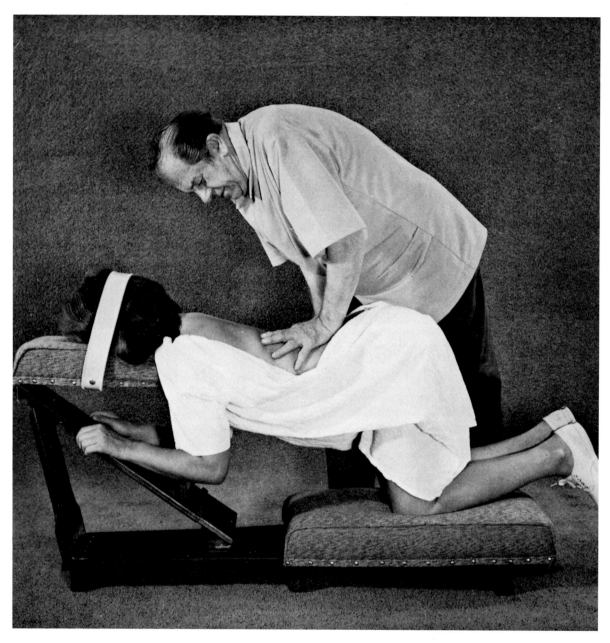

图 387 　双鱼际动作，调整第 5 腰椎

指接触是非常有效的调整方式。由于这样的偏位意味着没有侧向楔形或椎骨体旋转，医师可站在患者任一侧。拇指的远节指骨放在第五腰椎棘突，另一拇指的远节指骨叠在其上，拇指外展使双手稳住在患者的骨盆，如图 389 所示。

医师调整他站立的位置，以便推力直接通过腰骶椎间盘的平面线。同时以双拇指施加非常快捷的推力通过接触点，拇指的向前动作由手指轴转达成，手腕动作则提供速度。这种调整特别针对第五腰椎骨，以及特别适用于棘突非常

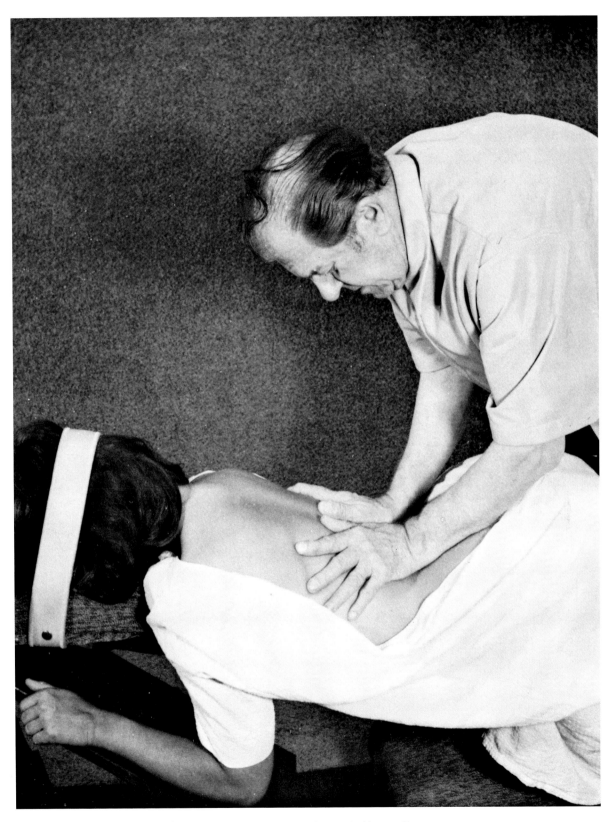

图 388　双鱼际动作，调整第 1 腰椎

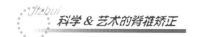

小的情况。

在俯卧姿势调整腰椎

患者以俯卧姿势来调整腰椎，也是有效

的方式。选择升降矫正床，安排矫正床使骨盆支座是平直的，腹部支座的弹性释放需启用和调紧到适当位置。所有的资料：医师－患者的姿势、推力方向等，相同如膝－胸矫正床之调整。

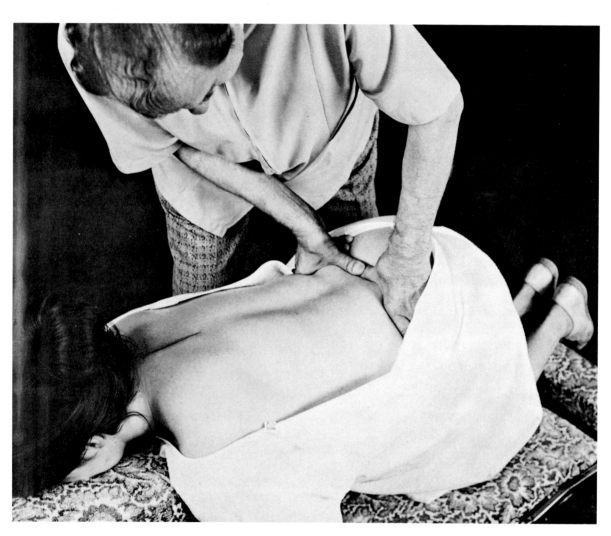

图 389　双拇指动作，调整第 5 腰椎向后偏位 (P)

胸椎之矫正

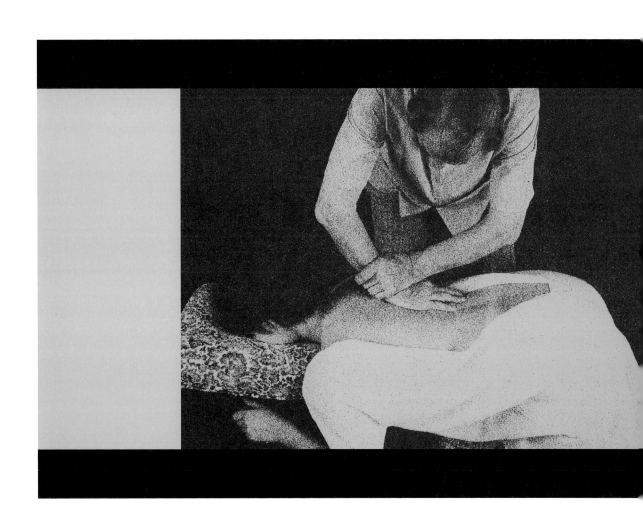

科学 & 艺术的脊椎矫正

科学 & 艺术的脊椎矫正

胸椎之矫正

在膝－胸矫正床调整胸椎

胸椎骨之调整通常是在膝－胸矫正床，或是在升降矫正床患者以俯卧姿势。上二或三胸椎，也可让患者以坐姿来调整，这将在下一章说明。为了避免重复，仅详述患者膝－胸姿势，但是患者俯卧姿势的所有细节几乎都相同。

调整第 10、11 和 12 胸椎

棘突接触

当调整下胸椎骨时，在膝－胸矫正床患者就位于胸部支撑台，升高或降低胸部支撑台，使下胸椎约同高于上脊椎。

针对棘突接触，医师站在棘突侧移侧。他面对患者约 90 度角，使用上方手触摸和找出被调整的棘突。接着，下方手（即接触手）的豆状骨放在棘突，手指朝着上方且横过脊椎呈一个角度，手指横过约 45 度角或更小，依医师感觉舒服和患者脊椎肌肉组织的轮廓而定。然后，上方手（即稳定手）放在接触手的腕部上，使两豆状骨和推力方向在一直线，持续轻压来移除松弛，协调手臂和身体的动作，施加快捷的推力通过椎间盘的平面线。推力的深度一定要有所控制。推力的方向是向前、向中间、和略向上。若侧向楔形是偏位记录的一部分，施加扭通过接触点来复位楔形。图 390 显示，调整第 12 胸椎 PRS，医师－患者的姿势。

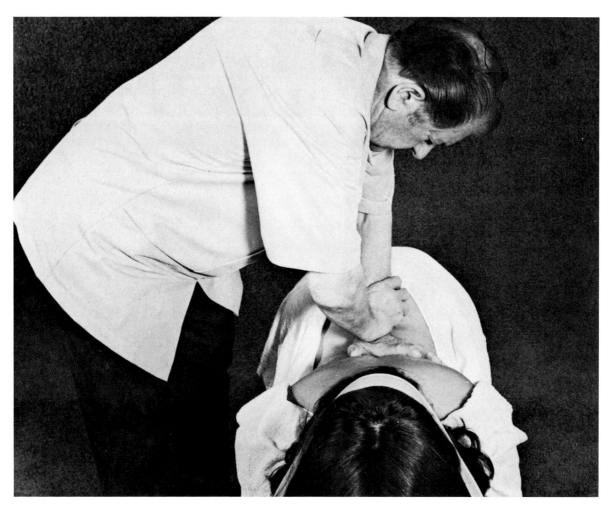

图 390　调整第 12 胸椎 PRS 偏位

横突接触

当横突为接触点时，医师可选择站在患者的任一侧。站在棘突侧移侧，以及横过脊椎接触到被调整的横突，通常是较好的，这样给予患者较多稳定，且较易接近推力路径的直线。除了医师的接触手横过脊椎和豆状骨放在横突之外，姿势基本上相同如棘突接触时。图391显示，调整第12胸椎 PRI-T，医师－患者的姿势。逆时针扭来复位侧向楔形。推力方向是由后向前、向中间、和略向上（依椎间盘的角度而定）。

图示，在推力的最后阶段，医师手臂和身体的姿势。请注意，医师必须前倾很远于患者上，以便推力路径的直线可向中间通过横突。

双鱼际接触

当偏位记录需要横突接触时，下胸椎骨也

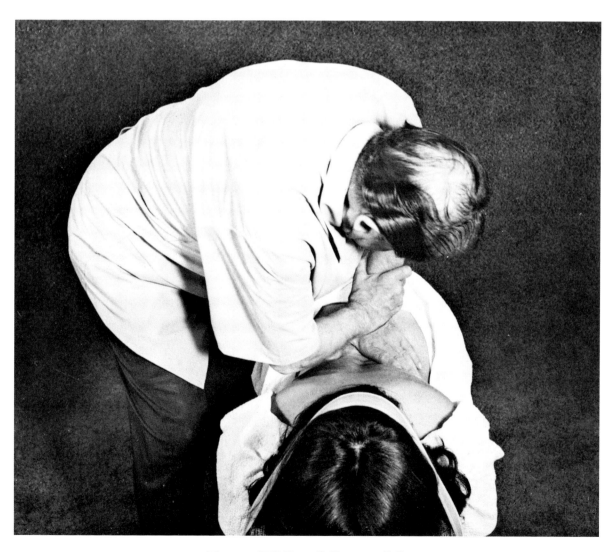

图 391　调整第 12 胸椎 PRI-T 偏位

259

可用双鱼际动作来调整。医师站在被调整的横突同侧，身体位于被矫正的部位下方，以便推力方向可略向上通过椎间盘的平面线。医师在腰部旋转身体使肩膀平行于患者肩膀。接触手的鱼际放在横突，拇指平行于脊椎和其他手指伸展环着下胸。接触手就位之后，稳定手的鱼际放在对侧横突。移除松弛之后，**只有接触手施加推力，稳定手只是稳住患者身体**。推力方向是由后向前、向中间、和略向上。必要时，透过鱼际扭而复位楔形。图392显示，针对第12胸椎PLI-T半脱位，使用双鱼际调整，医师－患者姿势的正面影像图。图393，从左侧

看到的同一姿势。

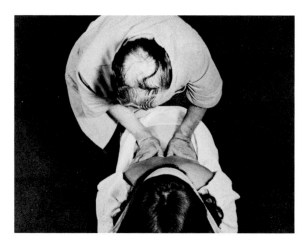

图392　双鱼际接触，调整第12胸椎PLI-T

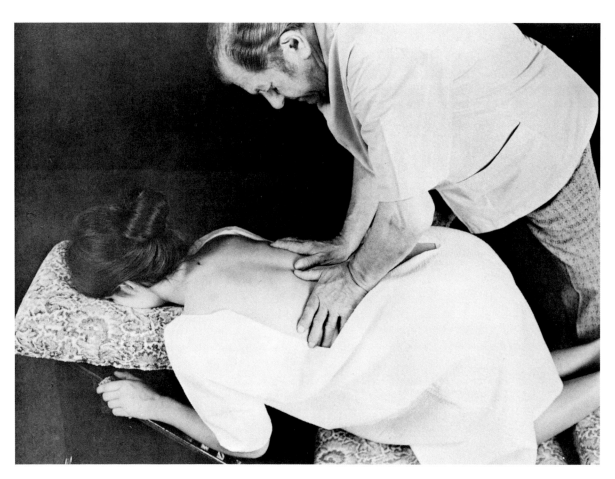

图393　第12胸椎之双鱼际接触，推力方向略向上

豆状骨－拇指接触

由于第 10、11、12 胸椎的横突通常深嵌入肌肉中，而且它们相对位于棘突前方，有时候不易用豆状骨或鱼际接触。若横突很小或发育不良时尤其如此。于是，当横突为接触点时，可使用豆状骨－拇指接触作为豆状骨或双鱼际接触的另一种选择。医师站在棘突侧移侧，横过脊椎接触到被调整的横突。以上方手触摸找出横突；接着，下方手拇指的远节指骨放在横突上，其他手指伸展环着胸，如图 394 所示；然后，上方手的豆状骨放在拇指远节指骨的上端，也就是正位于横突上。移除松弛之

后，用豆状骨和拇指同时施加推力，推力方向是向前、向中间、和略向上，若需要时带扭力。图 394 显示，调整第十胸椎 PRI-T，使用豆状骨－拇指接触，医师－患者的姿势。若情况有需要，运用这种接触可有较深入且较明确的调整。

双拇指接触

有时第 10、11、12 胸椎的棘突也很小，无法提供足够大的表面区域作为明确的棘突接触，当这种情况时，可使用双拇指接触，类似如调整第 5 腰椎向后偏位 (参照第十五章 224 页)。医师站在棘突侧移侧，身体位置如同双鱼际接

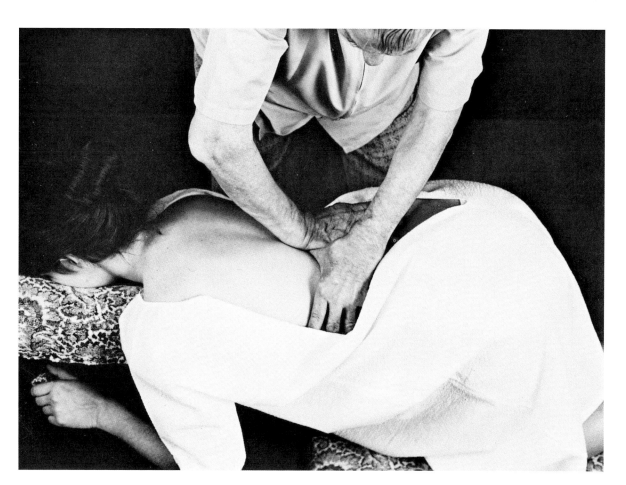

图 394 使用豆状骨－拇指接触，调整第 10 胸椎 PRI-T

触。然后，两拇指的远节指骨叠放在棘突上，即一手拇指放在另一拇指上，哪一拇指先放均可。两示指靠着患者的胸，如图 395 所示，可稳住患者和作为拇指的轴心。两个拇指同时施加推力，方向是由后向前、向中间、和略向上。若指明时，运用扭而矫正侧向楔形。图 395 显示，针对 PRS 偏位，使用双拇指接触，医师－患者的姿势。

调整中胸椎

根据这部分的目的，中胸椎意指第四到第九胸椎骨。当调整这中间的六个胸椎骨时，安排胸部支撑台使患者的胸椎略高于腰椎。胸部支撑台应稍微倾斜，以便由后向前施加推力时，胸椎得以向前伸展。膝部的位置，使两股垂直于地面或者是略后使腹部尽可能下沉。在膝－胸矫正床医师要调整胸椎时，患者腹部肌肉收缩是很普遍的；患者通常会如此，因为他在矫正床的姿势不舒服；膝部的位置必须使患者能够完全放松。患者在膝－胸矫正床时，若腰椎没有最低限度的略前曲，这是他的腹部肌肉紧缩和没有完全放松的迹象 (这个原则的例外可能是骶骨基部向后)。不论调整腰椎或是胸椎，这种紧缩通常会阻碍脊椎骨的移动。因此，调整胸椎之前，医师必须确定患者腹部肌肉是放松

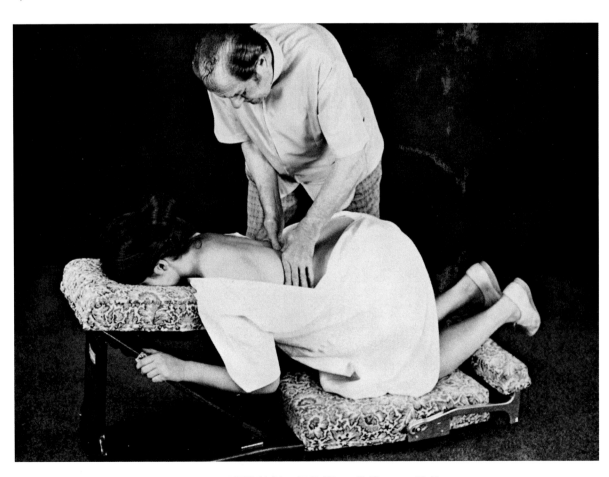

图 395　双拇指接触，调整第 10 胸椎 PRS 偏位

的，也就是腹部全然地下沉和腰椎尽可能前曲。

归于中胸椎通常呈现脊椎后曲的事实，俯卧或膝－胸姿势时，这个曲度会变平，推力方向只可是由后向前通过椎间盘平面线，而不要有任何向上或向下方向。因此，医师位于被调整脊椎骨的正上面，且使用上方手为接触手。图396显示，调整第九胸椎PRS，医师的正确姿势，他的头部在接触手豆状骨的正上面，重量平均落在双脚。对照之下，如图397所示，医师位于被调整脊椎骨的下方，造成推力方向是略向上，针对第6胸椎PRS偏位，医师失去平衡，也没有使推力直接通过椎间盘平面线，这样会阻碍脊椎骨由后向前移动，甚至可能使脊椎骨束缚在椎间盘，以至于丝毫不会移动。

应记住，归于中胸椎棘突的瓦状重叠，接触手豆状骨必须尽可能放在棘突往上端处，但不是在上一椎的棘突。若接触在棘突下尖端处，力量会直接通过半脱位脊椎骨的下一椎，而没有矫正效果产生，T6到T9特别是如此。

图398显示，矫正第六胸椎PRS半脱位，医师－患者的姿势。推力方向是由后向前、向中间，和施加顺时针扭。图399显示，医师前倾很

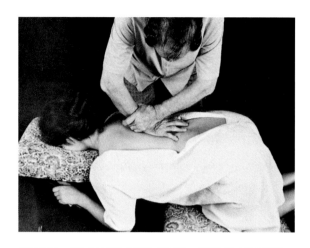

图397　第6胸椎PRS偏位，医师失去平衡，且没有位于脊椎骨的正上面

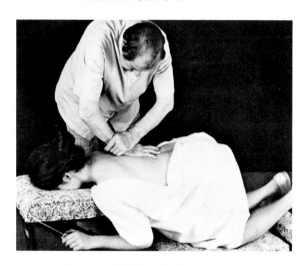

图398　调整第6胸椎PRS偏位

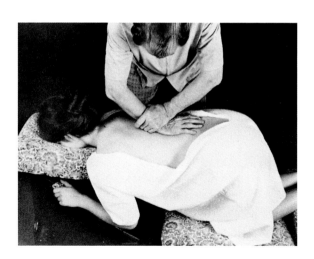

图396　调整第9胸椎PRS偏位，医师位于患处的正上面，以便由后向前的推力

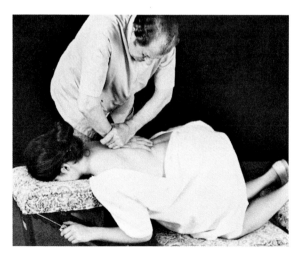

图399　调整第6胸椎PRI-T偏位

远于患者上，这是针对第 6 胸椎 PRI-T 半脱位的姿势，推力方向是向前、向中间，和逆时针扭。

图 400 显示，针对第 4 胸椎 PRS 偏位，医师和患者的关系位置，以及手的正确摆放。推力方向是由后向前和向中间，后者是为了矫正棘突侧移。顺时针扭棘突而复位侧向楔形。图 401，针对第四胸椎 PRI-T 偏位，医师摆放双手，他前倾横过脊椎，用上方接触手接触到横突；图解显示，施加推力之后医师的姿势，他的双手和身体旋转因施加扭力之故，扭的方向是逆时针。

有时候，横突接触之调整，可能要适用医师站在被调整的横突同侧。特别是在膝 - 胸矫正床很稳固的患者，例如很重或高大的人。图 402，针对 PRI-T 偏位，在骨骼模型示范双手的正确摆放。请注意接触手的手指没有横过棘突；这样可防止推力迫使棘突向侧方更远，而增加棘突侧移和椎骨体旋转。因此，推力只有施加于横突，方向是由后向前和向中间。针对 PRI-T 偏位，站在被调整的横突同侧时，扭的方向是逆时针。

针对 PRI-T 偏位，医师 - 患者的姿势，如图 403 所示。

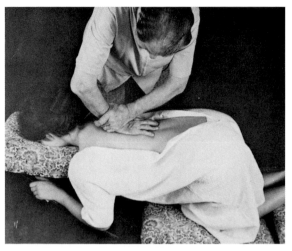

图 401　调整第 4 胸椎 PRI-T 偏位

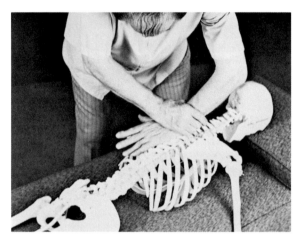

图 402　调整第 4 胸椎 PRI-T，站在横突接触的同侧

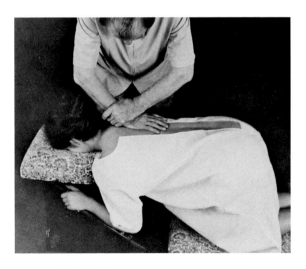

图 400　调整第 4 胸椎 PRS 偏位

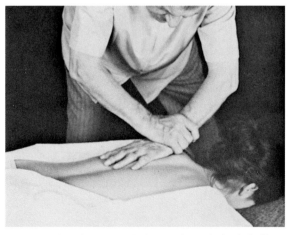

图 403　针对 PRI-T 偏位，医师 - 患者的姿势，站在横突接触的同侧

调整第 1、2 和 3 胸椎

当调整上胸椎骨时，膝－胸矫正床的胸部支撑台须升高，使上胸椎略高于其余的脊椎。胸部支撑台也要倾斜，使头部高于上胸椎，这样允许脊椎向前伸展，以便脊椎骨的移动可由后向前。此外，藉升高头部，后曲的上胸椎会变平，如此允许脊椎有较多的向前伸展，以及移除脊椎前纵韧带的松弛。所有在膝－胸矫正床之调整都须使用固定带，特别是上胸椎之矫正。头部须安全系牢于胸部支撑台，当向前调整脊椎时，才不会造成颈部的过度伸展。

图 404 显示，调整第 3 胸椎 PRS 半脱位，医师站在棘突侧移侧，使用上方手为接触手，豆状骨放在棘突上，手指依一般方式横过棘突。推力方向是由后向前和向中间通过椎间盘平面线。扭力为顺时针。

图 405 显示，医师前倾横过脊椎接触到对侧的横突，针对横突接触这是较佳的方式；虽然，当患者很高大或在矫正床很稳固时，站在被调整的横突同侧是许可的。图 405，偏位记录为 PRI-T，医师前倾很远于患者上，以便有效的推力方向可向前和向中间；运用逆时针扭而复位侧向楔形之后，医师身体呈现在旋转位置。

当调整第 1 胸椎、或者甚至在胸椎特别后曲的第 2、3 胸椎时，推力方向须臆测为略向下的直线路径，这是必要的，为了顺着椎间盘的平面线。医师必须位于被调整的脊椎骨略上方，以便施加推力向下时，他能平衡和舒适。图 406 显示，调整第 1 胸椎 PRS，医师的姿势，使用上方手为接触手。

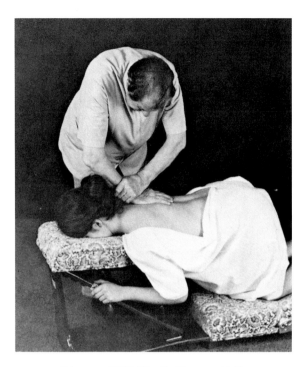

图 404　调整第 3 胸椎 PRS 偏位

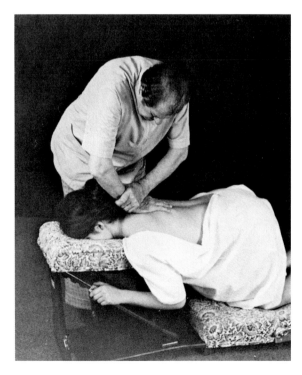

图 405　针对 PRI-T 偏位，前倾横过脊椎接触到对侧的横突

用下方手调整上胸椎

当臆测椎间盘的平面线呈向下方向时，使用下方手为接触手之矫正通常是较易达成的。当上胸椎是后曲时，可使用下方手调整第1、2、3胸椎、有时甚至是再往下的胸椎。但是，即使胸椎没有特别后曲时，第1胸椎通常是用下方手来调整。矫正第1胸椎半脱位，推力方向几乎一直是略向下，源于它的脊椎曲度从胸椎后曲转变到颈椎前曲之故。

图407显示，针对第1胸椎PRS偏位，下

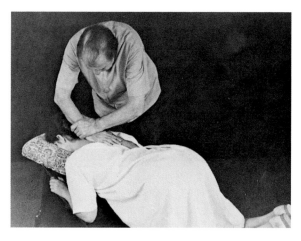

图406　调整第1胸椎PRS偏位，使用上方手

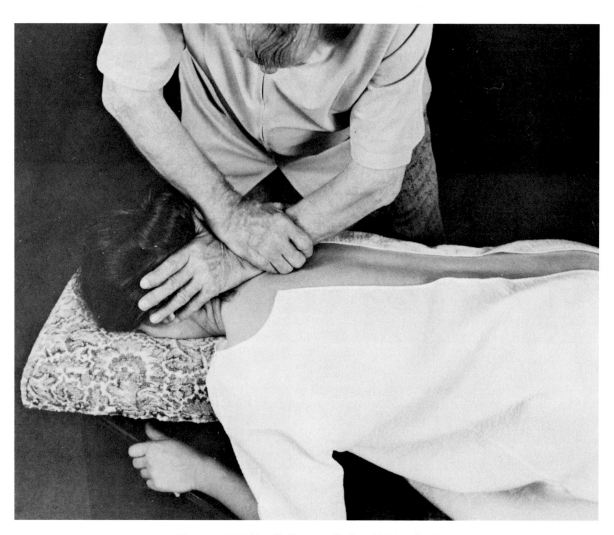

图407　调整第1胸椎PRS偏位，使用下方手

266

指横过脊椎呈约 45 度角。依据推力通过椎间盘平面线所需向下的程度，医师调整他所站的位置。图 407，向下的程度是轻微的，可从医师头部的位置指明。医师可要求患者升高或降低下颏，以便找出使颈部和肩膀肌肉最放松的头部姿势。移除松弛须缓慢且适度，接着施加快捷且深入的推力。

图 408，医师前倾于患者上，以便接触到对侧的横突。这代表第 1 胸椎 PRI-T 半脱位，使用下方手为接触手，手指和脊椎呈 90 度角以上，使豆状骨较易接触横突。医师身体的位置指明需要很向下，乃是为了顺着椎间盘的平面线。

针对第 1 胸椎 PRI-T 半脱位，医师－患者的姿势，使用下方手为接触手，如图 409 所示。

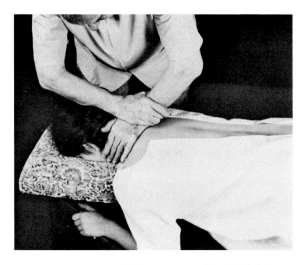

图 408　调整第 1 胸椎 PRI-T，前倾横过脊椎接触到对侧的横突

方手为接触手。豆状骨放在棘突接触点，和手

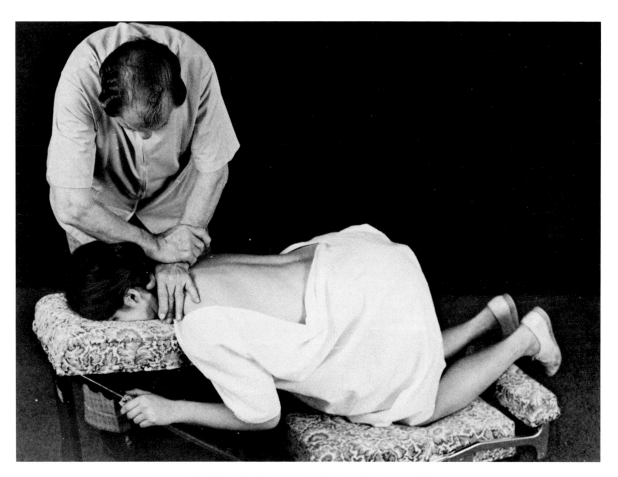

图 409　针对第 1 胸椎 PRI-T 偏位，医师－患者的姿势

升降矫正床

先前提到，除了在膝－胸矫正床之外，胸椎骨也可在俯卧姿势调整。所有的俯卧姿势之调整，都要选用升降矫正床。依特定需求，矫正床可改良定做，使它更有效率、更易操作和更有效的调整患者。这些改良包括：皮套，更

耐磨，施加推力时，可将患者的滑动降至最低；较大的患者站立平台；较长的扶手，以防止患者不经意降低头部支座；上胸支座有较软的海绵乳胶，更舒适，且可做较深入调整。矫正床还有电动升降开关，这是一个用脚踏板控制升降的便利装置。图 410 显示，改良型的升降矫正床。

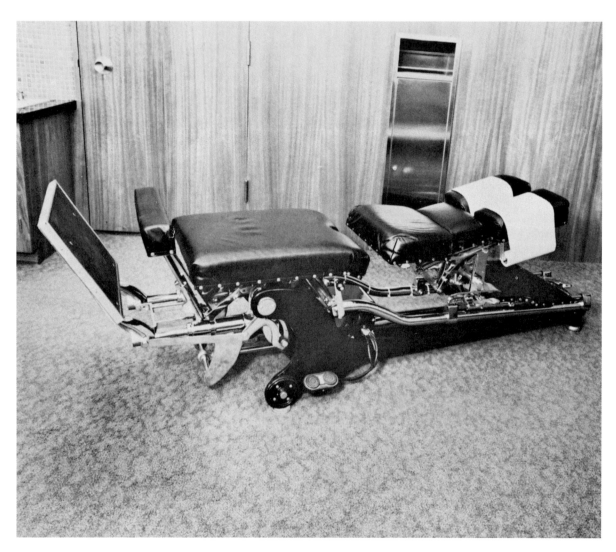

图 410　早期冈斯德改良型的升降矫正床

第 2 到第 7
颈椎之矫正

第十七章

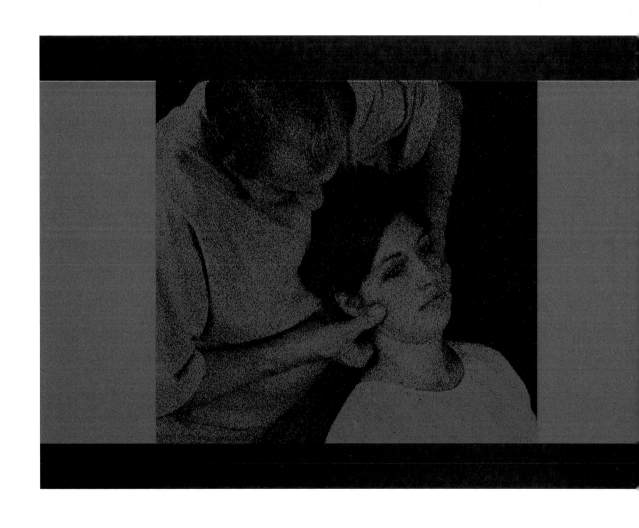

科学 & 艺术的脊椎矫正

第 2 到第 7 颈椎之矫正

在膝－胸矫正床调整颈椎

　　患者接受颈椎调整的姿势，有 3 种不同的方式。很有效的姿势是患者坐在颈椎矫正椅，这个姿势通常允许较明确的接触，特别是较小的颈椎骨。可是有时候，医师可能想要选用另两种姿势，其一，患者在膝－胸矫正床，其二，以俯卧姿势在升降矫正床。若以坐姿患者不能充分放松时，或当棘突需要较多由后向前的推力时，可能就要用这两种姿势。也有特定的征兆要使用膝－胸矫正床或俯卧姿势，例如，**寰椎向前旋转就特别适合在膝－胸矫正床来调整**。

　　本章节详述患者在膝－胸矫正床的颈椎调整。因为以俯卧姿势的调整，基本上相同如在膝－胸姿势，俯卧的调整就不再示范。

　　在膝－胸矫正床患者姿势的摆放，使颈椎同高于腰椎。升高或降低胸部支撑台，乃依据患者的身材、躯干、和腿的相对长度。若胸部支撑台太低，患者会想要伸展头部，这样会收缩颈部后面肌肉；另一方面，若胸部支撑台太高，颈椎会弯曲，收缩颈部前面肌肉。

　　当在膝－胸矫正床调整第 7 颈椎时，下方手为接触手。除了针对各种类型的偏位稍微修正医师站立的位置之外，姿势的摆放步骤相同如用下方手调整第 1 胸椎时 (第 16 章)。医师的基本位置是正对着第 7 颈椎，以便施加推力通过椎间盘的平面。然而，依据颈椎前曲的程度和第 7 颈椎的偏位记录，当椎间盘的平面是向上或向下时，医师就要改变站立的位置。针对棘突接触，医师站在棘突侧移，使用上方手触摸和找出第 7 颈椎的棘突；接触手的豆状骨放在棘突末端，以及略向上或向下依偏位记录需要。例如，针对 C7 PRS 偏位，略向上接触棘突，这种偏位记录通常表示颈椎前曲，需要医师站在接触点上方；另一方面，PRS-Inf 偏位，表示整个第 7 颈椎骨体的向下偏位，需要医师站在较下方，以便推力有向上的方向。

　　豆状骨放在接触点之后，稳定手放在接触

手上。接着，双臂平均施加渐进和轻柔的压力来移除松弛，直到遇上轻微的阻力为止。然后，以身体下沉和手臂伸展的协调动作，施加快捷且控制深度的推力通过椎间盘平面。推力方向是由后向前、向中间、和当指明时向上或向下。施加扭来复位侧向楔形。

图 411 显示，针对第 7 颈椎 PRS 偏位，医师－患者的姿势。医师站在第 7 颈椎的略上方，推力方向是向下、向中间和由后向前，通过第 7 颈椎椎间盘的平面。顺时针扭来复位侧向楔形。

图 412，PLS-Inf，接触在骨骼模型的示范。医师站在第 7 颈椎的略下方，以便推力方向是向上、向中间和由后向前，如此可复位整个椎骨体的向下偏位。逆时针扭来复位楔形。

当调整第 7 颈椎偏位椎弓板接触时，医师仍然站在棘突侧移侧。他站立的位置必须更靠近患者，以便前倾横过脊椎接触到对侧的椎弓板。下方手臂略向外旋使豆状骨可以接触到椎

弓板；否则，手掌会太过平坦，以及鱼际会阻碍豆状骨接触椎弓板。图 413 显示，针对 PRI-La 偏位，医师－患者的姿势。推力方向是由后向前、向中间和逆时针扭来复位侧向楔形。

在膝－胸矫正床调整第 6 颈椎的方式相同如第 7 颈椎。医师对着接触点站立，使用下方手为接触手。他站立的位置必须稍加修正，以便顺着向上或向下的椎间盘平面。摆放接触手之前，医师必须知道椎隆凸是 C6 或是 C7，这个资料可从侧面 X 线片获得。若 C7 是椎隆凸，则接触手的豆状骨直接放在棘突末端。当 C6 是椎隆凸时，豆状骨最好先放在 C7 的棘突，然后滑移接触向上，离开 C7 的棘突到 C6 的棘突上，这样可避免接触位置太过于上方，错过了棘突的末端。当第 6 颈椎骨体偏移向下时，或者当 C6 的棘突很小时，这样的接触方法格外重要。图 414，针对 C6 PRS 偏位，医师的姿势。推力方向是由后向前、向中间和略向上顺

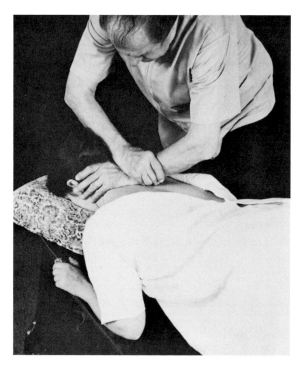

图 411　调整第 7 颈椎 PRS 偏位

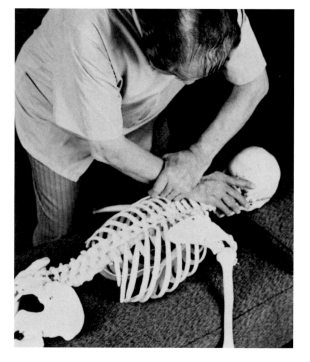

图 412　调整第 7 颈椎 PLS-Inf 的示范

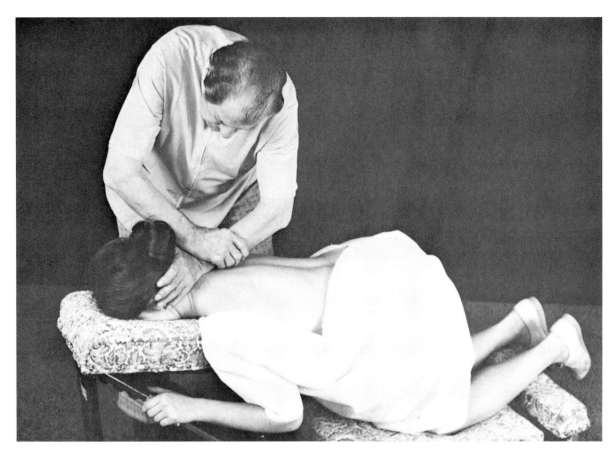

图 413　调整第 7 颈椎 PRI-La 偏位

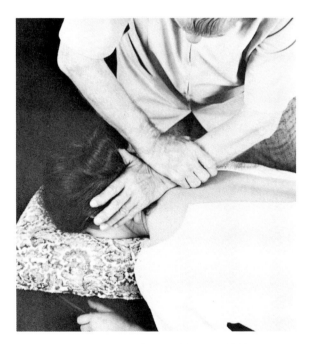

图 414　调整第 6 颈椎 PRS 偏位

着椎间盘的平面。施加扭使侧向楔形复位。

双拇指接触

　　因为第 3、4、5 颈椎的棘突比较短小，使用豆状骨通常不易有明确的接触；因此，使用双拇指接触棘突或椎弓板，类似如先前章节中"双拇指接触"的说明。针对棘突接触，医师站在棘突侧移侧；依照颈椎曲度来调整站立的位置，以便推力顺着椎间盘的平面；依照被调整的脊椎骨，推力方向也要稍加修正，如第 3 颈椎比第 5 颈椎更向上。由于**大多数半脱位的中颈椎，通常会呈现整个椎骨体向下偏位**，医师须站在接触点下方，以便有足够由下向上的推

273

力路线。一旦医师站在相对于患者身体的正确位置之后，他须旋转身体使肩膀平行于患者肩膀。右或左拇指均可用来接触棘突，然后另一拇指叠放在接触手拇指的指甲上，双手手指握住斜方肌的前缘 (图 415)。移除松弛之后，两拇指以平均的压力进行推力，推力必须快捷且

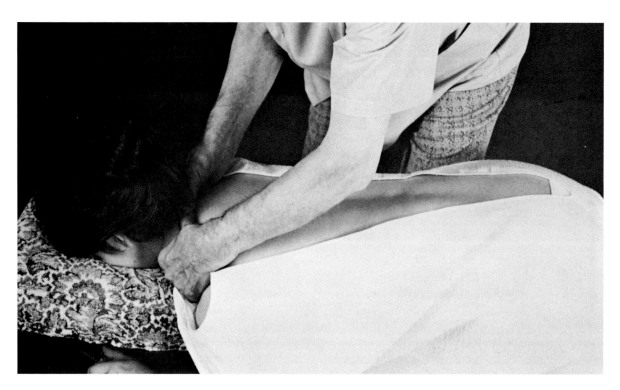

图 415　双拇指接触，调整 C5 PRS-Inf 偏位

控制深度，方向是由后向前、向中间和由下向上。图 415，针对第五颈椎 PRS-Inf 半脱位，医师 - 患者的姿势。

　　针对椎弓板接触，医师站在棘突侧移的对侧，亦即，他要站在被调整的椎弓板同侧。医师转动身体使肩膀平行于患者肩膀，接触手拇指放在接触点。右手拇指一定是接触在右椎弓板，左手拇指则接触在左椎弓板。接触手拇指放妥之后，另一手拇指放在对侧椎弓板，这个拇指全然地用来稳住颈椎，单独由接触手拇指施加推力。移除松弛之后，施加快捷且控制深度的推力通过椎弓板。图 416 显示，针对第 3 颈椎 PLI-La-Inf 偏位的姿势。施加推力通过椎

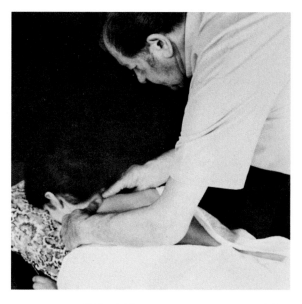

图 416　双拇指接触，调整 C3 PLI-La-Inf 偏位

间盘，方向为由后向前、向中间和向上。顺时针扭来闭合侧向楔形。

双椎弓板接触

有时候，调整中颈椎棘突接触，以双拇指接触在椎弓板可能是需要的或可行的。棘突可能因外科手术而移除了，或是它可能太小即使拇指也不易接触，无论哪个理由，对于双拇指接触在棘突，双椎弓板移动提供了另一种满意选择。医师须站在棘突侧移侧，且转动身体使肩膀平行于患者肩膀，左手拇指接触在左椎弓板，而右手拇指接触在右椎弓板。在双椎弓板同时施加平均力量的推力。由于双椎弓板移动不具备如棘突接触时的杠杆作用优点，推力须非常快捷来克服脊椎骨的钝性和固着。图 417

显示，第 4 颈椎 PLS-Inf 偏位，医师接触在骨骼模型的椎弓板。他站在棘突侧移侧，双拇指放在椎弓板，推力方向是由后向前、向中间和由下向上，逆时针方向施加扭力。

调整枢椎

膝－胸矫正床非常适合来调整枢椎半脱位。很大的棘突可轻易用豆状骨接触，很长的棘突提供推力更多充分的杠杆作用。针对棘突接触，医师须站在棘突侧移侧。因为棘突很长，椎骨体稍加旋转就会使棘突的末端侧移相当远，医师通常站在约 45 度角于患者身体，但是依照调整时棘突侧移的程度，这个角度必须有所修正。医师首先以下方手找出棘突，接着上方手的豆状骨放在接触点；然后，下方手须

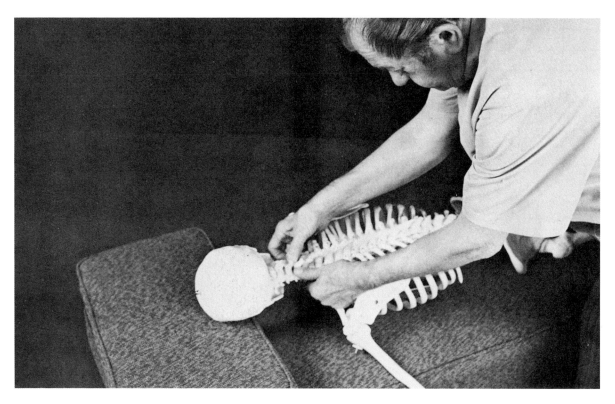

图 417　双椎弓板接触，调整 C4 PLS-Inf 的示范

放在接触手的手腕上来稳住推力。渐进地移除组织松弛，使患者不会因预期推力而收缩颈部肌肉。施加快捷且深入的推力，不要有任何弹回的动作。推力方向是由后向前、向中间和向上，后者只有指明时才要。必须使用扭来复位

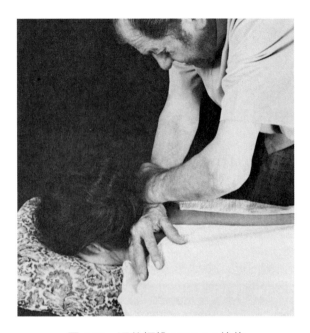

图 418　调整枢椎 PRS-Inf 偏位

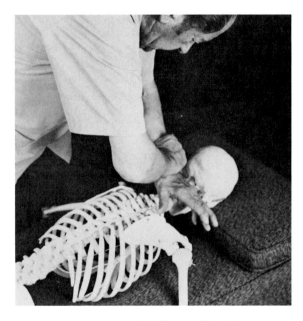

图 419　调整枢椎 PLS 的示范

侧向楔形。图 418 显示，针对枢椎 PRS-Inf 偏位，医师－患者的姿势。医师站在接触点很下方，以便推力有向上方向。推力方向是由后向前、向中间、和由下向上。推力之末顺时针扭。图 419，枢椎 PLS 偏位，在骨骼模型的示范。医师移动重心使推力方向略向上，他的身体姿势也表示为棘突略侧移的半脱位。

枢椎椎弓板接触，医师站在棘突侧移侧来调整。他必须靠近患者站立，以便前倾横过脊椎接触到对侧的椎弓板。使用上方手接触椎弓板，而下方手稳住推力。图 420，示范 PRI-La 偏位。医师前倾横过脊椎接触到左椎弓板，推力方向是由后向前、向中间、和略向上通过椎间盘的平面，必须使用逆时针扭来闭合楔形。

在颈椎矫正椅调整颈椎

颈椎矫正椅是用来调整第 3 胸椎到枕骨髁的所有脊椎骨。本章节详述 C7 到 C2 的调整步

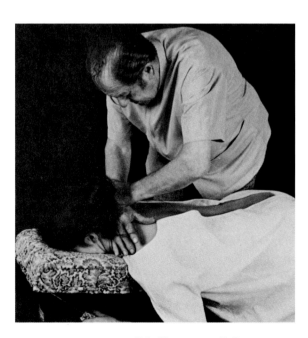

图 420　调整枢椎 PRI-La 偏位

骤，它也包括在颈椎矫正椅来调整上胸椎，因为这是非常类似如调整下颈椎。

颈椎矫正椅如图 421 所示。它包括水平坐椅可让患者坐着，和垂直椅背可依照患者高度而调整。椅背部分尽可能保持最垂直度，因这个角度使患者最易放松。但是，对于较高的患者，椅背须放低，特别是调整较上面的脊椎骨时，以免医师接触太高，勉强进行，医师的手臂和肩膀肌肉会绷紧，推力的效果会大大降低。矫正椅有不同高度的椅脚可供定做，来配合医师的高度。

矫正椅也附加一条固定带。固定带的用途是系牢患者在椅背，以便施加推力由后向前时，患者身体不会有向前的动作；否则，为了补偿这样的稳固不足，必须施加更大力量的推力。扣钮系牢固定带在左侧的椅背后面，带子的另一端以粘贴式扣带系牢。当在患者的左侧调整时，如 PLS 或 PR-La 偏位，固定带从左腋下，横过胸部，到右肩膀上。带子的另一端系牢在粘贴式扣带之前，需略向下拉使右肩膀被带向下；当从左侧施加调整时，若右肩膀升高，推力是不会有效果的。图 422 显示，当从患者的左侧调整时 (PLS、PR-La 等)，固定带的正确位置。请注意患者的双手放在大腿上；两腿在膝部是完全伸展；双足不可摆在椅子下，也不可使脚掌整个着地，而是以脚跟摆着，如图 422 所示。

图 423 显示，针对在右侧调整 (PRS、PL-La 等)，患者的正确姿势。固定带从患者左肩膀上，接着横过胸部，到右腋下，系牢在粘贴式扣带。带子通过左肩膀之后，须向下拉，以便施加调整时肩膀不会升高。两手舒适握着放在大腿上，如图 423 所示。手臂不可垂在椅侧，也不可交叉在胸前，这两种姿势会造成颈部肌肉的收缩，不利于全身放松。

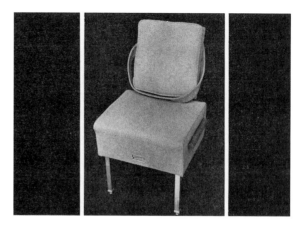

图 421　冈斯德颈椎矫正椅

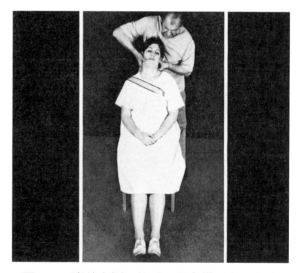

图 422　当从左侧调整时，固定带系牢右肩膀

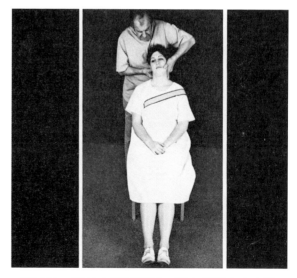

图 423　当从右侧调整时，固定带系牢左肩膀

当在颈椎矫正椅调整颈椎骨 C2 到 C7 时，接触点是在棘突的尖端或是在偏位记录所指明的正确椎弓板。更明确之意，PRS-Inf 偏位须接触在棘突尖端右下；PLI-La 偏位须接触在右椎弓板的下部。这两种偏位，接触手是右手；若 PLS 或 PR-La 偏位，则接触手是左手。**以示指远节指骨的掌面接触在脊椎骨，如图 424 所示。**中指须直接紧贴示指提供示指稳固，两指须微弯，如图 424 所示。藉拇指放在颞下颌关节之下的下颌枝，来稳住接触手，所以对下颌头没有施加压力；事实上，当施加推力时，拇指只是引导接触手的动作，而拇指所施加的压力是很轻微的。当正确摆放接触手时，拇指和示指的侧缘形成弓形。接触手的正确摆放，拇指和示指形成弓形，拇指的位置在下颌骨，如图 425 所示。弓形的弧度大小依照被调整的脊椎骨而有所变化，调整下颈椎时弧度较大，枢椎或第 3 颈椎则弧度较小。

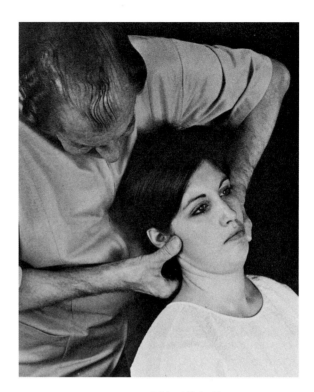

图 425　接触手的摆放

图 426 显示，在骨骼模型接触手的摆放。示指尖端放在棘突，同时中指紧靠着它作为支

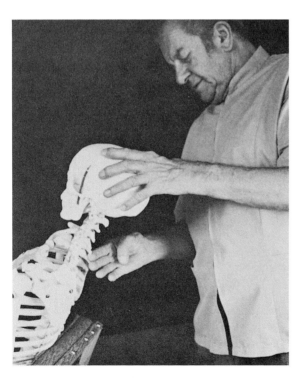

图 424　脊椎骨的接触位置

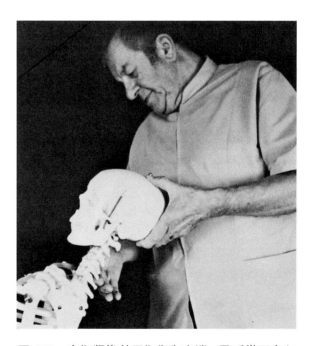

图 426　中指紧靠着示指作为支撑，及手掌面向上

撑，手指微弯，转动手使掌面向上，以便拇指可放在下颌枝。

摆放稳定手使掌面支撑颈椎的侧面部位，特别是支撑被调整的脊椎骨。当较高颈椎被调整时，鱼际覆盖在耳朵，拇指顺着下颌角，如图427所示。针对较低颈椎，手较低使鱼际在耳朵之下，拇指顺着下颌角之下，如图428所示。这两个图显示，稳定手的手指包覆颈椎的侧面和后面。

当医师就位进行颈椎调整时，接触手的前臂呈水平姿势，而稳定手呈较垂直，如图425所示。

当在颈椎矫正椅患者舒适就座时，医师站在患者后面和稍微偏向接触侧。稳定手放在患者头顶，让头部微弯，以便棘突分开。接触手示指的尖端放在被调整脊椎骨下一椎的棘突末端；然后，接触手指向上移，使它位于被调整脊椎骨的棘突下面略侧处。若半脱位的椎骨体没有向下偏位，则接触手指可放在棘突较略高处。接着，拇指放在下颌枝，使拇指和示指之间形成弓形。再来，用稳定手让头部回到较放松的姿势，以及顺着颈椎的侧面和后面正确摆放稳定手。稍微升高下颏使椎骨体的前面分开。

然后，侧方弯曲颈部向调整侧约10°~15°，也略转动头部向同侧。**头部向侧方弯曲可使椎骨体的另一侧分离，以便施加推力时，脊椎骨的移动不受约束。转动头部向调整侧，有助于半脱位脊椎骨旋转向矫正时的移动侧**，即是，向对侧。再来，用接触手指在棘突施加压力来移除松弛，移除松弛时拇指没有用力。接着，用接触手施加推力，推力须快捷以便克服固着的阻力，推力方向是向前、向上（有向下偏位时）和向中间。

施加推力几乎完全是手腕和前臂的旋转动

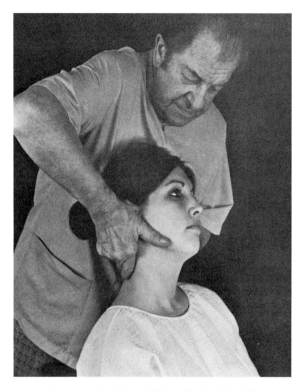

图427　针对较高颈椎，稳定手的摆放

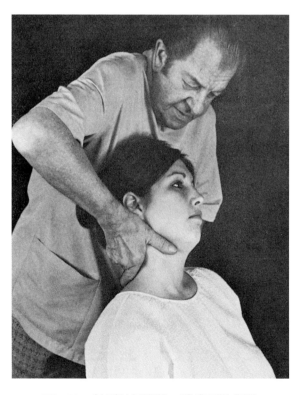

图428　针对较低颈椎，稳定手的摆放

作来达成，向上升高棘突，同时移动它向前和向中间。不论棘突或椎弓板接触，施加推力的方式都相同。稳定手的功能仅是施加推力时引导头部的动作，稳定手没有拉的动作。推力会造成头部稍微转向它旋转的对侧，所以推力之末，头部会向前方。图429显示，针对第6颈椎PRS-Inf半脱位，医师－患者正确姿势的正面影像图，略转动头部和弯曲向调整侧。接触手的摆放，拇指放在下颌枝，如图430可较清

楚看出。图示，医师在患者后面，微微偏向调整侧。稳定手的摆放（针对PLS-Inf、PR-La-Inf偏位等），如图431所示，拇指和其他手指的摆放，以及前臂的角度都须留意。

针对较高颈椎的姿势，这个例子是枢椎，如图432所示。当调整枢椎时，微微升高下颏，图示，转动头部和侧方弯曲颈部来预备施加推力。图433显示，推力完成时的姿势，头部转动被回复，医师接触手的前臂在较前的位置。

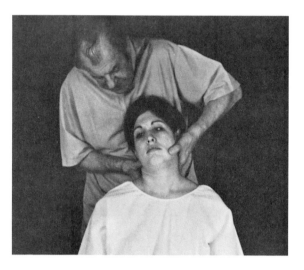

图429　调整第6颈椎PRS-Inf偏位

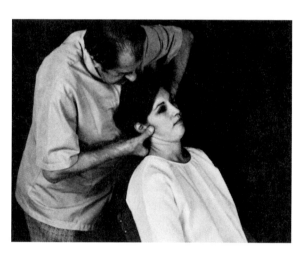

图430　针对第6颈椎PRS-Inf偏位，接触手的摆放

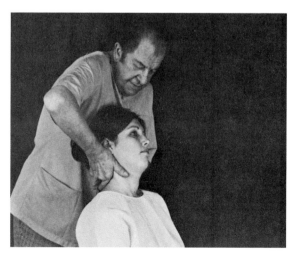

图431　针对第6颈椎PLS-Inf偏位，稳定手的摆放

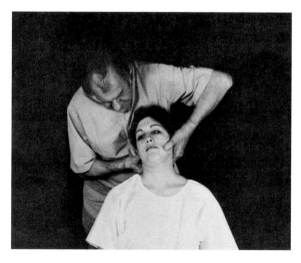

图432　调整枢椎PRS-Inf偏位

针对枢椎或高颈椎，接触手的摆放，如图 434 所示。针对枢椎半脱位，稳定手放在颈部较高处，如图 435 所示。

当偏位记录不包括椎骨体的向下偏位时，例如 PRS 或 PRI-La，不用升高下颌如有向下偏位时的高度，推力向上会较少相较于其他。第七颈椎 PRS 偏位的正面影像图，如图 436 所示。

在颈椎矫正椅调整胸椎

调整上胸椎也可使用颈椎矫正椅。医师能够往下调整到哪一椎，取决于医师手指的长度和患者体形的大小，也有几分决定于医师的技巧和他的推力速度。若患者的身材娇小，医师的手很大，则调整到第四胸椎是可行的，尤其是横突接触时。大多数的医师最多可调整到第 2 或第 3 胸椎。

除了手的摆放以外，颈椎调整所说明的各项细节，皆适用于胸椎调整。图 437 显示，针对第 2 胸椎 PRS 偏位，医师–患者的姿势。因为接触手较低，拇指放在下颌骨之较低处，如此可确保弓形维持在拇指和示指之间。没有弓形，推力会

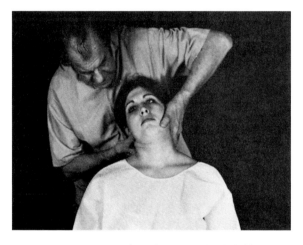

图 433 推力完成之后，头部的姿势

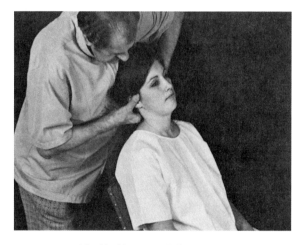

图 434 针对枢椎 PRS 偏位，接触手的摆放

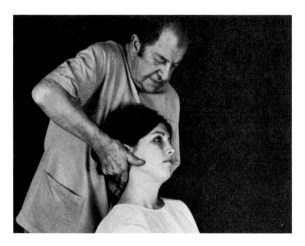

图 435 针对枢椎 PLS 偏位，稳定手的摆放

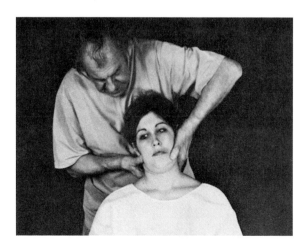

图 436 调整第七颈椎 PRS 偏位，没有升高下颌

没有效果，因为手会太过于垂直，造成示指顺着侧缘接触，而不是远节指骨的尖端。

确保维持弓形的另一种方式，侧方弯曲头部较多些，如图438所示。有时候，当调整第3或第4胸椎时，或者当医师无法接触到下颌骨时，也可将拇指固定在胸锁乳突肌，如图439所示。

稳定手也是放在较低处相较于调整颈椎时，鱼际会在乳突之下，拇指平行顺着胸锁乳突肌，如图440所示。

图441显示，针对第3胸椎PRI-T半脱位，医师-患者的姿势。

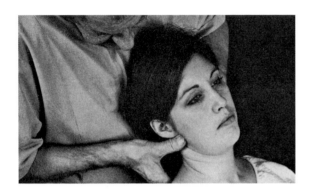

图437　调整第2胸椎PRS偏位

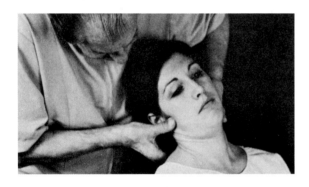

图438　侧方弯曲头部较多些，使拇指可接触到下颌骨

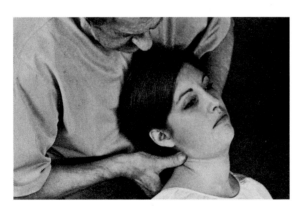

图439　拇指固定在胸锁乳突肌

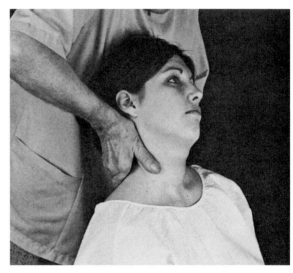

图440　针对胸椎调整，稳定手的摆放

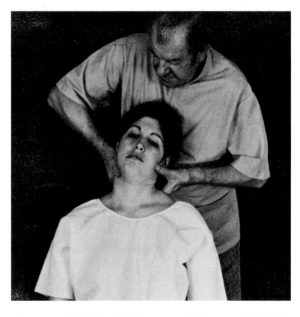

图441　针对第3胸椎PRI-T偏位，医师-患者的姿势

寰椎和枕骨髁之矫正

第十八章

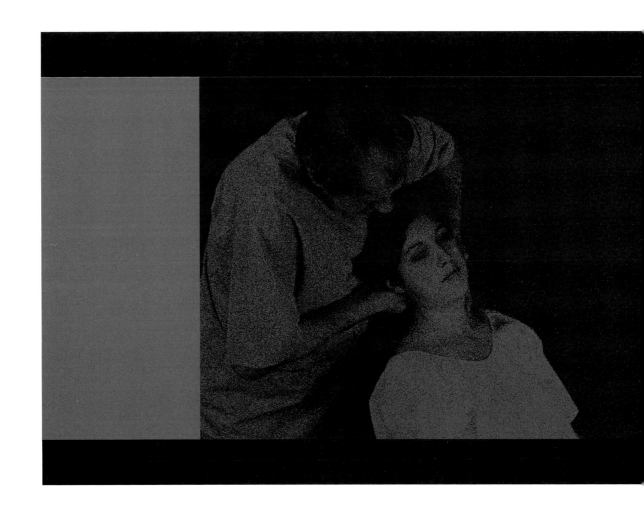

科学 & 艺术的脊椎矫正

寰椎和枕骨髁之矫正

矫正寰椎

调整寰椎的很有效姿势是患者坐在颈椎矫正椅，这种姿势使颈部肌肉得到最大程度的放松，也能够让医师以正确和精准的方式来摆放患者头部。此外，用拇指的尖端接触脊椎骨上很小又明确的点，如此使有问题的脊椎骨可移动向预定的方向。

正确的患者姿势相同如调整寰椎以下的颈椎。两腿的膝部是伸展的，双足以脚跟着地，手臂和手放松摆在大腿上。在颈椎矫正椅的所有颈椎调整都要使用固定带，因此也包括寰椎调整。若在右侧调整寰椎（如 ASR 等）时，以固定带向下系牢左肩膀；一样地，若在左侧调整寰椎（如 ASL 等）时，向下稳住右肩膀。

医师须先站在患者后面和略向调整侧。若

在患者左侧调整，如寰椎ASL，左手为接触手，右手为稳定手。然后，医师须侧方弯曲患者头部向接触的对侧，以及摆放稳定手来支撑患者头部，这样使乳突和寰椎的横突可辨别和易触摸。接着，用接触手示指和中指的尖端找到寰椎横突和感觉其轮廓，一旦医师知道寰椎横突的正确位置和范围，就将拇指的远节指骨放在横突的前外侧缘，做法如图442所示。转动手使掌面向上，拇指尖端放在横突的前外侧缘；接触手的手指相互平行和靠拢，且微弯。在此点，回直头部使侧方弯曲移除。再来，拇指的近节指骨和示指的掌骨靠拢在一起，没有间隙；换言之，拇指和示指之间不要呈弓形，如图443所示。这样也使示指侧面靠着后面的颈部肌肉，轻轻摆放它，使它稳住接触手。最

后，摆放稳定手，使鱼际在对侧支撑乳突和寰椎横突。图444显示，针对寰椎ASL，稳定手的摆放。稳定手的手指包覆颈部的后面来支撑整个头部。

医师用稳定手将患者头部微弯向接触侧，这样可使寰椎的外侧质块和枢椎的上关节面之间的间隙张开，如此允许寰椎有移动的空间。然后，医师用拇指尖端在接触点来移除松弛，仅由拇指施加压力，方向为调整时脊椎骨移动的方向。这个方向几乎全然向中间，然而也轻微向后；因为**每个寰椎半脱位均包括某些程度的向前偏位**，但是主要的方向还是向中间。针对寰椎ASL之调整，方向会是向中间到右；而寰椎ASR，向中间到左。接着，施加快捷的推力，向中间和略向后。推力的同时，稳定手没

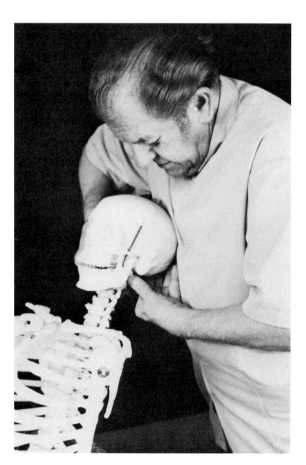

图442 拇指放在寰椎横突的前外侧缘

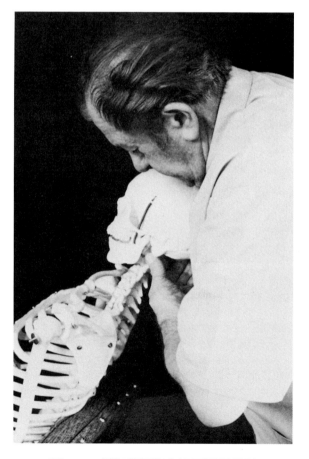

图443 拇指和示指之间不要呈弓形

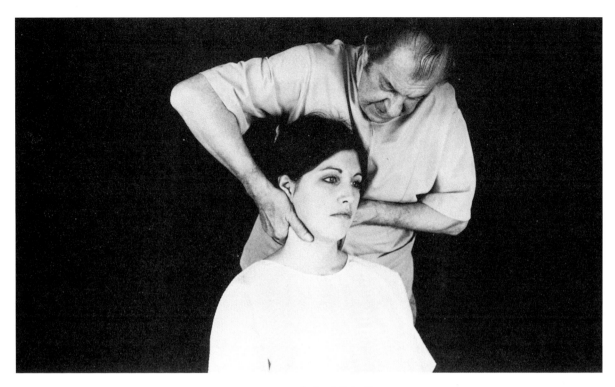

图 444　稳定手的摆放

有拉移的动作，稳定手仅是支撑头部，以及引导推力所引起的头部动作。

图 445 显示，针对寰椎 ASR 或 AIR 偏位，医师－患者姿势的正面影像图。可以看到患者头部轻微向右侧弯曲，以及没有转动头部向任一侧。医师接触手的前臂角度代表推力方向，也请注意支撑头部的稳定手角度。

调整 ASR 的侧面影像图，如图 446 所示。向右侧轻微弯曲头部，以及没有转动头部。接触手的摆放，拇指尖端放在横突的前外侧缘，请注意拇指和示指之间不要呈弓形。施加推力，方向是由右到左和略向后。推力之末，拇指尖端以顺时针方向施加扭。图 446 显示，针对典型的寰椎 ASR 偏位，患者头部的姿势。由于大多数的寰椎半脱位都有轻微"向上"方向的偏位，可借侧面 X 线片来判别，这种典型的偏位下颔通常要适度升高，矫正向上偏位通常也要适度扭。然而，有时候向上偏位很大，在这种

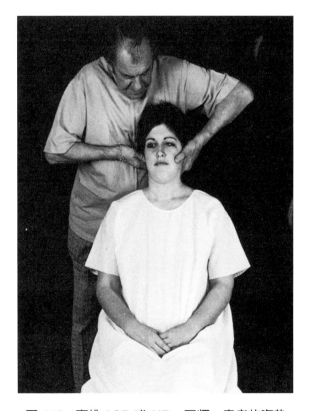

图 445　寰椎 ASR 或 AIR，医师－患者的姿势

287

情况，**下颏必须较低**。图 447 显示，针对寰椎向上偏位很大，升高下颏的程度。当这种情况时，必须增加拇指施加扭的程度。

当寰椎半脱位包括"向下"方向的偏位而非向上时，**升高下颏必须加大**。这完全依程度而定，向下偏位愈大，升高下颏愈大。图 448

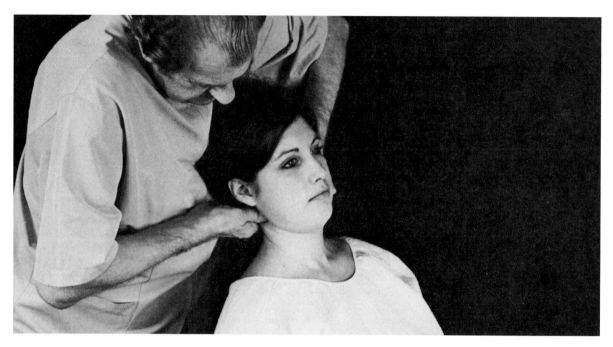

图 446　寰椎 ASR，推力是向中间、略向后和顺时针扭

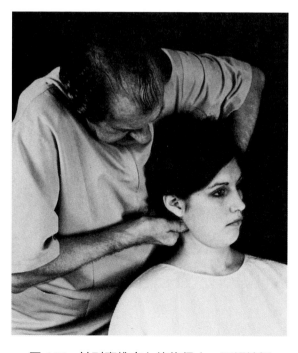

图 447　针对寰椎向上偏位很大，下颏较低

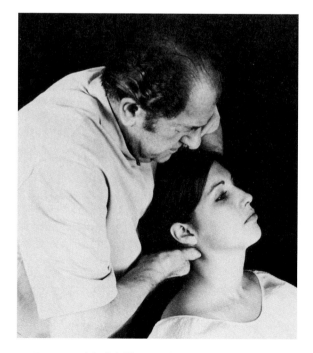

图 448　针对寰椎 AIR 偏位，升高下颏较多

288

显示，典型的寰椎 AIR 偏位，头部的姿势和升高下颏的程度。为了矫正向下偏位，扭的方向必须是逆时针。图 449 显示，针对寰椎 AIR 半脱位，医师－患者姿势的正面影像图。

除了向前、向上或向下、侧向偏位，寰椎也可能偏移向旋转方向；亦即，有问题的外侧质块可能向前或向后旋转，如偏位记录的第四个字母所指明。以外侧质块旋转的反方向转动患者头部，来矫正旋转偏位；换言之，若 ASRP 偏位，指明右外侧质块向后旋转，当施加矫正时，必须转动头部使外侧质块可向前移动。图 450 显示，调整 ASRP，医师－患者的姿势。当向后旋转偏位存在时，转动头部远离接触侧；亦即，针对 ASRP 偏位，转动头部向左侧，而 ASLP 偏位，转动头部向右侧。

针对寰椎 ASRP 之调整，转动头部向左侧之后，正确的推力路径相同如没有转动头部；亦即，相同的推力路径如 ASR 偏位。方向仍然是向中间和略向后，顺时针扭来矫正向上偏位。

图 451 显示，调整 ASRP 的侧面影像图。请注意，转动头部向左侧，如所需，为了矫正向后旋转；以及下颏较低，以便矫正向上偏位。

针对向前旋转偏位，必须转动头部向接触侧，这样可使在侧偏侧的外侧质块旋转向后。因此，施加推力时，外侧质块移动向中间和向后，回正在枢椎的上关节突上。对于 ASRA 或 AIRA 偏位，转动头部向右，而 ASLA 或 AILA 偏位，转动头部向左。

图 452 显示，针对寰椎 AIRA 偏位的姿势。请注意，升高下颏，转动头部向侧偏侧。这种偏位记录的侧面影像图，如图 453 所示。

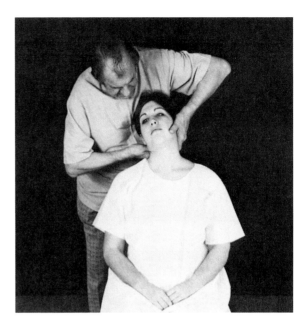

图 449　寰椎 AIR 偏位，医师－患者的姿势

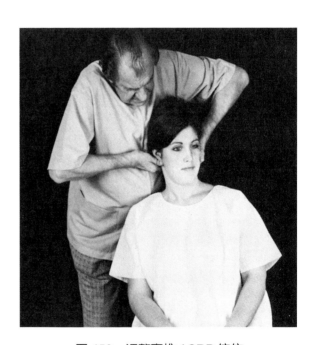

图 450　调整寰椎 ASRP 偏位

在膝－胸矫正床调整寰椎

在膝－胸矫正床也可调整寰椎。因使用豆状骨而非拇指尖端，这种姿势在横突无法明确

接触，但它仍然提供了很有效的寰椎调整方式。一旦患者在膝－胸矫正床摆好一般的姿势之后，头部转向侧偏侧，亦即，向接触侧。然后，在接触侧的手和手臂摆放，如图454所示，这样可减轻此侧肩膀向下拉，使胸锁乳突肌和其他颈部肌肉可较放松；在对侧的手，如一般方式，维持下垂摆放于矫正床的扶手处。接着，医师用下方手，即稳定手，触摸寰椎横突；一旦找出横突的前外侧缘时，医师的拇指放在这个明确的接触点（图455）。再来，上方手的豆状骨放在拇指尖端上，以便豆状骨可在接触点正上方，以及移开拇指（图456）。再来，稳定手放在接触手的手腕上，如图457所示。施加推力之前，医师须调整前臂的角度，使它和推力方向在一直线。用豆状骨向推力方向轻压来移除松弛。向中间和略向后施加快捷又深入的推力，以及运用扭来矫正向上或向下偏位。当旋转为偏位记录的一部分时，医师要改变站立的位置，以便推力方向可附加引导寰椎横突向后或向前。图457，医师站在离患者较远的位置，以便推力迫移外侧质块向后，这是在膝－胸矫正床调整寰椎 ASLA 或 AILA 的姿势。图458，医

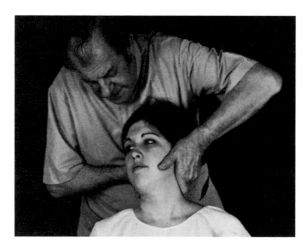

图452　调整寰椎 AIRA 偏位

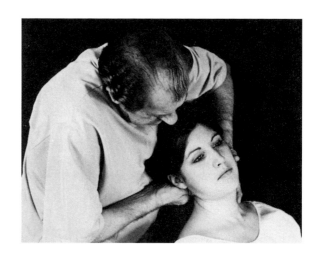

图453　针对 AIRA 偏位，升高下颏

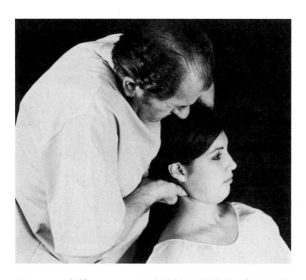

图451　寰椎 ASRP，下颏较低以便矫正向上偏位

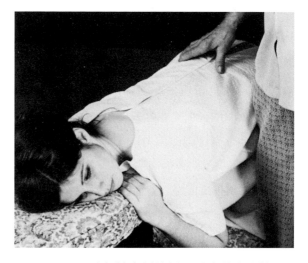

图454　头部转向侧偏侧，手倚着头垫处

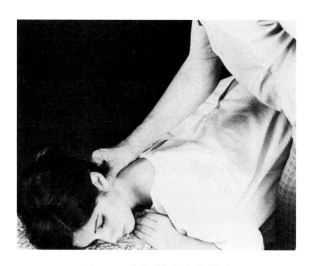

图 455　拇指放在寰椎横突

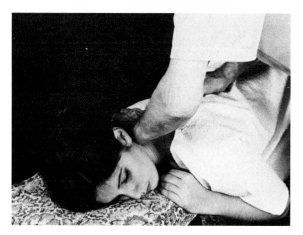

图 456　豆状骨置于接触点

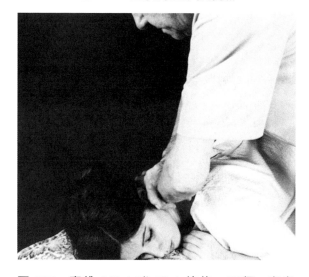

图 457　寰椎 ASLA 或 AILA 偏位，医师 - 患者的姿势

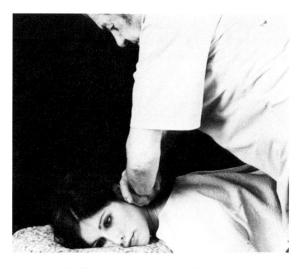

图 458　寰椎 ASLP 或 AILP 偏位，医师 - 患者的姿势

师所站的位置可前倾较远于患者上，推力可迫移外侧质块向前，这是矫正寰椎 ASLP 或 AILP 偏位。

　　针对寰椎 ASRP 或 AIRP 偏位，医师 - 患者的姿势，如图 459 所示。请注意，医师前倾较远于患者上，以便推力迫移外侧质块向前。

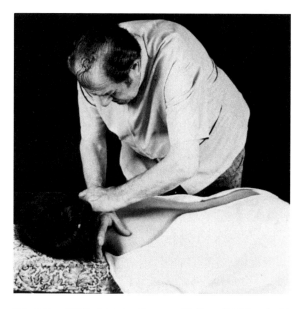

图 459　寰椎 ASRP 或 AIRP 偏位，医师 - 患者的姿势

矫正枕骨髁

所有的枕骨髁"PS"偏位，都是让患者坐在颈椎矫正椅来调整。而矫正枕骨髁"AS"偏位，坐在颈椎矫正椅、或者仰躺在骨盆矫正床均可。

针对枕骨髁 PS 偏位，医师站在患者后面，稍微偏向调整侧；亦即，向侧偏侧，如偏位记录的"RS"或"LS"部分所指出。若 PS-RS 偏位，医师使用右手为接触手，而左手为稳定手；若 PS-LS 偏位，左手为接触手，而右手为稳定手。较佳的接触点是正位于外耳上，用鱼际接触耳朵，如图 460 所示。以舒适的方式摆放手在耳朵上，拇指放在下颌骨，其余手指包覆枕骨下部。当 PS 偏位的程度较大时，可选用另一个接触点，在耳朵后、乳突之上的位置；摆放手时，耳轮前折位于鱼际前面，这样可使拇指在下颌角后面，如图 461 所示。当侧向偏移为主要的偏位时，还有另一个接触点可选用，如图 462 所示，接触手的姿势相同如调整寰椎时；但是，拇指尖端放在外耳道、耳屏的正后方，这样可使推力方向几乎完全向中间。虽然，大多数枕骨髁偏位都包括某些程度的 PS 偏位或侧向偏位；但是，调整枕骨髁通常以鱼际放在耳朵上的方式，如图 460 所示。

稳定手的鱼际也是放在耳朵上，但略高于接触手，如图 463 所示。稳定手的手掌和手指包覆颈部后面，支撑颅骨的基底。图 463 显示，接触手的前臂平面是近乎水平，而稳定手的前臂是较垂直。

摆好接触手和稳定手之后，医师将患者头部略向侧偏侧弯曲，使固着的枕骨髁和外侧质块之间的间隙张开，以利于移动。然后，以推力方向移除松弛，方向是向中间、向前和向下。施加快捷又利落的推力，来克服固着的阻力。

图 464 显示，调整枕骨髁 PS-RS，医师－患者的姿势。推力方向是向中间、向前和向下。

当旋转偏位是枕骨髁偏位记录的一部分时，它会以第三组字母来标示，针对向右侧偏半脱位为"RA"或"RP"，或者向左侧偏半脱位为"LA"或"LP"。矫正枕骨髁旋转的方式相同如寰椎旋转。若枕骨髁在侧偏侧向后旋转，如 PS-RS-RP 或 PS-LS-LP 偏位，施加矫正时，转动头部向侧偏的对侧。反之，若枕骨髁在侧偏侧向前旋转，如 PS-RS-RA 或 PS-LS-LA 偏位，施加矫正时，转动头部向侧偏的同侧。推力方向完全相同如没有旋转存在时，即向中间、向前和向下，通过固着的枕骨髁平面。

图 465 显示，针对 PS-RS-RP 偏位，医师－患者的姿势。转动头部远离侧偏侧，即向左侧。图 466 显示，针对 PS-RS-RA 偏位，医师－患者的姿势。为了矫正枕骨髁右侧向前旋转，转动头部向右侧，但是推力方向仍然向中间、向前和向下。

正如寰椎半脱位的向上或向下程度不同，所以枕骨髁 PS 半脱位的向上程度也不同，还有，RS 或 LS 偏位有不同的程度，旋转偏位量也是不同。当施加调整时，头部的位置需要因这些程度不同而有所改变。例如，图 467，代表 PS-RS-RP 偏位。患者的下颌较低，指明仅轻微的 PS 向上量；头部只有略向右弯曲，指明少许的 RS 向上量；以及头部只有略向左转动，指明仅少许的枕骨髁 RP 旋转。但是推力方向仍然向中间、向前和向下；程度的设定依循头部位置的改变，而推力方向不做任何改变。另一方面，图 468 显示 PS-RS-RA 偏位，下颏升高，头部向右弯曲很大，头部向右转动很大，指明 PS 向上、RS 向上和 RA 旋转的偏位程度都较大。但是，医师的前臂平面指明推力方向是相同如图 467。

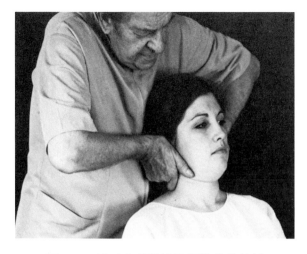

图 460　针对大多数枕骨髁偏位的接触

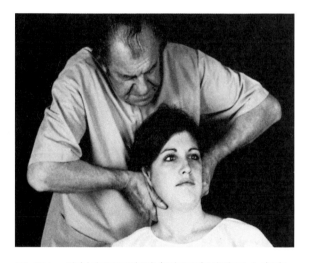

图 461　接触在耳后有较多由后向前的推力方向

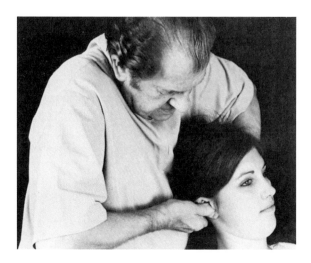

图 462　拇指放在耳朵内有较多向中间的推力方向

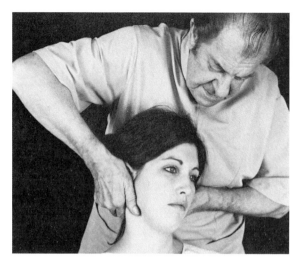

图 463　略高摆放稳定手在耳朵上

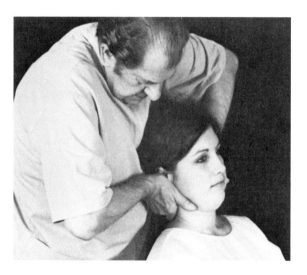

图 464　针对枕骨髁 PS-RS 的姿势

调整 "AS" 枕骨髁

调整 "AS" 或枕骨髁向前，患者以一般方式坐在颈椎矫正椅，或者仰躺在骨盆矫正床。若使用颈椎矫正椅，医师站在患者正后面。在侧偏侧的手为接触手，摆放在患者前额，使第五指的掌骨头在眶上缘上，和眉间呈一直线；稳定手以相同方式放在另一眶上缘上，使手指相互重叠 (图 469)。弯曲头部向胸前直到紧绷

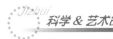
点，颅骨的后面稳靠着医师前胸。以推力方向
移除松弛；施加快捷的推力，通过固着枕骨髁
的平面。针对 AS-RS 偏位，推力方向是向后、
向下和由右向左。

图 469 显示，调整枕骨髁 AS-RS，医师－
患者的姿势。相同偏位记录的侧面影像图，如
图 470 所示。医师的前臂角度指出推力方向。
当旋转偏位是枕骨髁 AS 偏位记录的一部分时，
藉转动头部来达成调整，正如调整枕骨髁 PS

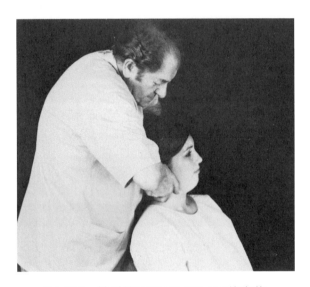

图 465　针对枕骨髁 PS-RS-RP 的姿势

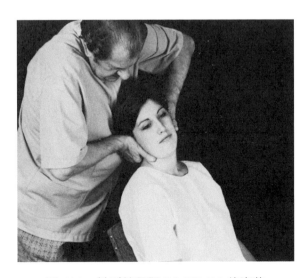

图 466　针对枕骨髁 PS-RS-RA 的姿势

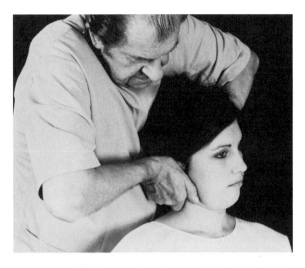

图 467　枕骨髁 PS-RS-RP，头部位置指明有少
许的偏位程度

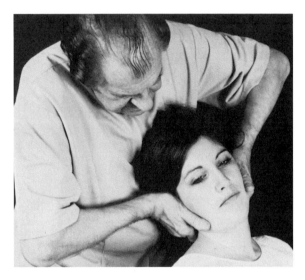

图 478　枕骨髁 PS-RS-RA，头部位置指明有较
大的偏位程度

时。若 AS-RS-RP 偏位，转动头部向侧偏的对
侧，亦即，向左侧；若 AS-LS-LP 偏位，转动
头部向右侧。调整 AS-RS-RP，医师－患者的
姿势，如图 471 所示，转动头部向左侧，来矫
正枕骨髁右侧向后旋转。如调整枕骨髁 PS 的
情形，头部的转动没有改变推力方向，它仍然
是向后、向下和由右向左。

图 472 显示，针对 AS-RS-RA 偏位，医

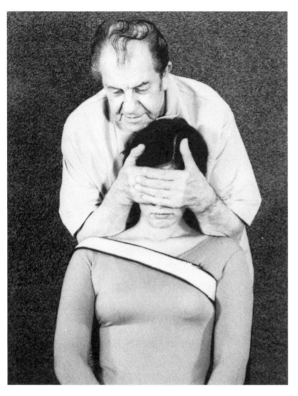

图 469 针对枕骨髁 AS-RS 偏位的接触

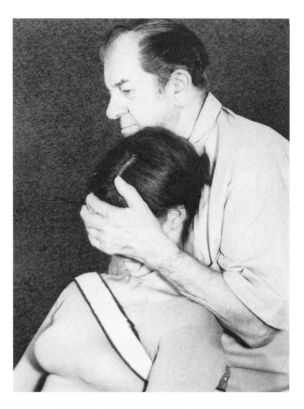

图 470 调整枕骨髁 AS-RS 偏位

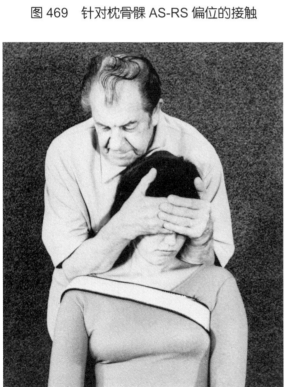

图 471 调整枕骨髁 AS-RS-RP，转动头部向侧偏的对侧

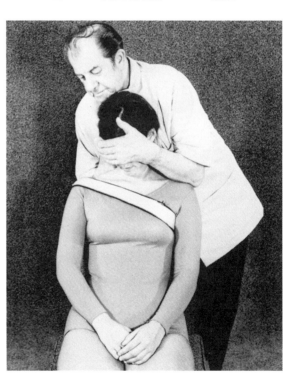

图 472 调整枕骨髁 AS-RS-RA，转动头部向侧偏的同侧

师－患者的姿势。转动头部向右侧，即侧偏的同侧。如一般方式，维持相同的推力方向，向后、向下和由右向左。

在仰躺姿势调整"AS"枕骨髁

调整枕骨髁 AS 可选择另一个方式，患者以仰躺姿势在骨盆矫正床。坚固的物品如电话簿之类，垫在患者头部来支撑枕骨髁。医师站在患者后面，稍微偏向侧偏侧。下方手为接触手，而上方手为稳定手。接触手的豆状骨放在

眉间上，手指伸展横过患者前额到侧偏的对侧。然后，稳定手伸到患者颅骨下，使颅骨后面向上升高，以便向胸前弯曲头部。接者，向后放置颅骨基底在坚固物品面作为支撑。再来，以推力方向移除松弛，方向是向后、向下和向中间，施加快捷的推力通过固着枕骨髁的平面。

图 473 示范，在骨骼模型调整枕骨髁 AS-RS。接触手的豆状骨放在眉间上，推力方向是向后、向下、和向中间。当旋转偏位是偏位记录的一部分时，以一般方式转动头部向适当的一侧。

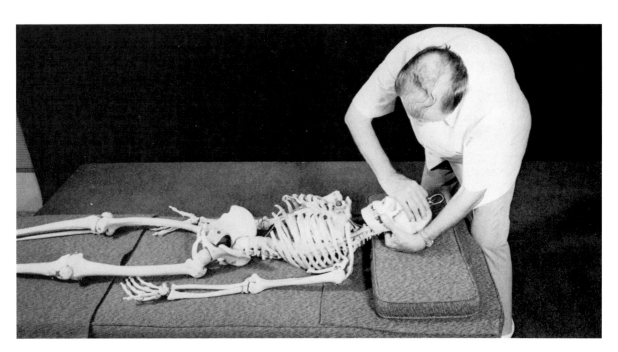

图 473　调整枕骨髁 AS-RS，仰躺姿势的示范

幼儿之调整

第十九章

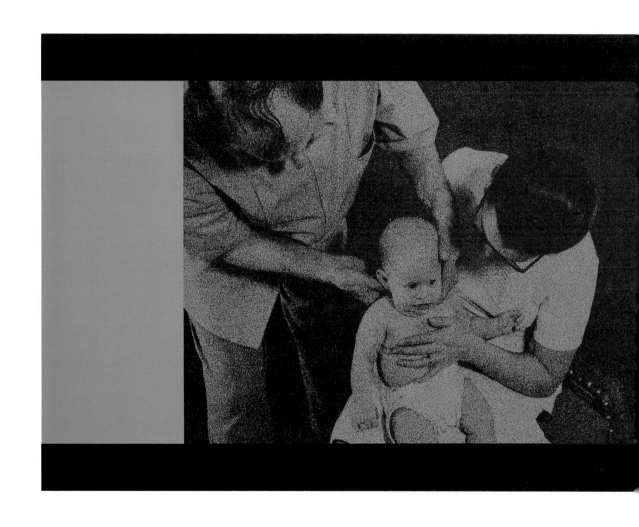

科学 & 艺术的脊椎矫正

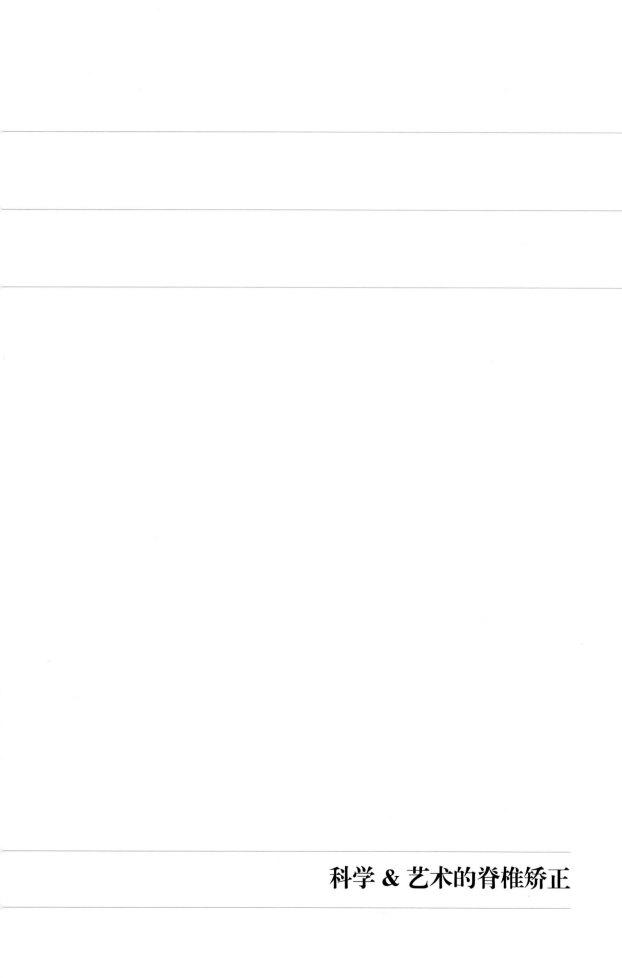

科学 & 艺术的脊椎矫正

幼儿之调整

本章所详述的分析和调整步骤，乃适用于患者年龄太小不宜照 X 线片，即婴儿和两岁以下的幼儿。运用的所有分析法则，包括观察、静态和动态触诊、温感器，但 X 线片除外。通常会嘱咐双亲之一陪同医师，一方面可安抚幼儿及缓和可能有的恐惧，一方面也可协助步骤的进行。

分析步骤

首先让幼儿坐在母亲的大腿上从正面观察，如图 474 所示。幼儿双腿在母亲膝上可自由悬垂。观察股骨是否有异常的向内或向外旋转，它可指明骨盆偏位。图 474 中幼儿看起来，左股骨有向内旋转，指明可能是左髂骨 Ex 或右髂骨 In。

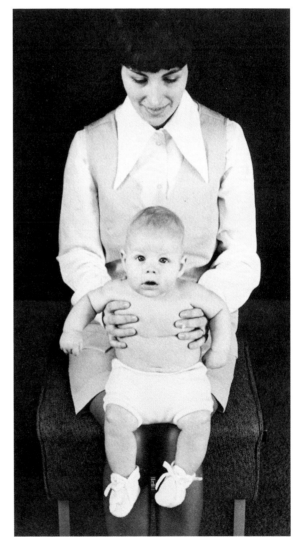

图 474 　幼儿坐在母亲腿上进行观察

医师双手放在幼儿腋下抱起时，观察双腿，骨盆旋转可能更加明显（图 475）。以这种姿势，幼儿双腿的动作也相当可供参考。

幼儿俯卧在母亲腿上，进一步做骨盆的分析，如图 476 所示。可观察臀肌的轮廓，以及髂骨的相对宽度。此外，可使双腿伸直，确定是否有长短的差异（图 477）。所有的这些观察会有助于判别髂骨偏位。

使用神经温度感应器来判别神经干扰所在，正如同使用在成人的方式。检查颈椎，幼儿可坐在母亲腿上，如图 478 所示；或是幼儿可俯卧在母亲腿上，如图 479 所示。

神经温度感应器的两感应端间距必须相当窄，以适合幼儿很小的颈部。由于幼儿的皮肤弹性极佳，温感器必须沿着脊椎"点"滑移，而非以一般方式滑移。向上或向下滑移数毫米，

就将温感器离开皮肤再接触，同时注意读数。在颈椎部位只能使用"点"滑移，但是整个脊椎可依需要以"点"滑移经过。

另一种使用温感器的幼儿姿势，如图 480 所示。幼儿的正面靠在母亲的胸前，医师使用温感器时，母亲可以对幼儿说话来保持幼儿专心。胸椎和腰椎可用这种姿势来检查，或者幼儿也可俯卧在母亲腿上，如图 481 所示。

一旦确定颈椎发生半脱位时，运用侧方弯曲来判别侧向楔形侧。托住幼儿腋下向一侧弯曲也是有效的做法，如图 482 所示。观察幼儿头部弯曲向下方肩膀的程度之后，再换到对侧，以及比较头部弯曲向两肩膀的程度。头部弯曲向肩膀较多的一侧是楔形窄口侧，所以要接触在脊椎骨的对侧（图 483）。

观察头部转动向两侧的程度，可判别棘

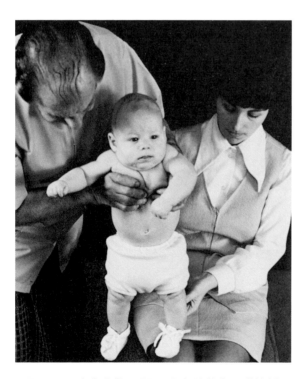

图 475　这个姿势可明显观察幼儿的骨盆旋转

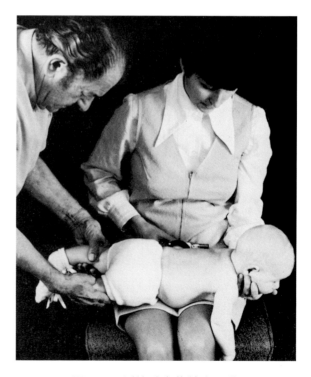

图 476　以俯卧姿势检查骨盆

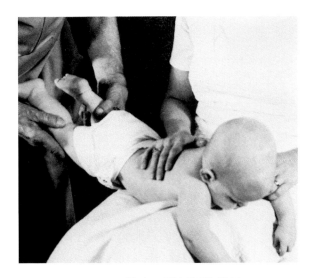

图 477　检查双腿长短的差异

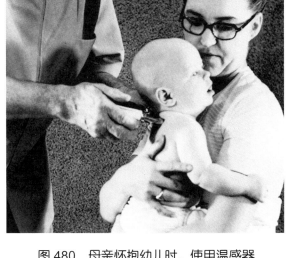

图 480　母亲怀抱幼儿时，使用温感器

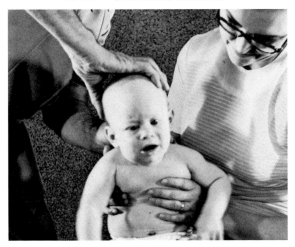

图 478　坐姿时，使用温感器

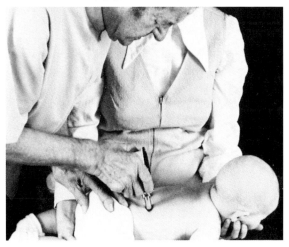

图 481　检查腰椎

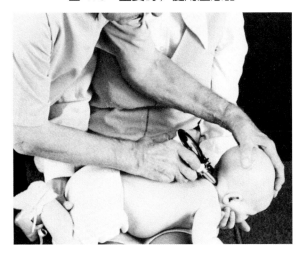

图 479　俯卧姿势，使用温感器

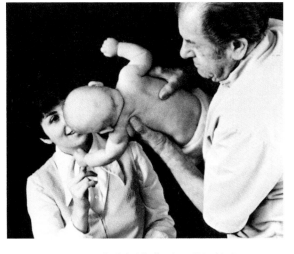

图 482　向左侧弯曲时，进行检查

突侧移侧，如图 484 所示。头部转动受限的一侧就是棘突侧移侧；换言之，若头部向右转动受限，偏位记录为 PR 或 PR-La，依侧向楔形而定。

观察幼儿头部也可判别寰椎或枕骨髁的侧偏侧，如图 484 所示。这可运用动态触诊确定移动受限侧来证实。判别枕骨髁向前或向后偏位，必须运用触诊及从侧面影像观察头部的位置。

调整步骤

调整幼儿时，推力的力量须非常轻，也要限制和控制深度。固着的阻力须用快捷的推力来克服，但是，推力不能太重也不能太深。

进行骨盆拉移，幼儿须侧卧在骨盆矫正床，Ex 侧在下。母亲协助医师维持幼儿腿和脚在正确的姿势。图 485 示范右髂骨 Ex 偏位，使用类似的方式调整 ASEx 或 PIEx。

图 486 示范 ASIn 偏位。母亲协助握着幼儿的双脚，医师施加向下和向外的推力来矫正。

图 487 显示左髂骨 PIIn 偏位。医师的豆状骨放在髂后上棘的下面，施加向上和向外的推力来矫正。

可选择另一种姿势来调整髂骨 In，让幼儿侧卧在母亲腿上，如图 488 所示。在这种姿势，母亲稳住幼儿的上方肩膀，而医师用稳定手稳住幼儿的脚。然后，施加推力，方向为向外向上或向下视偏位记录而定。

矫正骶骨向后偏位，幼儿俯卧在母亲腿上，如图 489 所示。拇指放在第一骶骨结节，另一拇指重叠此拇指，直接向前传递推力。这也是调整腰椎偏位棘突接触的有效姿势，在棘突侧移侧的拇指要先放，然后，施加向前和向中间的推力，以及运用扭来复位侧向楔形。

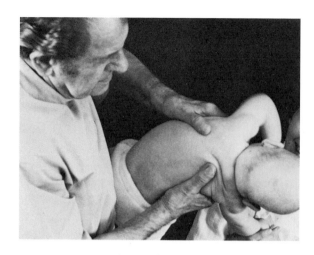

图 483　向右侧弯曲时，进行检查

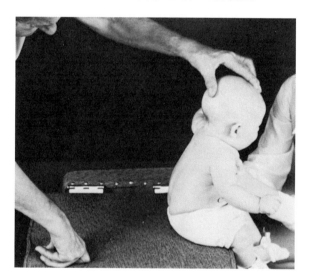

图 484　转动头部可判别棘突侧移

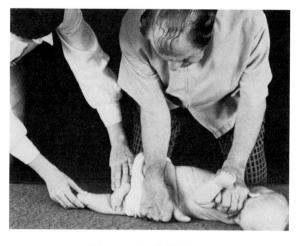

图 485　调整髂骨 Ex

302

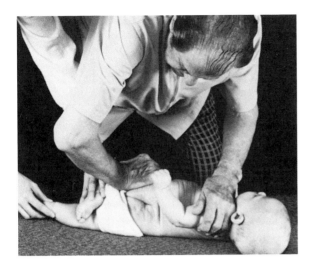

图 486　调整左髂骨 ASIn

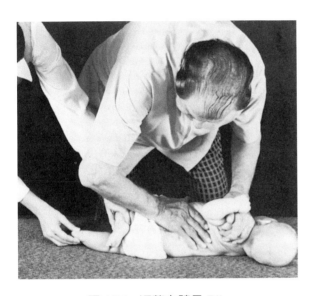

图 487　调整左髂骨 PIIn

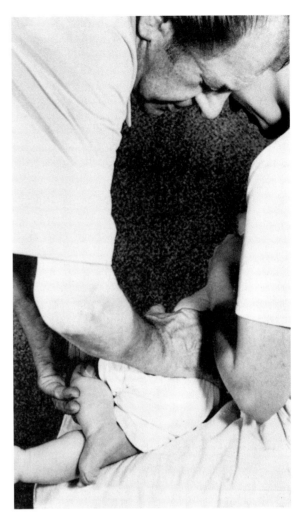

图 488　幼儿在母亲腿上，调整髂骨 In

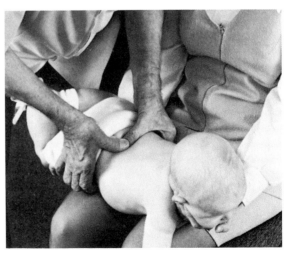

图 489　俯卧姿势，调整骶骨向后偏位

　　调整腰椎偏位棘突接触，也可采用幼儿侧卧姿势，如图 490 所示。这也适用于乳状突接触。图中示范 PLS-Sp 偏位，以豆状骨接触第五腰椎棘突；举例，豆状骨移到左乳状突，推力为矫正第五腰椎 PRI-M。

　　矫正腰椎偏位，也可采用拉移方式。图 491 示范拉移方式，针对第五腰椎 PR-M 偏位，医师的食指、中指拉移左乳状突。

　　所有的胸椎调整之进行，幼儿须俯卧在母

303

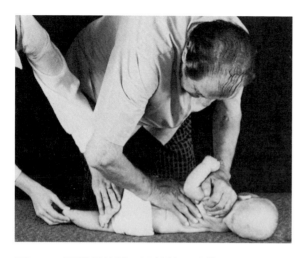

图 490 豆状骨接触，调整第 5 腰椎 PLS-Sp 偏位

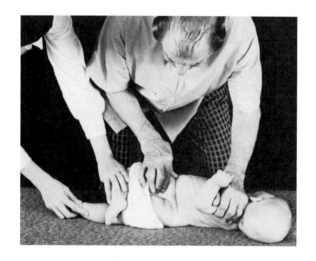

图 491 拉移方式，调整第 5 腰椎

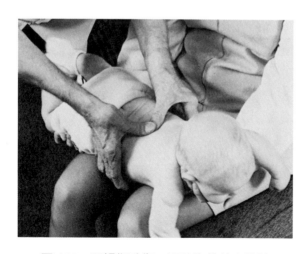

图 492 双拇指动作，调整胸椎棘突接触

亲腿上。当需要棘突接触时，医师使用双拇指动作，如图 492 所示。在棘突侧移侧的拇指要先放，另一拇指放在它的上面，用双拇指施加推力通过棘突，方向是向前、向中间，若需要时运用扭。

横突接触的进行，使用双拇指放在横突，如图 493 所示。以一般方式，施加推力通过楔形开口侧的横突，在对侧横突的拇指仅是稳住推力而已。

调整颈椎或上胸椎棘突接触，可让幼儿俯卧在母亲腿上来进行，如图 494 所示。母亲支撑幼儿头部，而医师的拇指放在棘突接触点。用稳定手伸展或弯曲幼儿头部，使椎骨体间隙张开，允许脊椎骨有可移动的空间。用拇指的尖端施加推力，方向是向前、向中间，若需要时运用扭。

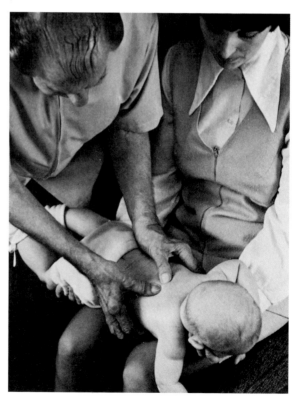

图 493 双拇指放在横突，调整胸椎横突接触

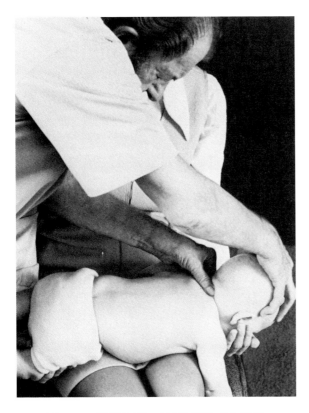

图 494 俯卧姿势,调整颈椎或上胸椎

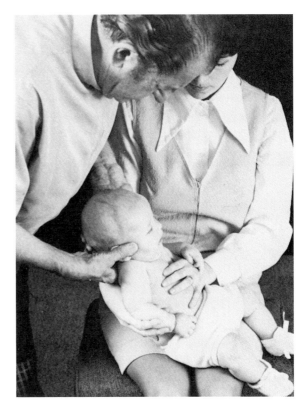

图 495 坐姿时,调整颈椎或上胸椎

调整颈椎或上胸椎,也可采用幼儿坐姿来进行。这种姿势适用于棘突、横突、或椎弓板接触。母亲用手支撑幼儿胸部,施加推力时可防止向前动作。图 495 显示,调整枢椎 PRS 的姿势。

调整寰椎,也可采用幼儿坐姿来进行。图 496 显示,针对寰椎 ASR 偏位的姿势。

所有枕骨髁 PS 之调整,一样可让幼儿坐在母亲腿上来进行。医师用拇指的尖端接触在幼儿的耳后、乳突之上。图 497 显示,调整枕骨髁 PS-RS。

移动枕骨髁 AS,采用幼儿仰躺姿势来进行。幼儿头部须枕靠坚固物品面来稳住枕骨。医师站在接触侧,掌骨头放在前额、侧偏侧的眶上缘上。提高枕骨后面,使枕骨和寰椎之间张开,允许有可移动的空间。施加向后、向下、和向中间的推力。图 498 显示,调整枕骨髁

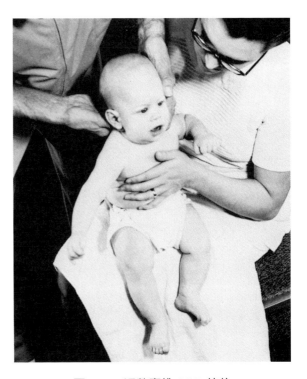

图 496 调整寰椎 ASR 偏位

305

AS-LS 的姿势。

调整枕骨髁向前偏位，也可让幼儿仰躺在母亲腿上来进行。医师站在侧偏侧，接触手的豆状骨放在眉间上，以稳定手支撑幼儿枕骨。调整枕骨髁 AS-RS 的姿势，如图 499 所示。施加推力通过眉间，方向是向后、向下、和向中间。这种姿势也可用来调整枕骨髁直接向前半脱位。这种偏位臆测为没有侧向偏位或旋转偏位，医师可站在任一侧，用任一只手接触眉间，

推力方向是向后和向下。

调整枕骨髁直接向前半脱位，可选择幼儿仰躺在骨盆矫正床的方式。医师双手的鱼际放在前额、眶上缘之上，如图 500 所示。枕骨后面升高到适当的角度，用双鱼际施加向后和向下的推力。

所有枕骨髁之调整，移动 PS 或 AS，当旋转偏位为偏位记录的一部分时，须包括转动头部。

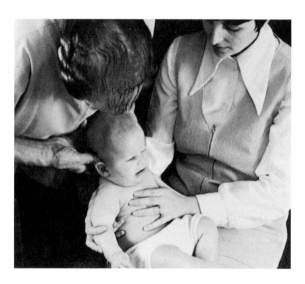

图 497　调整枕骨髁 PS-RS 偏位

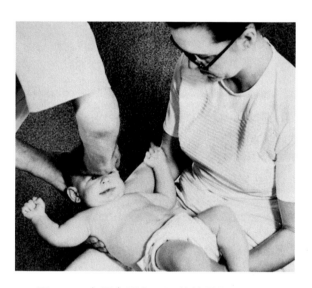

图 499　在母亲腿上，调整枕骨髁 AS-RS

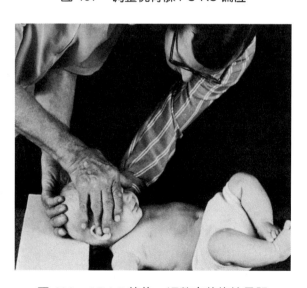

图 498　AS-LS 偏位，调整向前的枕骨髁

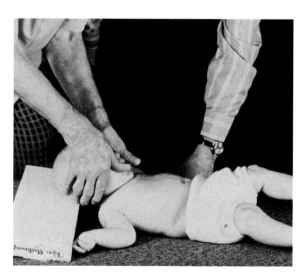

图 500　调整直接向前的枕骨髁

四肢之调整

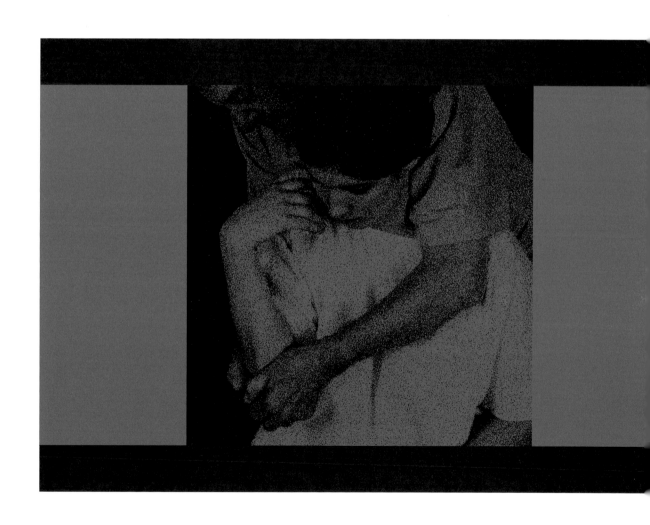

科学 & 艺术的脊椎矫正

科学 & 艺术的脊椎矫正

四肢之调整

除了脊椎部位之外，身体其他部位的很多关节都可能发生相邻关节的错位，结果阻碍神经冲动的正常传导，这就是将脊椎部位以外的调整纳入脊椎矫正范围的哲学基础。但是实际的情形，**所有的"半脱位"，无论是在脊椎或其他部位，都会产生疼痛和功能障碍，所以必须施加矫正。**而且，脊椎的完整性——排列整齐和功能正常也时常依赖于其他关节的正常功能。亦即，若脊椎矫正医师把身体视为**一个完整的整体**，而非各个独立部位所组合，他就必定认为**所有的关节均属于他的专业范围。**

调整膝部

膝部有两种基本偏位，一种是股骨的向内偏位相对于胫骨，称为股骨"In"；另一种是胫骨的向外偏位相对于股骨，称为胫骨"Ex"。此外，向一侧偏位之后，股骨和胫骨都可能产生旋转。**若股骨内侧向前旋转，这是颇较常见的旋转方向，偏位记录为股骨"AIn"**，A 代表向前旋转，In 代表向内偏位。有时候，股骨内

侧可能向后旋转，这种情形的偏位记录为股骨"PIn"。

胫骨偏移向外之后，外侧可能向后旋转，这是较常见的旋转方向，偏位记录为胫骨"PEx"。若胫骨外侧向前旋转，偏位记录为胫骨"AEx"。

图 501 和 502 代表股骨 AIn 和胫骨 PEx 的 X 线片分析。当拍摄膝部 X 线片时，患者由前向后站着，双脚相互平行，双膝在同一张 14" × 17" 的 X 线片。

确立胫骨的排列，画一短线在外髁的外缘，和另一短线在内髁的内缘，如图示。画一小黑点在两线的中间处，使两线之间的距离均分为二；然后，画另一小黑点在胫骨干的中间；通过这两点画一直线且延伸到膝关节，如图示。确立股骨的排列，画一小黑点在髌骨的中间，和另一小黑点在股骨干的中间；然后，通过这两点画一直线且延伸到膝关节，如图示。接着，画一直线在胫骨顶部面，代表髁的平面；画另一直线沿着股骨底部，代表股骨内髁和外髁的平面。这两平面线的楔形指明，股骨或胫骨何

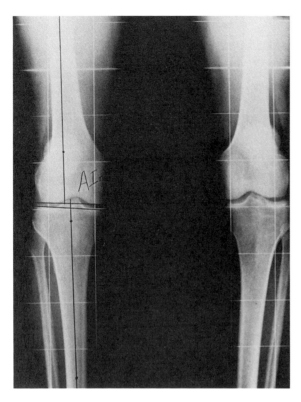

图 501　股骨 AIn 的 X 线片

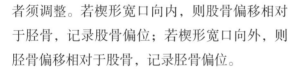

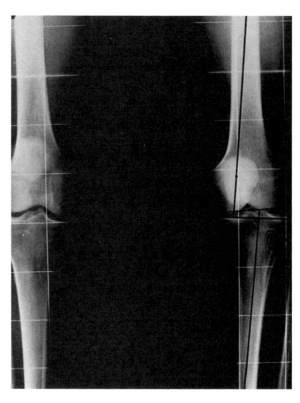

图 502　胫骨 PEx 的 X 线片

者须调整。若楔形宽口向内，则股骨偏移相对于胫骨，记录股骨偏位；若楔形宽口向外，则胫骨偏移相对于股骨，记录胫骨偏位。

　　然后，比较通过股骨干的直线和通过胫骨干的直线，可判别旋转偏位。由于髌骨位于股骨前面，所以股骨干线代表股骨前面。正常地，髌骨会位于股骨中间、在髁间窝的中间。若髌骨向外，这指明股骨内缘向前旋转；若髌骨向内，则股骨内缘向后旋转。因此，位于股骨前面的髌骨，它的位置可确立股骨和胫骨之间的旋转关系。若髌骨呈现在股骨中间，可能需要较精确地测量，使用点和直线测量髌骨中间到内上髁和外上髁的距离；当太接近而无法看出时，这可确立精准的股骨旋转。

　　因此，判别膝部的偏位，必须先观察髁平面线的楔形。若楔形宽口向内，记录股骨偏位（图 501）；若宽口向外，记录胫骨偏位（图 502）。一旦已确立股骨是问题所在，若髌骨偏移向外，这指明股骨内缘向前旋转，记录股骨 AIn 偏位，如图 501 所示；若髌骨偏移向内，则股骨内缘向后旋转，记录股骨 PIn 偏位。

　　已确立胫骨是问题所在之后，即楔形宽口向外，就必须判别胫骨的旋转偏位。这可借胫骨和股骨的旋转关系而得知，若胫骨干线落到股骨干线的外侧，这指明胫骨外缘向后旋转相对于股骨，如图 502 所示，记录胫骨 PEx 偏位；若胫骨干线落到股骨干线的内侧，这指明胫骨外缘向前旋转，因此，记录胫骨 AEx 偏位。

以患者坐姿调整股骨

　　调整膝部，以患者坐姿或俯卧姿势均可。

当采用坐姿时，医师也是坐着。医师坐着，以便他跨于患者被调整的膝部 (图 503)。对于股骨调整，医师接触手的鱼际放在股骨内髁的内面、正好在内侧半月板之上；医师的另一只手提起脚踝来支撑患者腿部，鱼际放在外侧踝。在接触点施加向外的压力，和在外侧踝施加向

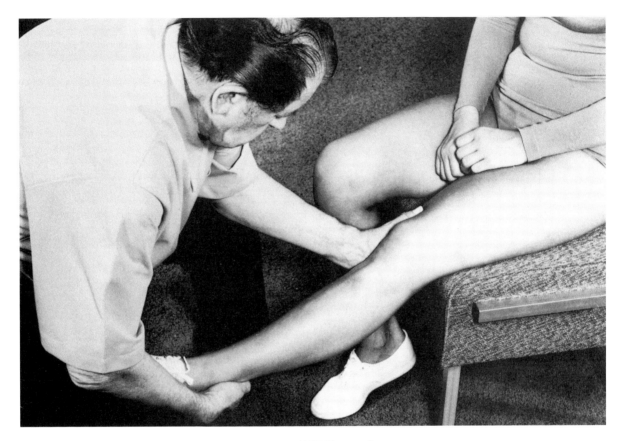

图 503　调整股骨 AIn 或 PIn

内的压力，来移除松弛。向外施加数次的快捷推力，直到感觉复位为止。股骨移动之前，可能必须试着让膝部有不同程度的弯曲。对于旋转偏位，也必须运用推力来矫正。若偏位记录为股骨 AIn，除了向外的方向之外，推力也要旋转股骨内缘向后；若调整股骨 PIn，推力要旋转股骨内缘向前。

　　图 503 显示，调整股骨 AIn 或 PIn。当这种方式不易移动股骨时，助理从外侧协助支撑胫骨也许有所帮助，如图 504 所示。助理的鱼际放在胫骨外髁的外缘。

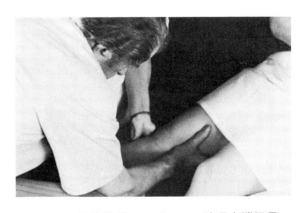

图 504　调整股骨 AIn 或 PIn，助理支撑胫骨

以患者坐姿调整胫骨

当调整胫骨时，医师接触手的鱼际放在胫骨外髁的外缘，如图 505 所示。另一只手支撑脚踝的内侧踝，如图 506 所示，从地面略提起脚。接触手施加向内的压力，和稳定手施加向外的压力，来移除松弛。施加快捷的推力，方向是向内和略向前或向后，依照偏位记录而定。有效的移动之前，膝部可能必须以不同角度弯曲。图 507 显示，助理稳住患者股骨，她的手放在腿下，手指握住股骨内髁的内缘。这是调整右胫骨 AEx 偏位。当医师施加向内的推力时，也要略向后，如此可矫正旋转偏位。助理的手放在膝部下，可阻止推力引起的旋转和稳住股骨。针对胫骨 PEx 偏位，助理的稳定手放在膝部顶端上，来阻止推力引起的向前旋转。

在俯卧姿势调整股骨

当在俯卧姿势调整膝部时，医师站在患处膝部的同侧。当调整股骨时，医师接触手的鱼际放在内髁的内缘，如图 508 所示。这是在俯卧姿势针对股骨 AIn 的接触，医师的稳定手握住患者脚踝，而助理支撑胫骨外缘。医师的接触手向外拉移，和向内推移脚踝，来移除松弛。拉力方向是向外，而且同时向后旋转股骨内缘，可矫正旋转偏位。针对股骨 PIn，医师的接触手放在膝部，使豆状骨可接触内髁的内缘；然后，拉力不仅向股骨外侧，也要向前旋转内缘，如此可矫正旋转偏位。

在骨骼模型示范左股骨 AIn 调整，如图 509 所示。医师向外拉移股骨内缘，同时向后

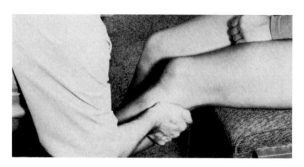

图 505　调整胫骨 PEx 或 AEx，胫骨的接触

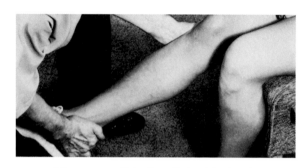

图 506　调整胫骨，稳定手支撑足部

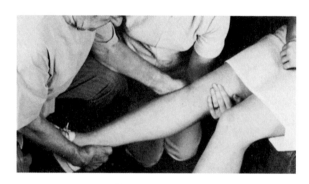

图 507　调整胫骨 AEx，助理支撑股骨

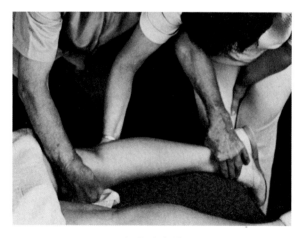

图 508　在俯卧姿势调整股骨

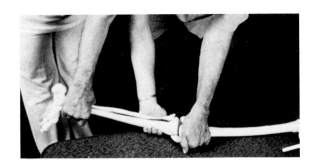

图 509　在俯卧姿势，示范股骨 AIn 调整

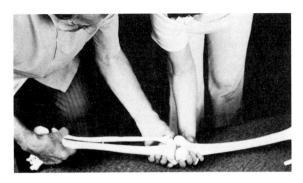

图 510　在俯卧姿势，示范胫骨调整

旋转它。助理稳住胫骨，乃藉支撑胫骨外缘且向后旋转。

在俯卧姿调整胫骨

在骨骼模型示范俯卧姿势的胫骨调整，如图 510 所示。医师接触手的鱼际放在胫骨外缘，而另一只手握住脚踝。助理稳住膝部，乃藉伸手到股骨内缘下且支撑它。医师的稳定手向外牵引内侧踝，而接触手施加推力，方向是向内、向前或向后，依照偏位记录而定。发生移动之前，可能必须以不同程度的膝部弯曲来施加推力。

调整胫骨向后偏位

如果患者抱怨膝部不能弯或伸，且弯曲部位很紧，问题可能是胫骨向后偏位。患者以俯卧姿势，医师前倾使患者的脚舒适放在肩膀上，如图 511 所示。医师的双手放在胫骨后面，双手重叠。移除松弛，然后，由后向前施加快捷的拉力。

调整腓骨

有时候，在上胫腓关节腓骨可能偏移，产生剧烈疼痛和移动受限，关节囊韧带会水肿和疼痛。若最触痛点是在腓骨头内侧，这指明腓骨向

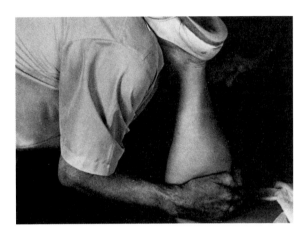

图 511　调整胫骨向后偏位

后和向外偏移。医师站在患处膝部的同侧，接触手的豆状骨放在腓骨头外缘，如图 512 所示。然

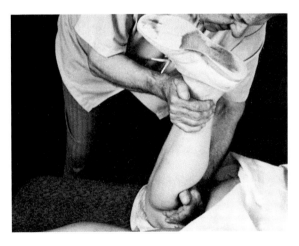

图 512　调整腓骨向后和向外偏移

后，医师抬高脚踝来弯曲膝部，当腿被带向后至最紧绷时，接触手施加向前和向内的推力。

　　在上胫腓关节发生腓骨向内偏移，腓骨头外缘会有明显的疼痛和水肿。矫正这种偏位，患者以俯卧且腿伸直的姿势，医师站在患处腿的对侧，如图513所示。医师前倾于患处腿之

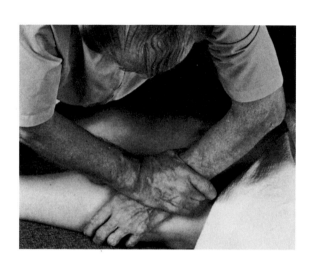

图513　调整腓骨向后和向内偏移

上面，上方手的豆状骨接触腓骨头内缘，推力方向是向前和向外。

　　有时候，腓骨下部偏移向后，如脚踝扭伤的结果。矫正它，患者以俯卧姿势，豆状骨接触外侧踝的后缘，如图514所示范，推力方向是向前。

调整足部

　　跟骨主要是向后偏移，产生疼痛在脚后跟，或遍及整个脚踝。医师和患者面对坐着，医师握住跟骨后面，如图515所示。另一只手包覆握着跖骨来支撑足部。向下拉移跟骨来移除松弛，然后，迅速施加直接向前的拉力。

　　骰骨时常向上偏移，在跟骨和跖骨底之

间。足部外侧部会疼痛而造成行走困难。图516示范，调整左足部的骰骨。医师从脚后跟提起足部，而右手鱼际放在骰骨背部外侧面。然后，左手从跖骨握住足部，使足部背面微弯允许骰骨有移动空间，足部前面也要轻微外展，带脚趾向外。向下和略向内施加推力。

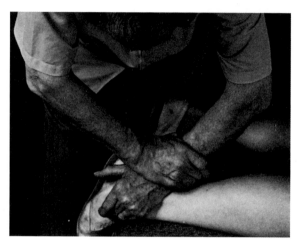

图514　在下端调整腓骨向后偏移

　　楔状骨有时候会向下偏移，在脚弓产生疼痛。当关节囊韧带非常易触痛时，可借触诊而找出所在。调整它们，拇指尖端放在脚弓底面、楔状骨处，向上施加推力。

　　脚弓最疼痛的状况，因舟状骨偏移而引起，偏移方向为向内和向下。矫正舟状骨偏移，用鱼际接触在下方内侧面，示范如图517。稳定手将足部翻转和内收，带脚趾向内和向下，允许舟状骨有移动空间。推力方向如图518所示范，是向上和向外的组合。

　　足部横弓的痛楚，通常是源于跖骨头向下偏移。矫正它们，患者脚跟摆放于医生膝部，医师以弯曲的示指侧缘放在患处跖骨头下，使用近节指骨和中节指骨之间的指关节，接着，接触手的拇指放在脚趾背面上，如图519所示。

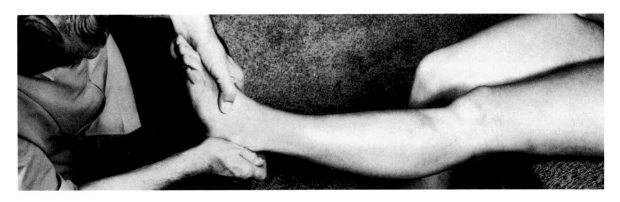

图 515　调整跟骨

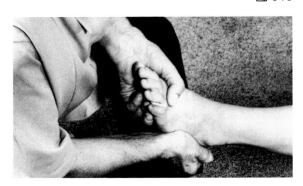

图 516　整骰骨

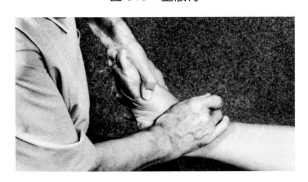

图 517　调整舟状骨

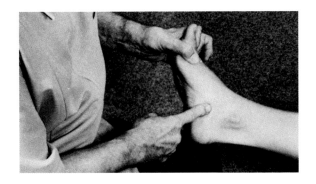

图 518　调整舟状骨的推力方向

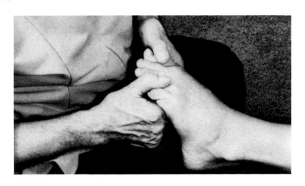

图 519　调整跖骨头

然后，在跖骨头施加向上的快捷推力。为了维持矫正，可能需要支撑跖骨一段时间。

　　踇趾黏液囊肿大是常见的足部问题，通常因踇趾跖骨和相邻趾骨之间的偏移所引起。矫正这种情况，必须向上和向外调整踇趾跖骨头，因为跖骨头的偏移方向是向下和向内。图520 显示，矫正右脚踇趾跖骨头。医师的右手鱼际接触跖骨头的下－内缘，而另一只手稳住

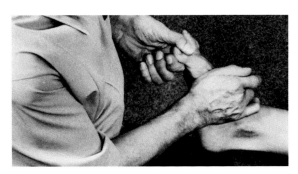

图 520　调整踇趾

315

蹬趾，用鱼际迅速施加向上和向外的推力。

调整锁骨

锁骨的胸骨端主要是偏移向后或向前相对于胸骨。在胸锁关节会有疼痛和肿胀的症状。矫正锁骨向后偏位，医师运用被动的手臂动作，包括外展、外转、和肩膀的伸展。图 521 和 522 显示，左锁骨向后偏位的调整步骤，医师左手握着患者手腕略上方来支撑手臂的重量，右手示指、中指、无名指的尖端放在胸锁关节上，如此当锁骨发生向前移动时，便可感觉到（图 521）。患者不要有任何协助，医师带移患者手臂向上和向后，同时将手臂外转（图 522）。这个动作以适当的速度进行，而且带移手臂向后不要超过图 522 所示的程度。相同的动作也适用于患者仰躺姿势。

矫正锁骨向前偏位，也可采用患者坐姿或仰躺姿势。在坐姿，医师将鱼际放在锁骨胸骨端上，如图 523 所示；医师的另一只手放在肩胛骨、推力手的正后面处。推力方向是向后和略向外。图 524 显示，以患者仰躺姿势矫正锁

骨向前偏位。推力手的豆状骨放在锁骨胸骨端，如图示，医师的另一只手稳住推力。推力方向是向后和略向外。

调整肩部

大部分的肩部偏位，乃是肱骨头偏移向下和向前相对于关节盂。症状包括不同程度的移动受限，从内收和内转的轻微受限，到完全的冻肩症候群；此外，通常黏液囊会疼痛，以及肩峰和旋转肌群周围会疼痛和水肿。以患者坐姿进行矫正，医师站在患者后面、略偏向患处肩部侧（图 525）。当调整右肩时，医师右手握住患者右肘，左手握住患者右腕，如图 525 所示；将手肘弯曲 90 度，和转动手使掌面向下。首先，将肩膀外展 90 度；接着，内收、微向前弯曲、和外转，成为这个姿势如图 526 所示。然后，医师左手放在右手处，一起支撑肘部。慢慢地向上和向后升高手臂来移除松弛；接着，施加相同方向的拉力。起初拉力的深度很浅。若有疼痛产生，即使是很轻的拉力，则要试试手臂另一位置。如此重复直到找到正确的排列，

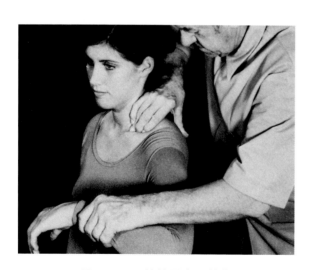

图 521　调整锁骨向后偏位

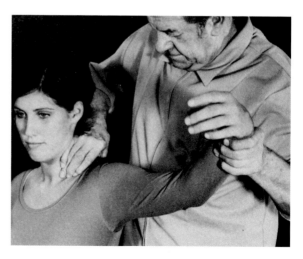

图 522　医师抬高患者手臂来调整锁骨向后偏位

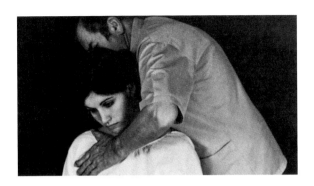

图 523　患者坐姿，调整锁骨向前偏位

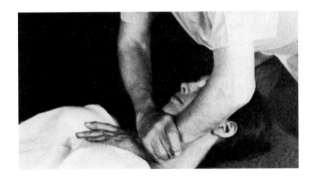

图 524　患者仰躺，调整锁骨向前偏位

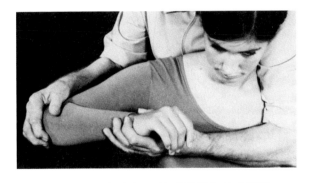

图 525　调整肩部，将手臂带入这个姿势

和向前的推力。

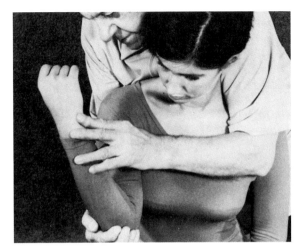

图 526　带肘部向内、手向外

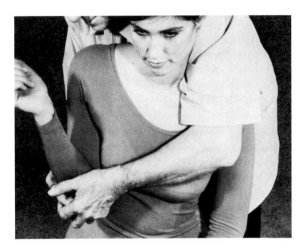

图 527　施加拉力向上和向后

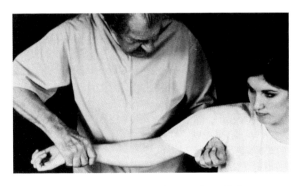

图 528　调整肱骨向下和向后偏位

及没有痛楚的有效复位。图 527 显示，医师施加向上和向后拉力的姿势。

　　肱骨头也会偏移向下和向后。矫正它，医师站在患者后面、患处侧，如图 528 所示。伸展患者肘部和转动使掌面向上，握住腕部作为支撑。外展患者肩膀，医师将腕部掌面放在肱骨头后缘下。置于肱骨头下的腕部，施加向上

317

调整肘部

肘部偏移会产生肿胀和移动受限。在肱桡关节，较常见的偏位是桡骨头向后和向外偏移。肱骨外上髁之下、肱骨小头和桡骨头之间，通常有强烈易触痛感。进行矫正，医师站在患处肘侧，面对患者，如图 529 所示。当调整左肘时，医师的右手为接触手。以稳定手握患者腕部来提起手臂，而接触手的鱼际放在桡骨头后外侧面。将患者手臂转动使掌面向上，在肘部要微弯。以接触手的略向内和向前动作来施加推力，同时，向下推移患者腕部使手肘伸展。推力须迅速但不可太深入。图 529 显示左肘调

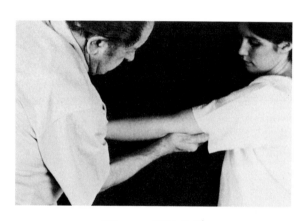

图 529　调整桡骨

整，鱼际放在桡骨头，医师的左手向下推移患者腕部使手肘伸展，瞬间，进行推力。

在肱尺关节，肘部的尺骨偏移是向内和向后滑移。进行矫正，医师站在患处肘侧，支撑患者手臂如图 530 所示。鱼际放在尺骨内缘、肱骨内上髁和滑车之下，将患者手臂转动使掌面向上和微弯，如图示。施加向外和向前的推力，同时，向下施压患者腕部使手肘伸展。

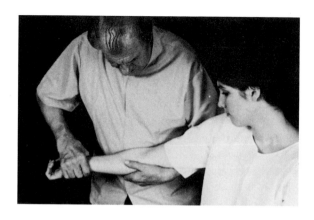

图 530　调整尺骨

调整腕部

大多数的腕骨偏移发生于腕部受迫弯曲时，患处骨头会向背面移动。当这种情形发生时，只要腕部弯曲就会疼痛，而腕部伸展有时也会疼痛。有时候，腕骨也会向前偏移。明确的腕骨和它的偏移方向，必须透过触诊来判别。一旦确定偏移的腕骨，医师应面对患者如图 531 所示。医师将拇指放在患处腕骨上，另一拇指重叠这个拇指，如图 531 所示。针对向后偏移，拇指放在腕骨背面上，腕部略伸展，使腕骨在手掌的那一面张开，可提供移动空间。迅速施加由后向前的推力。针对腕骨向掌面偏移，将患者手臂转动使掌面向上，露出腕部的

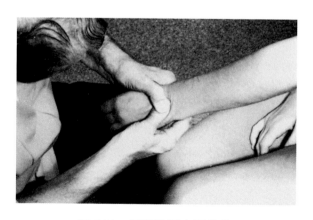

图 531　调整腕骨向后偏移

318

前面，两拇指接触在患处腕骨。施加推力之前，腕部微弯，以便矫正时有移动空间。施加由前向后的推力。

调整拇指

拇指的掌骨底时常会偏移向后和向外相对于大多角骨。进行矫正，医师的拇指接触在患者拇指掌骨底的后外侧面，如图532所示。医师的另一只手握住近节指骨来支撑拇指，如图示。在掌骨底施加快捷且控制深度的推力，同时向末梢拉移掌骨头。

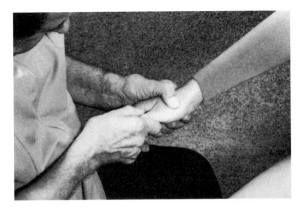

图532　调整拇趾

调整手指

在掌指关节，近节指骨有时会偏移向前相对于掌骨头。进行矫正如图533显示。鱼际放在患处掌骨头的背面，以拇指和食指握住患处指骨，如图示。用弯曲的食指施加向后的推力。

在近节或远节的指骨间关节，指骨可能会偏移向外，或者向前或向后。矫正向外偏移如图534所示范，医师用右手拇指和食指之间支撑近节指骨，而医师的左手向内调整中节指骨。图535，医师用左手的拇指尖端向前调整患者中指的远节指骨，而医师的右手稳住患者的手。

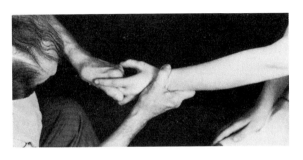

图533　调整掌指关节

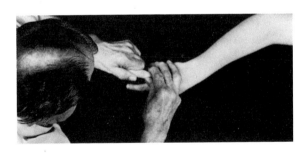

图534　调整向外偏移的指骨

调整下颌骨

在任一颗下颌关节，下颌骨均可能偏移，产生疼痛、移动受限、眩晕、头痛、听觉问题和许多其他的症状。检查下颌骨，医师站在患者后面，手指尖端放在颞下颌关节上，要求患者慢慢张开和闭合嘴，会感觉到患处的颞下颌关节有声响。髁偏移向前和向外，这通常造成

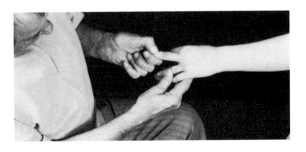

图535　调整向后偏移的指骨

下颌骨活动时的向外偏移，当患者张开和闭合

嘴时可从正面观察出。进行矫正，鱼际放在下颌枝，如图536所示。医师的稳定手支撑另一侧下颌枝，两手的手指重叠，如图537所示。然后，要求患者在不感到疼痛的情况尽量张开嘴。随后，要求患者慢慢闭合嘴；当闭合嘴时，在患处下颌枝施加向后和向内的压力，这必须非常轻柔和不足以阻碍嘴的闭合，同时，医师的手指对下颌骨施加略向下和向后的压力。此重复进行直到复位完成。

调整"窦"

额骨的任一侧都可能被向后和向外调整，来排列对齐蝶骨、筛骨其他的颅骨和面骨。这可矫正窦的状况、头痛、和其他的问题。进行矫正，鱼际放在额骨隆凸上，如图538所示。稳定手放在颅骨后面来支撑头部，如图539所示。施加向后和向外的推力。以此方式在一侧进行数次之后，也要换另一侧进行。

为了矫正上颌窦的状况，调整上颌骨向下、向后、和向外。医师站在调整上颌骨的对侧，拇指接触上颌骨，如图540所示。另一只手支撑患者头部后面，如图541所示。拇指尖端施加推力向下、向后、和向外，而调整手的其他手指稳住下颌骨。调整一侧的上颌骨之后，也要调整另一侧。

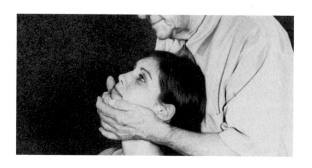

图536　鱼际放在下颌枝

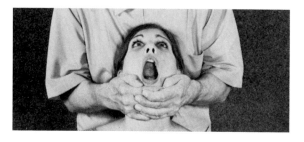

图537　调整颞下颌关节

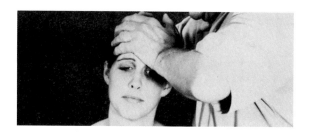

图538　鱼际放在额骨隆凸上

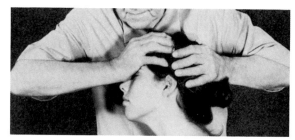

图539　调整额骨向后和向外

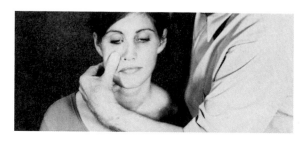

图540　拇指放在上颌骨

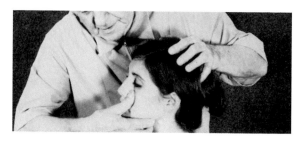

图541　调整上颌骨向下、向后、和向外

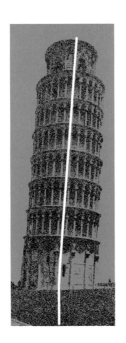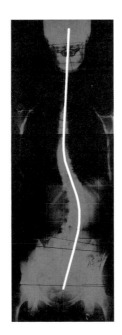

科学 & 艺术的脊椎矫正